W0040148

Statt eines Vorworts ...

Extremkletterer Thomas Huber und Harald Kümmel im Zwiegespräch über Achtsamkeit, Intuition, Mut, Dankbarkeit und die anderen wichtigen Dinge eines erfüllten Lebens.

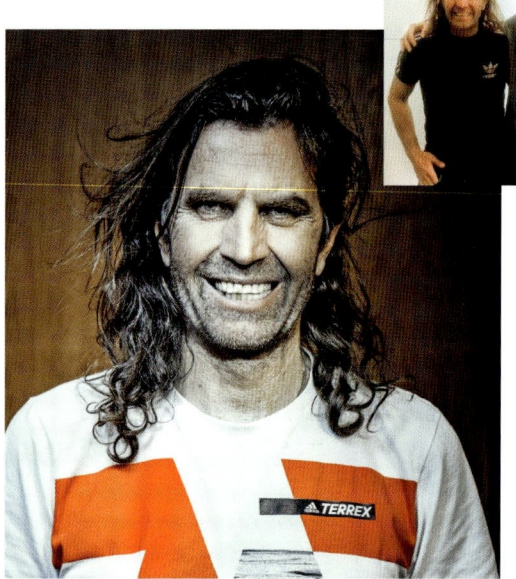

Thomas Huber (Jahrgang 1966), der ältere Teil der legendären „Huberbuam", ist verheiratet, Familienvater von drei Kindern und leidenschaftlicher Bergsteiger. In den letzten gut 20 Jahren machte er zusammen mit seinem Bruder Alexander (Jahrgang 1968) immer wieder mit extrem schwierigen Bergexpeditionen und spektakulären Besteigungen rund um den Globus auf sich aufmerksam. Auch nicht bergsportkundigen Menschen sind die beiden Brüder inzwischen als „Fensterkraxler" aus der „Milchschnitte-Werbung" bekannt.

Ich lernte die Beiden im Jahre 2002 kennen, als ich sie für zwei Vorträge buchte, die sie in dem Sportzentrum in Böblingen, das ich damals leitete, halten sollten. Nie vergessen werde ich, als am Vormittag des Veranstaltungstages das Telefon klingelte, Thomas Huber anrief und nachfragte, ob wir eine Sauna im Sportzentrum hätten. „Klar, warum?", fragte ich. Er antwortete: „Ja, sie hätten gestern noch einen Vortrag in Polen gehabt und sind auf der Fahrt Richtung Deutschland auf der Autobahn im Schneesturm stecken geblieben. Sie hätten so gut wie gar nicht geschlafen und in der Sauna könnten sie sich noch ein wenig ausruhen, bevor sie loslegen." Thomas hatte mir nämlich versprochen, vor dem eigentlichen Vortrag, zusammen mit seinem Freund Maxi dem Publikum noch einiges von seinen Künsten an der Kletterwand des Sportzentrums zu demonstrieren. So war es dann auch. Die harten Jungs zeigten uns beeindruckende klettertechnische Sahnestückchen, der Vortrag war Spitzenklasse und das Publikum war begeistert. Das ist eben die Leidenschaft, für das, was man tut, auch wenn die Umstände gelegentlich mal herausfordernd sind. Als wir allerdings zuhause in meiner Wohnung waren, fielen die beiden Helden wie tot ins Bett und schliefen innerhalb von Sekunden ein.

Bis heute habe ich regelmäßig Kontakt zu Thomas Huber. Er ist trotz des inzwischen großen Bekanntheitsgrades ein bodenständiger Mensch geblieben, der nur an der vertikalen Wand abhebt und weiß, worauf es im Leben ankommt, was das folgende Gespräch eindrücklich zeigt.

Harald: Hallo Thomas, es freut mich sehr, dass du Zeit hast, mit mir ein wenig über das Leben, das Bergsteigen und andere Dinge zu philosophieren. In meinem Buch tauchen ja immer wieder Parallelen zwischen dem Bergsteigen und dem täglichen Leben auf. Ich sehe das Leben ein wenig als Bergabenteuer mit seinen ständigen Herausforderungen, Gipfelerlebnissen und Abstiegen ins Tal. Wie siehst du das Ganze denn?

Thomas: Wir kommen auf die Welt mit wachen Augen und erkunden diese voller Neugier. Mein Bruder und ich waren immer sehr neugierig und die Sehnsucht, etwas zu entdecken, war bei uns besonders groß. Dies wurde auch durch den Vater bestärkt, der mit uns oft in die Berge ging und die Berge haben uns beständig gefordert. Irgendwann wurden die Berge und ihre Herausforderungen zum festen Bestandteil des Lebens. Es sind archaische Werte wie Vertrauen, Ehrlichkeit, Achtsamkeit, die im Leben wie in den Bergen eine wesentliche Rolle spielen, aber heutzutage im täglichen Leben oftmals leider nur als Worthülsen existieren und nicht gelebt werden. Es ist besonders wichtig, diese Werte auch an andere Menschen weiterzugeben, besonders an die kommende Generation. Bei meinen eigenen Kindern setze ich dies so gut wie es irgendwie geht um.

Harald: Stimmt, ich finde es generell sehr wichtig, immer wieder diese ethischen Grundwerte zu vermitteln, die in der heutigen schnelllebigen Zeit immer mehr an Wertigkeit verlieren. Ein Großteil der Menschen könnte durchaus eine Auffrischung dieser Werte gebrauchen, nicht nur die junge Generation. Zumindest ist das mein Eindruck.

Thomas: Ich denke, bei meinen Kindern gelingt mir das ganz gut; wir leben alle ein ganz normales Leben. Der Große ist beispielsweise bei der Bundespolizei, macht auch viel Sport, klettert allerdings nicht, das macht nur die Kleine. Ausschlaggebend ist, dass man die Kinder führt und nicht in etwas hineinzwängt, was sie nicht wollen. Mir ist wichtig, dass sie etwas mit Begeisterung und aus vollem Herzen tun. Die Eltern können die Kids fördern, indem sie ihnen einen Rucksack mit den richtigen Werten mitgeben, das ist entscheidend. Mein Mittlerer fährt leidenschaftlich Rad und diese Begeisterung gilt es, zu unterstützen. Wenn er jetzt Künstler oder Mathematiker wäre, völlig wurscht, dann würde ich das genauso fördern. Ich möchte niemanden verbiegen, das funktioniert niemals.

Harald: Mein Credo ist es ja auch, das Feuer, das in einem lodert, am Brennen zu halten. Meine Tochter ist zwischen dem sechsten und elften Lebensjahr

begeistert geklettert und dies habe ich als Klettertrainer natürlich gerne unterstützt. Doch irgendwann wollte sie doch eher eine Mannschaftssportart machen. Okay. Sie ist dann auf Volleyball umgestiegen und macht dies mit viel Freude, was ich logischerweise genauso unterstütze, und das nicht nur, weil ich selbst zwanzig Jahre lang Volleyball gespielt habe. Wichtig ist, dass man die Dinge von Herzen macht und natürlich mit Achtsamkeit. Womit wir schon zum nächsten Thema kommen. Wie definierst du den inzwischen vielleicht schon etwas überstrapazierten Ausdruck Achtsamkeit?

Thomas: Also ich finde in der heutigen Zeit kann man diesen Ausdruck nicht überstrapazieren, er ist wichtiger denn je. Ich selbst war nicht immer achtsam mit mir. Ich habe mein Leben in vollen Zügen gelebt, Vollgas gegeben, was nicht unbedingt achtsam war. Bis heute bin ich ungefähr fünfzehnmal operiert worden. Diese gesundheitlichen Krisen haben mich mental unheimlich gestärkt. Ich bin achtsamer mit mir geworden und habe erkannt, dass die Gesundheit das fundamental Wichtigste im Leben ist. Gesundheit kann ich nur über eine achtsame Lebensweise generieren. Als bei mir eine Nierentumorerkrankung festgestellt wurde, wandelte sich vieles für mich. Ich erkannte wie heilsam der „achtsame Egoismus" ist. Ich sagte mir, jetzt lebe ich noch, ich gehe Schritt für Schritt vor-

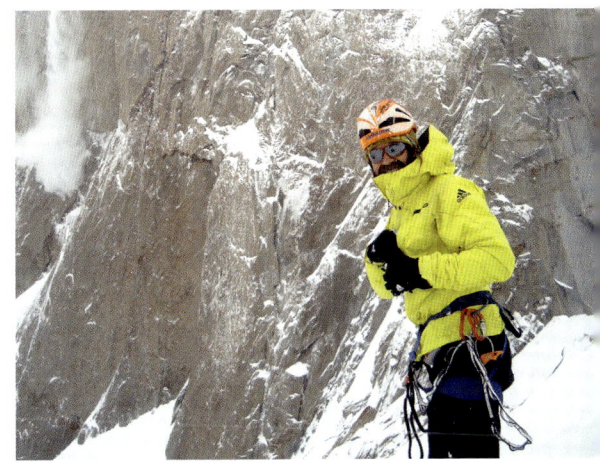

wärts und mache das Beste daraus. Aufgeben war nie eine Option. Mir wurde bewusst, dass ich, wenn ich geistig und körperlich wieder gesund bin, für andere Menschen, für die Familie und für die Gesellschaft von Nutzen sein kann. Aus diesem Grund kann beispielsweise die egoistische Achtsamkeit nie überstrapaziert werden.

Harald: Da bin ich ganz bei dir, Selfcare ist ganz wichtig und es ist manchmal erschreckend für mich, wenn ich gelegentlich in meinen Seminaren sehe, wie unachtsam die Menschen mit sich umgehen. Da ist es oftmals kein weiter Weg mehr zum Selbsthass. Viele denken, sie sind nach einer Niederlage im Leben gescheitert, hassen sich dafür und verharren in ihrer negativen Einstellung. Wer lernt mit dem Scheitern umzugehen, geht meistens gestärkt aus der vermeintlichen Niederlage hervor.

Thomas: Genau so ist es. Über Niederlagen und Scheitern kann man wahnsinnig viel lernen fürs Leben. Ich gehe so weit, dass ich ein Scheitern, beispielsweise am Berg, als neue Chance sehe, die Taktik neu zu überdenken und grundlegend zu ändern. Ich kann es erneut versuchen oder ganz andere Wege gehen. Ich bin in Pakistan am Latokh zweimal gescheitert, aber jedes Mal bin ich mit einem lachenden Gesicht heimgefahren, mit dem Bewusstsein, irgendwann kommt

die richtige Zeit, dann schaffe ich es! Und jetzt, dieses Jahr ist es so weit. Allerdings spielt auch ein gut funktionierendes Team, ich nenne es eine mutige Gemeinschaft, eine tragende Rolle.

Harald: Genau dies zeigt sich auch in Firmen, in denen ich, genauso wie du, immer wieder Seminare abhalte. Eine mutige Gemeinschaft, die auch das Risiko des Scheiterns mit einkalkuliert, ist weitaus erfolgreicher als ein Team mit übervorsichtiger und sicherheitsbetonter Vorgehensweise. Für mich spielt die „verrückte Kreativität" eine ebenso große Rolle. Manchmal müssen wir eben die Dinge ein wenig „verrücken", um Erfolg zu haben, und am Berg ist schon manche verrückte Linie, die als unmöglich galt, erfolgreich bewältigt worden. Letztendlich sind es doch die „Verrückten", die die Welt verändern und Gott sei Dank meist zum Positiven. Gut, da kann man jetzt darüber streiten.
Viele sagten mir im letzten Jahr, bevor ich nach Kaschmir ging, um einen 6000er zu besteigen: „Du bist ganz schön verrückt, dir in deinem Alter so etwas noch anzutun." Doch durch die Reduzierung auf das Wesentliche, und das ist bei einer Expedition eben so, lerne ich mich als Mensch immer wieder neu und vor allen Dingen richtig kennen. Denn genau dann bin ich im Hier und Jetzt, mit Achtsamkeit im Augenblick. Ich denke, das ist genau die richtige

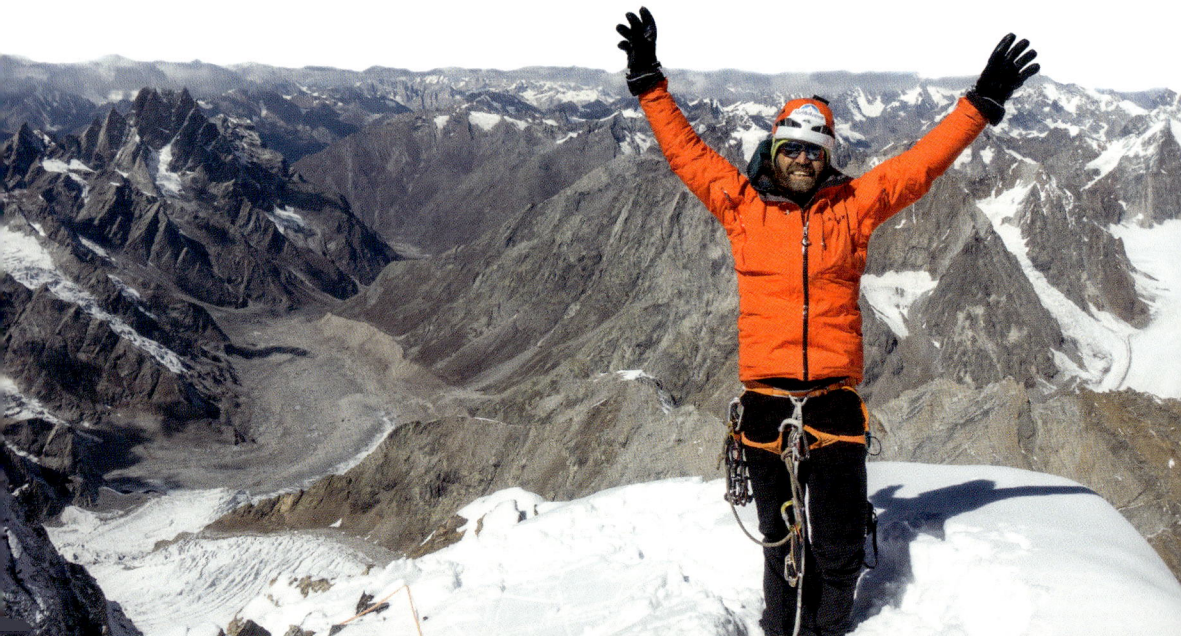

Antwort, um aufzuzeigen, dass ein wenig Verrücktheit auch im fortgeschrittenen Alter durchaus lohnenswert ist.

Thomas: Ja mei, das Alter, klar spielt das eine Rolle. Der zehnte Schwierigkeitsgrad geht bei mir auch nicht mehr so locker von der Hand. Ist ja logisch, der Stoffwechsel verändert sich, die Schnellkraft lässt nach, es fällt schwerer, sich zu motivieren, hart zu trainieren. Einfacher wird's keinesfalls. Aber wenn ich für etwas Begeisterung entwickle, und das sind in meinem Fall die Berge, dann kann ich meine gesteckten Ziele weiterhin erreichen. Ich sollte natürlich auf meinen Körper hören und die Zeichen richtig erkennen, die er mir zeigt. Um nochmal auf meine Tumorerkrankung zurückzukommen, hier zeigte mir mein Körper, dass ich dem Thema Gesundheit wieder etwas mehr Aufmerksamkeit schenken sollte. Ich bin ein Kämpfer und habe mich in dieser Situation nie mit dem möglichen Ableben beschäftigt. Ich ließ mich von der Angst nicht lähmen und stellte mir immer ein Ziel vor, das ich noch erreichen wollte. Ich visualisierte mir immer wieder das Bild des Latokhs, den ich unbedingt besteigen wollte. Mit Hilfe dieser Visualisierung, der Unterstützung meiner Familie und der engen Freunde gelang es wieder, einmal mehr ins Leben zurückzukehren. Ich hatte das Glück an meiner Seite. Ich war und bin dankbar dafür, ein Leben als Familienvater, Ehemann und Bergsteiger weiterführen zu können.

Harald: Du sprichst auch das Thema Angst an. Ich habe oft den Eindruck, dass viele Menschen Angst vor dem Leben haben, sich nicht raustrauen aus ihrer Komfortzone, einfach nur, und hier wieder eine Parallele zum Bergsteigen, in ihrer gemütlichen Hütte sitzen bleiben wollen und sich dann aber wundern, warum keine Weiterentwicklung stattfindet. Nur wenn ich meine Hütte verlasse und immer wieder neue Gipfelerlebnisse anstrebe, lerne ich im Leben dazu. Klar spielen hier bei der Lebensplanung Umsicht und Achtsamkeit eine große Rolle, aber ebenso

Mut und Risikobereitschaft. Angst lähmt uns in unseren Handlungen. Im Gegensatz dazu treibt uns die Liebe an, unsere ganz persönlichen Gipfel zu erreichen. Denn die sogenannten Grenzerfahrungen und Gipfelerlebnisse sind besonders wichtig in unserer Lebensentwicklung. Wie sieht es mit deiner Angst aus? Hat diese sich im Laufe deines Lebens verändert oder verstärkt?

Thomas: Für mein Empfinden hat sich da nichts geändert. Ich sehe Angst als Hindernis, als Blockierung, etwas zu tun. Mein Bruder sieht das etwas anders. Er bezeichnet beispielsweise die Angst als seinen besten Freund, was bei ihm wohl auch funktioniert. Da bin ich etwas anders gepolt. Angst bremst dich aus und lässt dich nicht leben. Mit Angst schlagen wir keine neuen Wege ein, wir entdecken nichts Neues im Leben und treten auf der Stelle. Die momentane politische Situation in Deutschland kann hier als Beispiel dienen. Wir haben Angst vor Flüchtlingen und Überfremdung, der Rechtspopulismus wird dadurch gestärkt und es fällt den Verantwortlichen schwer, sinnvolle Lösungen zu finden. Wir können so viel Schönes und Geniales tun im Leben, wenn wir mehr Mut entwickeln, der Angst weniger Raum geben und uns den täglichen Herausforderungen stellen, und somit Ja zum Leben sagen. Das bedeutet aber nicht, dass man übermütig werden sollte. Wenn ich ein mulmiges Gefühl im Magen verspüre, ist das für mich auch ein Zeichen, die Situation zu überdenken, vielleicht auch etwas vorsichtiger zu sein, aber trotz allem gebe ich der Angst sehr wenig Spielraum.

Harald: In unserer schnellen, hektischen Zeit entwickeln sich bei vielen Menschen Sinn- und Lebenskrisen, Depressionen usw., Tendenz steigend. Meist sind hier Existenz- und Zukunftsängste die Ursache. Die Weltgesundheitsorganisation schätzt, dass bis zum Jahr 2020 fast 80% aller Erkrankungen psychischen Ursprungs sind. Wie ich finde, ist das eine bedrohliche Prognose. Was würdest du diesen Menschen raten, die keinen Ausweg aus solchen Tiefs sehen?

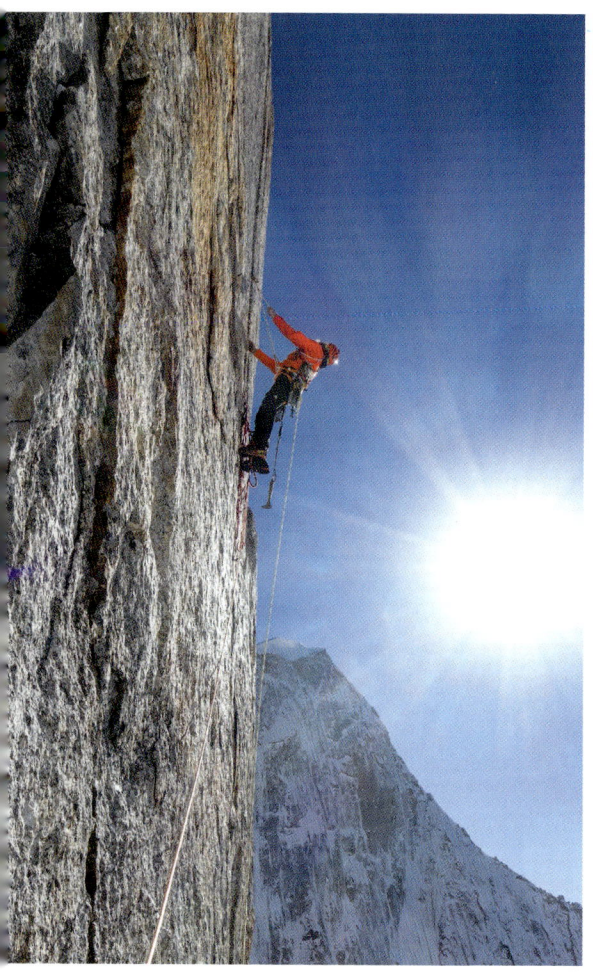

Gefühle mehr, ich lebe mein Leben bewusster und achtsamer als vorher. Statt Sinnkrise und Angst erfahre ich Klarheit und eine Dankbarkeit, am Leben zu sein. Dankbar, dass ich die Kraft habe, nach vorne zu schauen und weiterzumachen. Das ist aber nur der Fall, wenn ich mich der Problematik gnadenlos stelle und lerne, damit umzugehen, so wie ich es nach dem folgenschweren Sturz getan habe. Oft hilft auch ein Gebet. Das gibt Kraft und Vertrauen, sich den Herausforderungen zu stellen.

Harald: Kommen wir dann mal zu meiner letzten Frage. In meinem Buch beschreibe ich ja ausführlich, welche Elemente meiner Meinung nach für ein selbstbestimmtes, glückliches und gesundes Leben ausschlaggebend sind. Könntest du einmal versuchen, in einem Satz zu beschreiben, was Glück und Gesundheit für dich ausmachen?

Thomas: Puuh, nicht einfach, das in einen Satz zu packen. Ich versuch's mal ganz intuitiv. Schreite mit Lebensfreude voran, gehe achtsam mit dir und deiner Gesundheit um, so findest du letztendlich heraus, um was es in deinem Leben wirklich geht. Ja, und der Humor, den hätte ich fast vergessen, der gehört unbedingt dazu, denn Glück und Heiterkeit sind Geschwister, die sich gegenseitig bedingen. So, ich denke, das passt so.

Thomas: Als Allererstes muss man sich dem Problem, das einem im Weg steht, stellen und zwar ganz frontal. Als ich am Brendlberg 16 Meter im freien Fall abstürzte und mir eine Schädelfraktur zuzog, fragten viele Freunde, ob ich nicht mit dem Klettern aufhören wolle. Ich hatte Albträume und konnte nicht schlafen. Um aus diesem Tief heraus zu kommen, kehrte ich einige Zeit später zu der Absturzstelle zurück und konfrontierte mich mental nochmal mit den Geschehnissen. Ich sah, dass ich unfassbares Glück hatte, den Sturz überlebt zu haben. Ich habe mich voller Demut bedankt und das Geschenk des Lebens angenommen. Seitdem habe ich keine schlechten

Harald: Genau, Heiterkeit ist ebenfalls ein Kapitel in meinem Buch und wie hat es ein weiser Mensch (ich weiß bloß nicht mehr, wer das war) so treffend ausgedrückt: „Nimm das Leben nicht zu ernst, du kommst eh nicht lebend dabei raus." In diesem Sinne, lieber Thomas, vielen Dank für das erkenntnisreiche Gespräch, vielleicht bis demnächst mal auf ein Bier in Berchtesgaden und vor allen Dingen viel Glück bei der Besteigung des Latokhs.

Thomas: Danke dir, mir hat's auch Spaß gemacht. Viel Erfolg für dein Buch und bis bald. Pfüad di, Harald.

Einleitung

Gehören Sie auch zu den Menschen, die sich sicher sind, das Beste für sich zu tun, um gesund, erfolgreich und zufrieden zu sein? Vielleicht noch nicht ganz, sonst hätten Sie nicht zu diesem Buch gegriffen. Inzwischen gibt es eine unüberschaubare Anzahl an Lebensratgebern, Büchern über mentale Strategien, die optimale Ernährung, über Meditation, Achtsamkeit, Dankbarkeit, Übungs- und Trainingshandbücher und, und, und …

Was ist nun an diesem Buch anders? In meinen inzwischen über 20 Jahren praktischer Erfahrung im Gesundheits-, Leistungs- und Kindersport habe ich mich auf allen Gebieten, die zu einem ganzheitlich und gesundheitlich optimierten Leben gehören, bewegt und eine Strategie entwickelt, die jeder im alltäglichen Leben umsetzen kann. Das Ziel ist ein erfolgreiches „ganzheitliches Körpermanagement". In diesen Jahren haben mir mehr als 20 000 Stunden, als Coach, Workshop- und Seminarleiter, unschätzbare Erfahrungswerte gebracht. Nicht zuletzt haben meine Grenzerlebnisse beim Bergsteigen, Drachenfliegen, im Zen-Kloster, in den Höhen des Himalayas oder beim Marathonlauf einen wesentlichen Einfluss auf die Art und Weise, wie ich Lebensfreude und Glück definiere.

Dieser Ratgeber ist kein wissenschaftliches Buch, wenn auch die Fakten auf wissenschaftlichen Erkenntnissen beruhen. Mir ist durchaus bewusst, dass alle Themen, auf die ich in den nächsten Seiten eingehe, in einem weitaus größeren Rahmen untersucht werden können. Doch nicht jeder möchte zwei- bis dreihundert Seiten zu einzelnen Themen wie Achtsamkeit, Ernährung, mentale Fitness usw. lesen.

Meine Herangehensweise an die verschiedenen Themen ist eine andere. Am Anfang eines jeden Kapitels steht eine Geschichte, die Sie für das jeweilige Thema sensibilisieren soll. Im zweiten Teil des jeweiligen Kapitels werden die aktuellen wissenschaftlichen Erkenntnisse in kurzer prägnanter Form, wenn nötig auch mal etwas ausführlicher, erläutert. Die mögliche Umsetzung im alltäglichen Leben beschreibe ich im letzten Abschnitt des Kapitels. Ich möchte Ihnen lebensnahe und praktische Möglichkeiten erläutern, die Impulse setzen, Sie dazu anregen, Dinge zu überdenken, und Ihnen eine neue Herangehensweise an die Aufgaben aufzeigen. Als Konsequenz könnte dies zu einer Optimierung der eigenen Lebensweise und zu einer besseren ganzheitlichen Fitness führen.

Das Buch soll Ihnen zeigen, was Sie bisher richtig gemacht haben, und Schwachstellen aufdecken, an denen Sie weiterarbeiten können, um Ihr Glück und Ihre Lebensfreude zu steigern. Wer einen tieferen Einblick in die einzelnen Themen benötigt oder mehr dazu erfahren möchte, der findet auf dem riesigen Markt der Ratgeberliteratur die entsprechende Auswahl an Fachbüchern. Das Buch, das Sie nun in Händen halten, soll Motivation sein, das Leben in die eigene Hand zu nehmen, um die optimalen Möglichkeiten im Zusammenspiel Ihrer eigenen Energien (Körper, Geist und Seele) zu nutzen.

Vielleicht werden Sie bei dem einen oder anderen Kapitel denken, dass kenne ich doch schon! Aber kennen heißt nicht unbedingt auch können! Entscheidend, um erfolgreich im Leben zu sein, ist, dass Sie Dinge, die Sie im Laufe der Jahre kennenlernen, auch praktisch und erfolgreich umsetzen und somit auch „können".

Sie können mit Ihren Erfahrungen und all dem, was Sie sich an Wissen angeeignet haben, ein wandelndes Lexikon sein und sind trotzdem ein erfolgloser Mensch ohne Lebensfreude. Vielleicht aber auch ein lebensfreudiger Mensch ohne Erfolg, einer, der noch nicht die richtige Strategie gefunden hat, um ganzheitlich erfolgreich zu sein. „Man kann nicht alles haben", werden Sie hier vielleicht sagen. Ich entgegne Ihnen dann: Jeder kann fast alles erreichen, wenn er es von Herzen möchte! Es liegt nur an Ihnen und Ihrer inneren Haltung, was Sie aus den Erfahrungen Ihres Lebens und Ihrem Wissen machen.

Meistens liegt es daran, dass viele Menschen ihr Wissen nicht konsequent umsetzen und somit die Dinge nicht können, sondern nur kennen. Wie heißt es so schön: Wissen ist Macht, aber was nützt uns diese Macht, wenn dieses über viele Jahre hinweg angelernte oder angelesene Wissen auf unserer „Festplatte Gehirn" brachliegt und nicht eingesetzt wird.

TUN ist die Devise! Das Leben als Ganzes aufräumen und Platz schaffen für das Wesentliche. Überdenken Sie alle Ihre Tätigkeiten und schaffen Sie eine sinnvolle Struktur für Ihr Tun. Es geht nicht darum, mehr oder weniger zu tun, sondern das „Richtige". Innovativ zu sein und Dinge zu tun, die Sie sich bisher nicht zugetraut haben – und das alles mit Liebe! Das ist der Schlüssel zum erfolgreichen und glücklichen Leben!

„Ein Mensch ist nur seelisch gesund, wenn er fähig ist zu lieben und zu arbeiten. Dem Guten nach zu streben, dem Nächsten zu dienen, sich selbst entwickeln."

Sigmund Freud

Die Strategie des Erfolges liegt in der harmonischen Verbindung der einzelnen Segmente.
Am Beginn des Weges gilt es, das **Z**usammenspiel der **E**nergien zum positiven **N**utzen zu entwickeln, Ihre Stärken und Schwächen zu entdecken.
Wenn Sie Ihre Stärken noch mehr stärken und Ihre Schwächen anerkennen, um dann an ihnen zu arbeiten, werden Sie **z**ielorientierte **E**igenkompetenz entwickeln und somit in den verschiedenen Bereichen eine Verbesserung erzielen, die Ihr Leben mit **N**achhaltigkeit bereichern wird.

Ganz bewusst habe ich das chinesische Zeichen für das Element Wasser, eingerahmt vom Zen-Kreis, als Symbol in die Umschlaggestaltung dieses Buches integriert. Das Wasser als zentrales Element, das alles im Fluss hält und beweglich bleibt. Das Wasser, welches unter der Brücke der Lebensfreude und des

Glücks hindurch fließt und den Menschen immer wieder zurückholt in die ruhige entspannende Stille. Der Zen-Kreis schließlich steht für die Ganzheitlichkeit Ihres Wirkens. Im Zen hat diese Kreisform (jap. Ensō) eine tiefe symbolische Bedeutung. Der Kreis ist dort das Symbol der „Wahren Wirklichkeit", des Absoluten. Ensō wird in der Zen-Malerei mit einem einzigen fließenden Pinselstrich gezeichnet. Nur wer innerlich gesammelt und im Gleichgewicht ist, so meinen die Künstler im Zen, könne einen ausgewogenen Ensō malen.
Versuchen Sie, die Ruhe und Ihr inneres Gleichgewicht zu wahren, bei all den Aufgaben, die Ihnen während der Lektüre des Buches begegnen. Bleiben Sie ganzheitlich verbunden mit Körper, Geist und Seele, beharrlich und trotzdem flexibel. Versuchen Sie, nicht immer perfekt zu sein. Perfektionismus ist der Feind – oder manchmal sogar der Tod jeglicher Kreativität.

Zum Ende meiner Einführung möchte ich Ihnen die folgende kleine Geschichte ans Herz legen:
Eines Tages fuhr ein wohlhabender Beamter durch eine Ortschaft und sah am Rande des Weges einen armen Bettler im Staube liegen. Da er ein mitfühlender und sensibler Mensch war, befahl er seinem Kutscher anzuhalten, um mit dem Bettler sprechen zu können. Doch der Mann war viel zu betrunken, und alle Bemühungen, ihn aufzuwecken, waren vergebens. Trotz allem hatte der Beamte Mitleid und überlegte sich, wie er den armen Schlucker von seinem Elend befreien könnte. Er ging zurück zu seinem Wagen und holte aus seiner Schatztruhe einen wertvollen Diamanten. Er dachte bei sich: Auf Grund meines Standes und Reichtums fällt es mir leicht, dieses Geschenk zu machen, doch für diesen armen Menschen könnte es die Erlösung aus diesem Notstand sein und das ganze Leben könnte sich zum Guten für ihn wenden. Um ganz sicher zu gehen, dass dieses wertvolle Geschenk nicht verloren geht, stopfte der Beamte den Edelstein tief in die Hemdinnentasche des Bettlers.
Danach machte er sich wieder auf den Weg. Jahre

später fuhr er wieder einmal durch dieselbe Straße und erblickte den Mann, dem er damals Gutes getan hatte. Zu seiner Überraschung trug dieser immer noch die Kleider eines Bettlers. Er hielt an, stieg aus und fragte den Mann: „Warum trägst du immer noch diese Lumpen an dir? Ich schenkte dir vor Jahren, als ich dich im Straßengraben liegen sah, einen wertvollen Diamanten, der dich von deinem Elend erlösen sollte. Was ist geschehen, warum führst du immer noch dieses armselige Leben?" Der Bettler war ganz verwirrt und antwortete: „Was redest du da? Ich weiß nichts von einem Diamanten." Der Beamte griff in die Hemdtasche des Bettlers und zog den Edelstein hervor und sagte: „Hier ist er. Er war die ganzen Jahre über in deiner Tasche!" Der Bettler war völlig außer sich, denn alles, was er kannte, war ein Leben in völliger Armut, bei dem er an keinem Tag wusste, ob er den nächsten noch erleben würde. Und plötzlich erkannte er, dass er ein sicheres Leben in Wohlstand hätte führen können, wenn er den Diamanten bei sich gesucht und gefunden hätte.

Was will uns diese kurze Geschichte sagen? Sie möchte uns sagen, dass wir es selbst in der Hand haben, Glück und Lebensfreude zu finden. Wir müssen uns nur auf die Suche begeben, auf die Suche nach unserem Diamanten, dem wahren Wesenskern in uns, nach unserem Selbst, nach dem, wie wir ursprünglich geschaffen wurden. Zu oft suchen wir im Außen, machen andere Menschen für unsere fehlende Lebensfreude und die Erfolglosigkeit verantwortlich, doch unser Fokus sollte sich nach innen richten. Dieser Blick nach innen ist bestimmt nicht immer einfach, aber er kann unsere Wahrhaftigkeit aufdecken. Diese Wahrhaftigkeit, die im Laufe unseres Lebens möglicherweise durch alles, was wir erlebt, erlitten und mit all unseren

Sinnen gespürt haben, zugeschüttet wurde. Konditionierungen, von denen wir seit frühestem Kindesalter geprägt wurden, spielen dabei auch eine große Rolle. Wir müssen unser wahres Ich Schicht für Schicht von diesen Konditionierungen befreien. Ich habe dieses Buch aus eigener Erfahrung heraus geschrieben, und ich weiß, wie lange es dauern kann, diese Schichten zu entfernen. Doch wenn Sie einmal Ihren wahren Wesenskern und die dazu gehörigen Fähigkeiten entdeckt haben, können Sie sich zu einem innovativen Architekten entwickeln, der in der Lage ist, mit sicherer Hand, seine Brücke der Lebensfreude und des Glücks zu erschaffen.

Ich möchte Sie auf den nächsten gut 190 Buchseiten mitnehmen – auf einen Weg, der Sie zu mehr Erfolg, Glück, Gesundheit und Lebensfreude führen kann. Dieser Weg wird nicht immer bequem sein, ich werde Sie immer wieder aus Ihrer „Komfortzone" herauslocken, auf neues, manchmal unwegsames Terrain.

Setzen Sie die Z.E.N.-Strategie in Ihrem täglichen Leben ein.

Nutzen Sie Ihr eigenes Potenzial und die daraus entstehenden Möglichkeiten. Wenn Sie dies zielorientiert tun, dann versichere ich Ihnen, dass Sie sich zu einem Menschen entwickeln werden, der die Dinge mutig und selbstbewusst angeht, sein Kämpferherz erweckt und so ein erfülltes, erfolgreiches Leben für sich und sein Umfeld führen kann.

Ich wünsche Ihnen alles Gute und viel Freude auf diesem Weg.

September 2018
Harald Kümmel

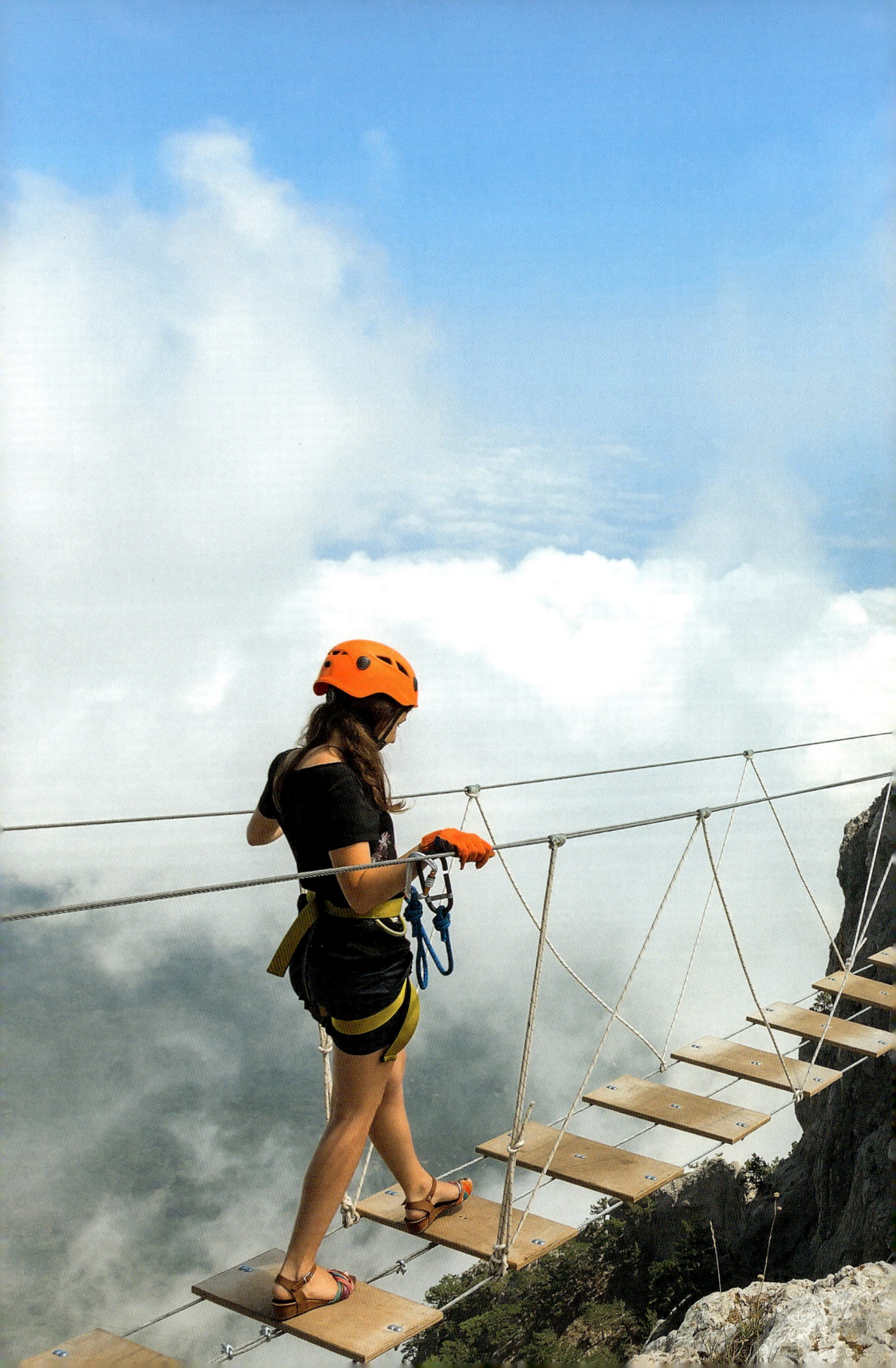

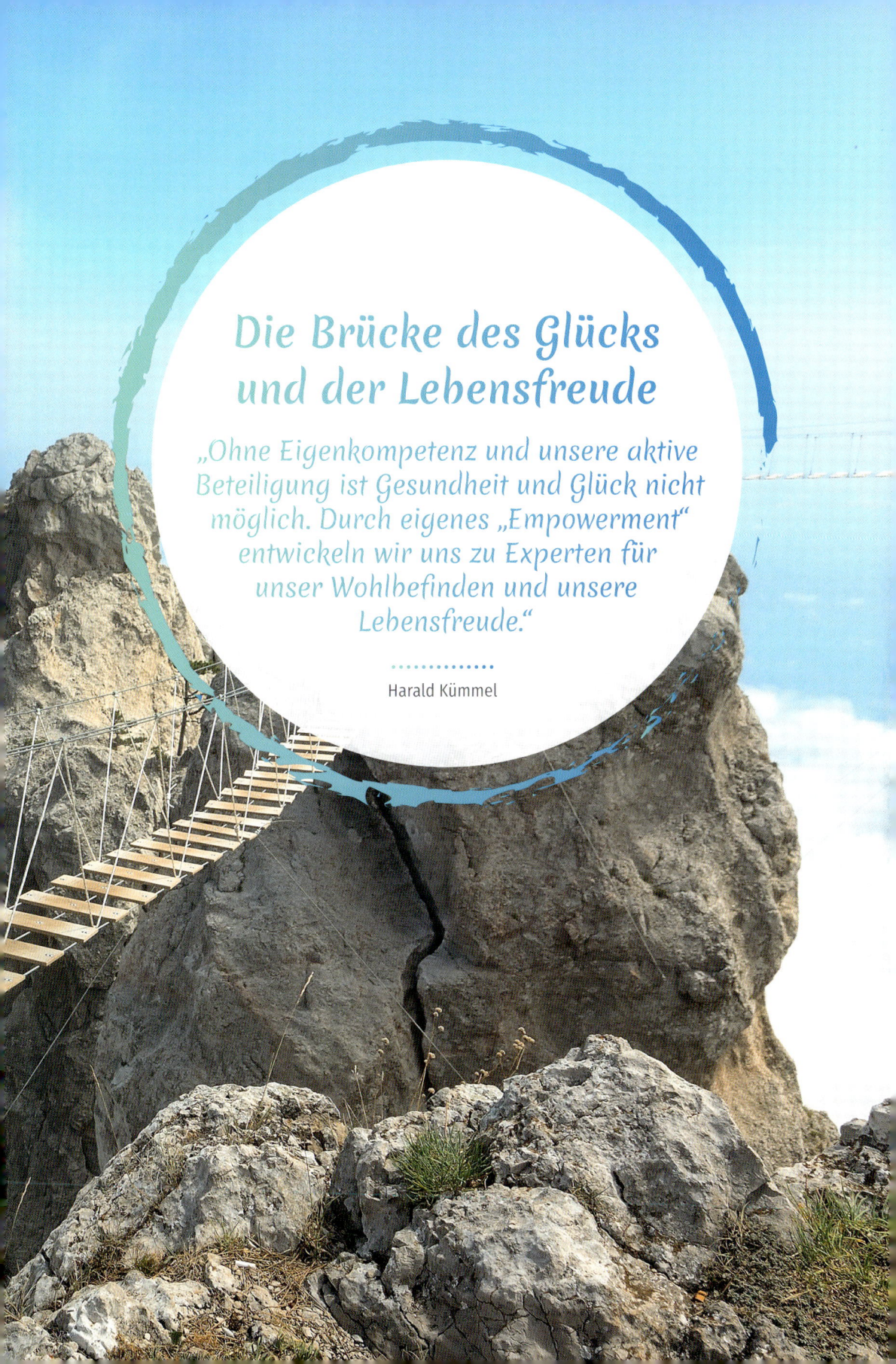

Die Brücke des Glücks und der Lebensfreude

„Ohne Eigenkompetenz und unsere aktive Beteiligung ist Gesundheit und Glück nicht möglich. Durch eigenes „Empowerment" entwickeln wir uns zu Experten für unser Wohlbefinden und unsere Lebensfreude."

Harald Kümmel

Die Brücke des Glücks und der Lebensfreude

Ich gehe davon aus, dass jeder Mensch das Bestreben hat, glücklich, fit und gesund zu sein, um ein Leben zu führen, das mit Lebensfreude ausgefüllt ist. Glück ist das Geburtsrecht eines jeden Menschen!

Doch Glück, Gesundheit und Lebensfreude fliegen uns nicht einfach zu, wir müssen uns dies wie viele andere Dinge selbst erarbeiten und dafür täglich „trainieren". Unser Weg des Lebens ist vergleichbar mit einer abwechslungsreichen Bergwanderung. Es ist ein stetiges Auf und Ab mit anstrengenden Anstiegen, erholsamen Phasen und Ruhemomenten, in denen wir an der Hütte sitzen und unseren Rucksack des Lebens wieder neu sortieren.

Fakt ist, wir sind die Entscheider über unser Lebenstempo. Der Mensch, der uns jeden Morgen im Spiegel entgegenblickt, ist allein verantwortlich für die Geschwindigkeit, in der er seinen Weg geht, für die Art, wie er lebt und seine Chancen und Möglichkeiten nutzt, die ihm gegeben werden.

Jeden Tag haben wir aufs Neue die Wahl, uns für Dinge zu entscheiden, die uns im gelebten und gegenwärtigen Moment vorwärtsbringen. Im Hier und Jetzt entscheiden wir über unsere momentane Lebensqualität, nicht in der Vergangenheit. Unser vergangenes Leben hat zwar einen Großteil unserer Persönlichkeit geprägt, aber wie wir in der Gegenwart damit umgehen, das ist der entscheidende Faktor.

Wie verwenden wir das Wissen, das auf unserer „Festplatte" gespeichert ist? Wie können wir mit diesem Wissen und den täglichen Entscheidungen positive Verbindungen eingehen, um möglichst oft das Gefühl von Lebensfreude und Glück zu haben? Wie wirken sich emotionale Verletzungen aus der Vergangenheit

auf die momentane Lebenssituation aus? Fragen, denen wir uns jeden Tag von neuem stellen müssen.

Auf unserer Bergwanderung des Lebens überqueren wir immer wieder die Brücke des Glücks und der Lebensfreude. Wir selbst sind die Architekten, die verantwortlich sind für die Stabilität dieser Brücke. Wir selbst können alles beeinflussen und eine sichere Konstruktion erschaffen, um immer wieder von Neuem sicher über diese Brücke zu gehen. Damit schaffen wir die Voraussetzungen, die Wege zu neuen Gipfeln immer wieder erfolgreich zu bewältigen.

Doch wie jedes Bauwerk braucht diese Brücke ein stabiles Fundament, eine sichere Statik und eine ausgewogene sinnvolle Konstruktion. Wenn wir die richtigen Baupläne in unserem Rucksack haben und diese immer wieder auf den neuesten Stand bringen, sind diese der Garant für mentale und körperliche Fitness, was uns letztendlich Glück und Lebensfreude beschert.

Wie wir am folgenden Modell sehen, ist die Stabilität der Brücke von einigen Faktoren abhängig. Aber dadurch, dass wir selbst die Baumeister sind, haben wir es in der Hand, diese Brücke mit dem Einklang (Zusammenspiel) unserer Energien zu nachhaltiger Stabilität zu verhelfen. Wir sollten diese Konstruktion beständig restaurieren und somit können wir den Zustand intakt und stabil halten.

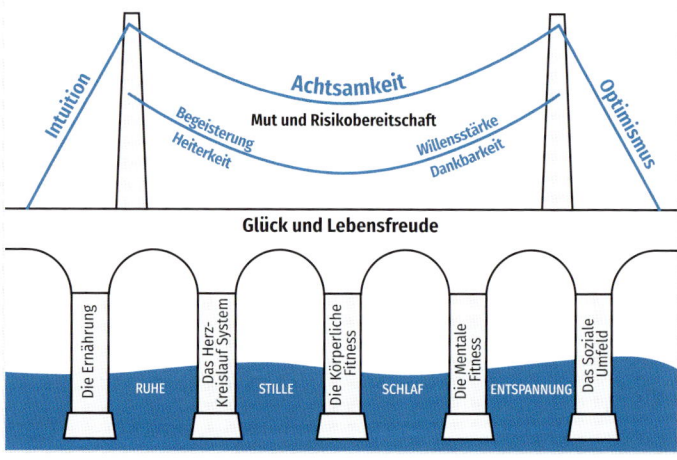

Sehen wir uns diese Brücke einmal in aller Ruhe an. Wir stellen fest, dass Körper, Geist und Seele in diesem Bauwerk als ganzheitliches Konstrukt wirken. Alles ist hier untrennbar miteinander verbunden, nichts steht für sich allein, das eine kann ohne das andere nicht sein. Studien in den letzten Jahren haben bewiesen, wie eng Körper und Psyche im Zusammenspiel stehen. Zu lange hatten Ärzte und Wissenschaftler dies als zwei getrennte Sphären betrachtet, doch nun haben viele Untersuchungen und Studien gezeigt, welchen gegenseitigen und machtvollen Einfluss Körper und Psyche aufeinander haben.

Bestandsaufnahme und Untersuchung der eigenen Brücke.

Reflektieren Sie nun Ihre momentane Lebenssituation und setzen Sie sich mit jedem einzelnen Bauteil der Brücke auseinander.
Seien Sie in allen Punkten ehrlich zu sich selbst.
- An welchen Teilen der Brücke bin ich stabil?
- Was bedarf ziemlich nötig einer Renovierung?
Notieren Sie sich zu jedem einzelnen Element spontan die Gedanken, die Ihnen dazu einfallen.
Nach einer kurzen Pause gehen Sie die einzelnen Bauteile nochmal, diesmal intensiver durch. Verbessern, ergänzen oder bestätigen Sie Ihre Notizen vom ersten Mal.

Machen Sie sich eine Skala von 1–10.
1 = sehr baufällig: Einsturzgefahr! Muss dringend renoviert werden.
5 = noch ganz gute Bausubstanz: Muss aber mittelfristig auch renoviert werden.
10 = sehr stabil: Im Moment ein tragendes Element.

Meine Hauptbaustellen:
1.
2.
3.

Aufgabe: Was nehme ich mir vor (möglichst in den nächsten 48 Stunden beginnen!), um die Stabilität dieser Elemente zu steigern?

Meine stabilsten Elemente:
1.
2.
3.

Anhand dieser Aufstellung können Sie erkennen, wo sich Ihre „Hauptbaustellen" befinden. Sie sehen, woran Sie dringend und zeitnah arbeiten sollten und was mittelfristig verbessert werden kann. Seien Sie stolz auf Ihre stabilen Elemente, die Sie sich geschaffen haben.

» Was kann ich tun, um die Stabilität dieser Elemente nachhaltig zu festigen? «

Es gibt starke Pfeiler, Stützen und Trageseile, welche die Schwäche anderer Elemente bis zu einem gewissen Grad kompensieren können. Verlassen Sie sich aber nicht darauf! Bricht ein Pfeiler ein, reißt ein Seil, so ist die ganze Konstruktion in Gefahr. Seien Sie deshalb achtsam, erkennen Sie rechtzeitig Schwachpunkte und bauen Sie vorausschauend und beständig an Ihrer Brücke. Bauen und renovieren bedeutet nichts anderes als Training der ganzheitlichen Gesundheit!

Ein sehr wichtiger Faktor ist das Element Wasser, in dem die Brücke steht. Sorgen Sie dafür, dass die Wellen, die gegen Ihre Brückenpfeiler schlagen, nicht zu hoch werden und immer wieder zur Ruhe kommen. Steter Tropfen höhlt den Stein und beständig hoher Wellengang kann zur Gefahr für das Fundament werden.

Kontinuität, Willensstärke, Vertrauen in die eigenen Fähigkeiten, stabile soziale Verbindungen und ein gesundes Bewusstsein für Körper, Geist und Seele sind die besten Voraussetzungen für nachhaltigen Erfolg. Ehrlichkeit zu sich selbst und eine lebensbejahende innere Grundeinstellung sind hierzu fundamental wichtig! Dadurch erschaffen wir eine stabile Brücke, auf der wir glücklich und mit Lebensfreude wandeln können.

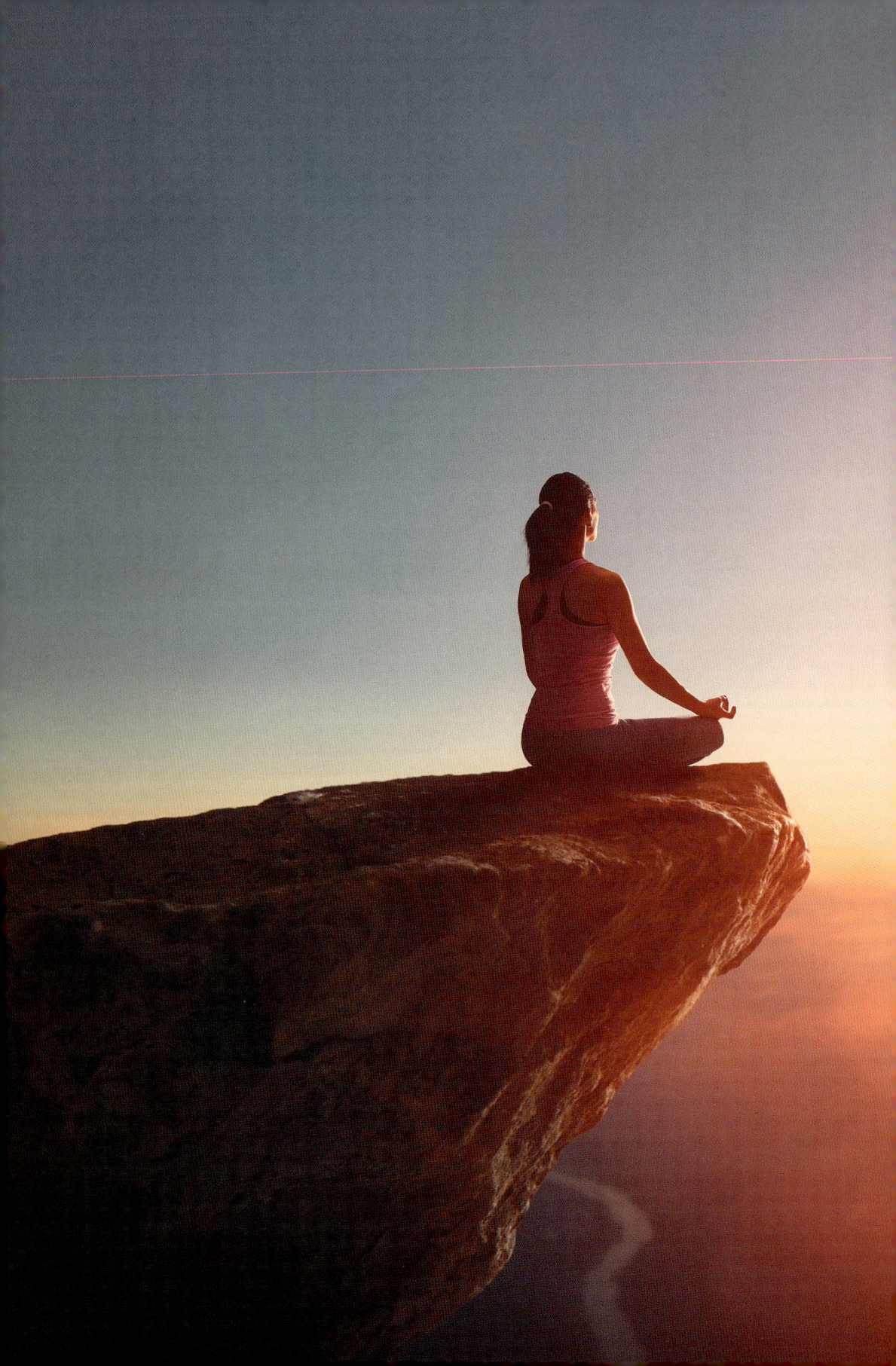

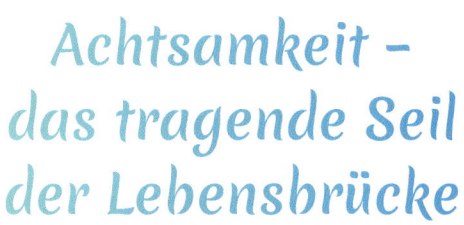

Achtsamkeit –
das tragende Seil
der Lebensbrücke

*„Achtsamkeit bedeutet, bei allen Dingen,
die wir tun, ganz gegenwärtig zu sein,
ohne uns ablenken zu lassen."*

Harald Kümmel

Eine Klostergeschichte der Achtsamkeit

Knapp sechs Stunden müssen es wohl nun schon sein, rechne ich im Kopf aus. Dabei will ich doch hier mal wieder Leerheit erlangen, den Kopf freimachen, um die Psyche in die Spur für die Herausforderungen des Lebens zu bringen. Sechs bis sieben Stunden aufrechtes Sitzen auf meinem kleinen Meditationsbänkchen sind es täglich, unterbrochen durch langsames Gehen, meditativem Arbeiten und den Essenszeiten und dies alles in absoluter Stille.

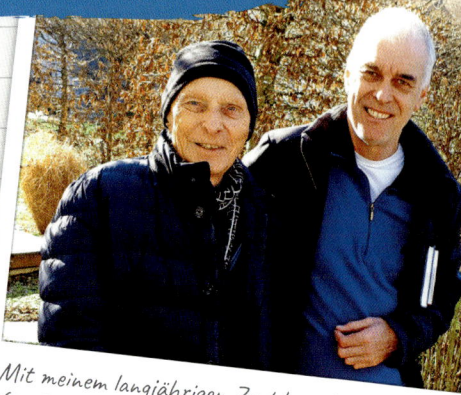

Mit meinem langjährigen Zenlehrer Willigis Jäger (93 Jahre) 2018 am Benediktushof

Es ist der vierte Tag des fünftägigen Sesshins hier am Benediktushof in der Nähe von Würzburg. Seit acht Jahren praktiziere ich nun schon intensiv die Zen-Meditation und trotzdem ist so ein mehrtägiger Rückzug immer wieder eine mentale und körperliche

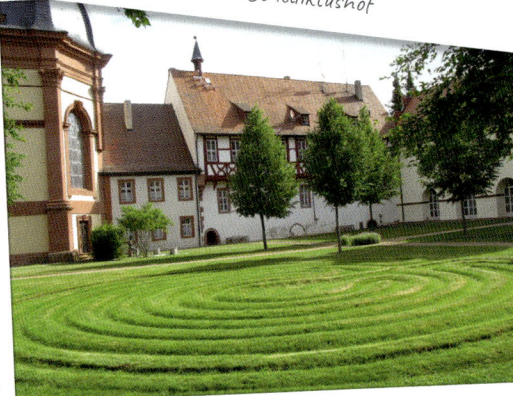

Das Labyrinth im Garten des Benediktushofes

Herausforderung. Man spürt sich körperlich und geistig als Ganzes und erkennt, wie eng das Zusammenspiel zwischen Körper, Geist und Seele ist.
Als ich in diese Form der „mentalen und körperlichen Schulung" vor zehn Jahren im Zentrum Felsentor am Vierwaldstädter See eingeführt wurde, erschien mir der Zen-Schulungsweg die praktikabelste „Trainingsform", um auf den ganzheitlichen Weg zu Glück, Gesundheit und Lebensfreude zu gelangen.

Nach wie vor bin ich von diesem Weg überzeugt, obwohl ich heute mal wieder an meine Grenzen komme. Das lange tägliche Sitzen auf dem kleinen Holzbänkchen zerrt so langsam an der Muskulatur. Sehnen und Gelenke geben schmerzhafte Impulse ab und der Verstand reagiert natürlich sofort. Und man fragt sich, ob das alles wohl so sinnvoll für die Gesundheit ist. Doch genau an diesem Punkt beginnt die Innenschau, sich zu überwinden, weiter zu sitzen, nicht jedem kleinen Schmerz nachzugeben und weiterhin nach „Leerheit" zu streben und sie zu finden.

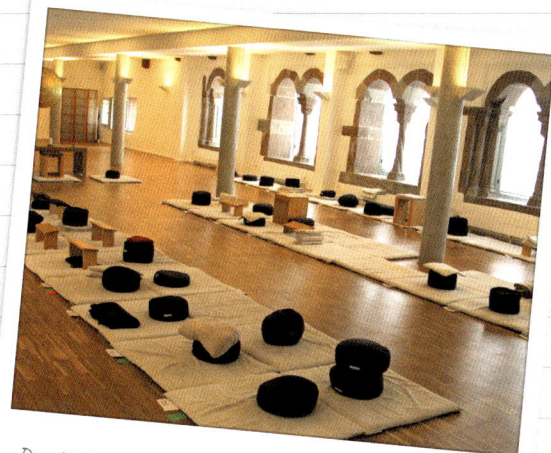

Die Meditationshalle (Zendo) im Benediktushof

Das Fatale jedoch ist, je mehr man sucht und danach strebt, desto eher ist diese Leere unauffindbar. Achtsame Konzentration auf die Atmung, alle Gedanken, die ständig kommen, auf Papierschiffchen setzen und auf dem Fluss des Denkens weiterziehen lassen, ist eine Methode, die ich mir angewöhnt habe. Spüren, dass jeder Atemzug einzigartig ist, so wie jeder Augenblick des Lebens. Dies zu empfinden ist die Kunst der Achtsamkeit. Ganz und gar im Hier und Jetzt zu sein, bei jeder Betätigung, sei es im Alltag, im Berufsleben oder bei sportlichen Aktivitäten, ist einer der Schlüssel zu einem sinnerfüllten Leben.

Sesshin bedeutet Herzensschulung. Der Begriff Zen ist prinzipiell nicht übersetzbar, aber meine eigene Interpretation ist die der Innenschau – der Termin mit sich selbst. Und wenn diese Termine konsequent wahrgenommen werden, können sie erfreulich sein, aber manchmal ist es der härteste und unbequemste Termin, den es im Leben gibt. Wer stellt sich schon gerne freiwillig seinen Schwächen und Schatten, die in solchen Tagen unwillkürlich zu Tage treten. Doch Herzensschulung bedeutet auch, sich selbst in den Arm zu nehmen, sich zu verzeihen und aus dieser Einsicht zukünftig Dinge im Leben anders zu gestalten. Ich spüre sie immer wieder in diesen Tagen, die Kraft der Seele, die in uns allen wohnt und die Verbindung zwischen dem Herzen und dem Verstand schafft.

水

Ein Tag im Zen-Kloster beginnt meist um 5.30 Uhr und endet gegen 21 Uhr. Viel Zeit für Gedanken, Denkprozesse, Erinnerungen, Zukunftsängste und vieles mehr. Die ersten zwei Tage sind trotz aller Anstrengung dazu da, in die innere Ruhe zu kommen. Diese Leerheit ist wichtig, um das, was sich in meinen Hirnwindungen so abspielt, zu sortieren, in Ordner zu packen und ins Regal zu stellen. Je nach den Problematiken des gegenwärtigen Alltags gestaltet sich dies mal mehr, mal weniger schwierig.

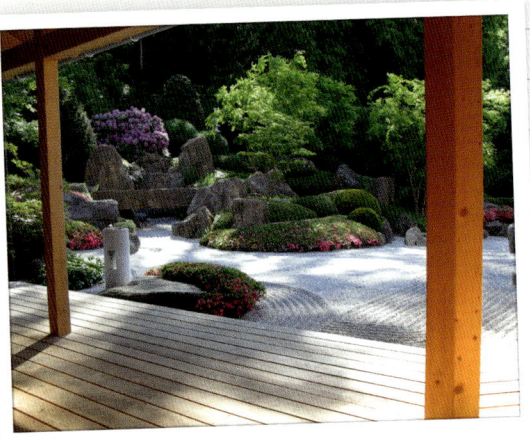

Stille finden im Zengarten des Klosters

Oft befinden sich mehr als fünfzig Meditierende im Zendo (Meditationshalle) – auch eine Herausforderung, nur ganz allein bei sich zu sein. Doch nach einer gewissen Gewöhnungszeit spürt man, dass hier eine ganz besondere Energie fließt, die sich durchaus als hilfreich erweisen kann, wenn man sensibel genug ist. Hier haben das Nichtwahrnehmen der anderen Teilnehmer, das beharrliche Schweigen und das Vermeiden des Blickkontaktes den Sinn, sich ganz und gar auf sich selbst einzulassen. Die ersten Male empfand ich das sehr befremdend, keinen Blickkontakt mit meinem Zimmernachbarn zu haben, der scheinbar immer schlecht gelaunt war und logischerweise auch kein Wort mit mir wechselte. Mein Zen-Lehrer Willigis Jäger klärte mich in einem meiner ersten Einzelgespräche darüber auf: „Weißt du, wenn man nach innen schaut, ist das Äußere völlig belanglos, wir müssen nicht zwanghaft jemanden freundlich anlächeln, weil es sich so gehört. Das Lächeln ist in euch, wenn ihr beständig mit Achtsamkeit in der Übung bleibt."

Einzelgespräche sind während eines Sesshins wichtige Instrumente, um Krisen, die sich in den Tagen der Stille besonders heftig zeigen können, zu bewältigen. Fragen, auf die wir keine Antwort finden, lösen sich meist durch die Weisheit der Zen-Lehrer auf. Auch der letzte Tag beginnt wieder in der morgendlichen Dämmerung. Wir gehen, wie jeden Morgen, jeder in sich gekehrt in den Klosterhof und drehen in meditativer, teilweise noch schläfriger Stimmung unsere Runden. Am letzten Tag ist es oft eine Mischung aus körperlicher und geistiger Erschöpfung, aber meist ist es das Gefühl, wieder etwas Besonderes geschafft und einen weiteren Schritt bei seiner persönlichen Entwicklung gemacht zu haben. Schritte, die für ein selbstbestimmtes, verantwortungsvolles und glückliches Leben nötig sind. Letztendlich ist hier die Achtsamkeit und die Selbstdisziplin das wichtigste Handwerkszeug, um diese Tage im Kloster zu überstehen.

Am späten Vormittag ertönt dann der letzte Gong des Sesshins und wie von Zauberhand erscheint auf den Gesichtern der Teilnehmern ein befreites, offenes Lächeln, der Nachbar auf dem Meditationskissen wird nun bewusst wahrgenommen und umarmt. Eine spontane und respektierende Geste der Dankbarkeit. Dankbar für die Energie, die sich durch die Gemeinsamkeit hier ausbreiten konnte. Jeder zieht irgendwann, mehr oder weniger

Die große Tempelglocke des Klosters

„erleuchtet" von dannen – in seinen eigenen Alltag, in sein Leben, um umzusetzen, was in dieser „Herzensschulung" gelehrt wurde: Zen ist eine Trainingsform für die Achtsamkeit im Alltag und der Alltag ist die Übung. Gehe achtsam mit dir und den Lebewesen um, die dir begegnen, füge niemanden Schaden zu. Trainiere deinen Geist, deinen Körper, entwickle dein Potenzial, aber vor allen Dingen, sei der Mensch, der du wirklich bist, das ist für mich die Botschaft des Zens.

Die Wissenschaft sagt

Achtsamkeit ist der Königsweg zu Ausgeglichenheit, Glück und Lebensfreude.

Achtsamkeit richtig eingesetzt ist ein machtvolles Instrument auf dem Weg zur Selbsterkenntnis, Gelassenheit und Konzentration.

Die Wissenschaft ging früher davon aus, dass unser Nervensystem, wenn es sich einmal ausgebildet hat, nicht mehr verändert. Durch moderne Untersuchungsmethoden hat die Hirnforschung jedoch festgestellt, dass unser Gehirn durchaus veränderbar ist und sich ständig erneuern kann. Fähigkeiten, die durch einen Ausfall von bestimmten Hirnstrukturen verloren gehen, können bis zu einem gewissen Grad wieder erlernt werden, da benachbarte Nervenzellen die Defizite kompensieren und die Aufgaben der ausgefallenen Neuronen übernehmen. Diesen Prozess nennt man Neuroplastizität.

Durch regelmäßige Achtsamkeitsübungen stärken Sie beispielsweise die Hirnregion, die für das Fühlen, Denken und Handeln zuständig ist, den sogenannten präfrontalen Cortex. Diese Veränderungen der Hirnstrukturen führen dazu, dass wir mit schwierigen Situationen im Leben, mit Trauer, Wut oder Angst besser umgehen können.

Wer achtsam mit sich und dem Leben umgeht und beispielsweise jeden Tag meditiert, kann eher mit stressigen Erlebnissen fertig werden und sich davon distanzieren, haben Wissenschaftler der Universität Chemnitz festgestellt. Demzufolge entsteht durch konzentriertes Innehalten und Fokussierung mehr Handlungsspielraum für die Betroffenen. Viele Menschen unter Dauerdruck nehmen gerade diesen entscheidenden Raum nicht wahr und die Sichtweise verengt sich. Diejenigen allerdings, welche die Praxis der Achtsamkeitsmeditation regelmäßig ausführen, stärken offenkundig das Bewusstsein dafür, dass sie durch eine globalere Sichtweise mehr Entscheidungsmöglichkeiten haben.

Viele wissenschaftliche Studien belegen die positive Wirkung der Meditation auf den Menschen. Durch regelmäßiges Achtsamkeitstraining im Alltag erzielen Sie folgende Effekte:

- Die körperliche und psychische Gesundheit wird unterstützt und langfristig stabilisiert. Das Immunsystem wird gestärkt, die Schmerzwahrnehmung wird verändert. Schmerzen werden bewusster wahrgenommen und können besser beschrieben werden. Dadurch ist beispielsweise eine verbesserte Behandlung möglich und speziell bei chronischen Krankheiten wie Migräne oder Fibromyalgie nimmt dadurch die Lebensqualität der Betroffenen zu.
- Achtsamkeit stärkt das Selbstmitgefühl, man ist gnädiger und nachsichtiger mit sich selbst und unterbricht die „Negativ-Feedback-Schleife", die der Auslöser für Dauerstress ist. Der Mensch neigt bei hohem Druck oft dazu, sich selbst zu verurteilen und übermäßig zu kritisieren, was den Stress immer mehr verstärkt. Durch die Meditation werden wir belastbarer und der Spiegel des Stresshormons Cortisol im Blut nimmt ab.
- Stress wird reduziert und das seelische Gleichgewicht gestärkt. Die Rückfallhäufigkeit bei depressiven Erkrankungen, Angststörungen oder Suchtverhalten nimmt signifikant ab.
- Die Konzentration wird gefördert. Menschen, die regelmäßig die Achtsamkeitsmeditation ausführen, sind durch Rückschläge weniger irritierbar, fangen sich schnell wieder und können entsprechend handeln.
- Das Gefühlsleben ist ausgeglichener, negative Emotionen wie Wut, Reizbarkeit oder Ängstlichkeit werden reduziert. Erfahrungen wie Dankbarkeit, Ruhe, Liebe, Wohlbefinden werden eher angenommen und stärken die Lebenszufriedenheit.
- Das Einfühlungsvermögen (Empathie) wird verbessert und somit erreichen auch die Beziehungen zu anderen Menschen eine höhere Qualität.

In der modernen Gesellschaft gewinnt der Ausdruck Achtsamkeit immer mehr Beachtung. Sei es in

Seminaren über Stressmanagement, beim Gesundheits- oder im Leistungssport, die Konzentration auf das Wesentliche spielt eine immer größer werdende Rolle. Aber wie wird Achtsamkeit genau definiert? Ein anderes Wort drückt den Kern der Sache am besten aus: „Präsenz."

Präsent sein im Hier und Jetzt, bei allem was Ihnen in Ihrem täglichen Leben widerfährt.

Die Umsetzung im Alltag

Die Achtsamkeit im täglichen Leben einsetzen.

Machen Sie sich die Grundsätze der Achtsamkeit an jedem Tag von neuem bewusst. Die Basis einer achtsamen Lebenspraxis besteht aus einigen wenigen Regeln, die es zu beachten gilt:

- Akzeptanz: Dinge werden so akzeptiert, wie sie im Augenblick sind und sich darstellen. Zulassen und Erlauben als Gegensatz zur Vermeidung und Unterdrückung von Erfahrungen.
- Nicht-Bewertung: Erfahrungen und Erlebnisse werden nicht als gut oder schlecht eingestuft.
- Anfängergeist: Dinge werden mit Neugier und Interesse so betrachtet, als ob man sie das erste Mal sehen würde.
- Die Aufmerksamkeit auf den gegenwärtigen Moment legen und vollkommen präsent sein.

Versuchen Sie, diese Grundsätze zu verinnerlichen und, so oft es geht, im täglichen Leben umzusetzen. Richten Sie Ihre volle Aufmerksamkeit auf die momentane Situation, in der Sie sich gerade befinden. Führen Sie alle Dinge mit Bewusstheit aus. Lenken Sie Ihre Gedanken auf Ihre Tätigkeiten, die Sie ausführen, und bleiben Sie konzentriert dabei.

Da der Geist moderner Menschen sich meist auf einer rasend schnellen Zeitreise befindet, ist es umso wichtiger, in entscheidenden Momenten in der Gegenwärtigkeit zu verweilen. Wir pendeln ständig zwischen Erinnerungen aus der Vergangenheit und Fantasien und Gedanken an die Zukunft hin und her. Selten sind wir voll und ganz mit der Gegenwart

beschäftigt und vergessen, dass wir tatsächlich nur in diesem Moment existieren und den gegenwärtigen Augenblick erleben.

Gehe, wenn du gehst.
Sehe, wenn du siehst.
Höre, wenn du hörst.
Spüre, was du bist.

Doch Achtsamkeit kommt Ihnen nicht zugeflogen! Es ist – wie bei allen Dingen im Leben – eine Sache der Übung und des regelmäßigen Trainings.

Das Innehalten bei allen Tätigkeiten des Alltags ist besonders hilfreich. Auch die scheinbar unwichtigen Momente in der Routine des Alltags sollten wir versuchen bewusst wahrzunehmen und spüren, was währenddessen in uns vorgeht. Nur so haben wir die Möglichkeit, darauf Einfluss zu nehmen.

Wenn das Zusammenspiel zwischen unserem Körper und unserem rationalen Denken achtsam aktiviert wird, erfahren wir mehr über unsere Gedankenwelt und unsere Gefühle. Wir stärken zudem noch die Flexibilität und Vitalität von unserem ganzen System und erlernen einen klugen Umgang mit unseren Grenzen. Gerade diese Bewusstheit des Erlebens im Hier und Jetzt kann so nach und nach zu innerer Stabilität führen, die bewirkt, dass Sie vieles im Alltag gelassener sehen.

Top-Tipps

- Wenn Sie essen und trinken, tun Sie das mit voller Aufmerksamkeit und lassen Sie sich durch nichts anderes ablenken. Setzen Sie ganz bewusst Ihre Sinne ein, nehmen Sie den Geruch, die Farben und das Aussehen Ihrer Mahlzeit war. Lassen Sie sich Zeit beim Kauen, Schmecken, Schlucken. Sie werden feststellen, dass durch diese achtsame Praxis Ihr Geschmackserleben ein völlig anderes ist.
- Achten Sie beim Kontakt und im Gespräch mit anderen Menschen darauf, dass Sie Ihrem Gegenüber

Ihre volle Aufmerksamkeit widmen. Konzentrieren Sie sich auf den Dialog oder auf die Diskussion, die in diesem Moment stattfindet. Nehmen Sie achtsam alle Informationen auf, lassen Sie die Menschen, die Ihnen etwas mitzuteilen haben, ausreden. Bewerten Sie Aussagen nicht und lassen Sie erst einmal alles auf sich wirken, bevor Sie reagieren. Diese Achtsamkeit im Dialog zeigt auch die Wertschätzung und den Respekt, den Sie Ihrem Gegenüber entgegenbringen. Ein achtsames Selbst erkennt übrigens auch die Menschen, die ihm Energie absaugen und Zeit stehlen.

- Vergessen Sie niemals die Achtsamkeit sich selbst gegenüber. Sie sollten sich selbst auch wichtig nehmen. Hören Sie immer wieder in sich hinein, erspüren Sie, was Ihnen gut tut und was nicht. Ihr Körper und Ihr Geist fordern Dinge ein. Und wenn Sie diese Zeichen achtsam wahrnehmen, schaffen Sie die besten Voraussetzungen für Wohlbefinden und die vielen glücklichen Momente, die möglich sind.
- Nehmen Sie das Leben, die Natur bewusst und achtsam in sich auf. Entfernen Sie sich immer wieder für kurze Momente aus den Geschehnissen des Alltags und halten Sie inne. Konzentrieren Sie sich einige Augenblicke auf Ihre Atmung und nehmen Sie die Umstände um sich herum bewusst wahr – egal, ob Sie sich im Büro, bei der Hausarbeit oder beim Einkaufen befinden.

 Der Sport-Tipp

Nehmen Sie sich beim nächsten Spaziergang, Ihrer Lauf- oder Nordic-Walking-Runde vor, sämtliche Bewegungsabläufe achtsam zu beobachten und zu spüren. Setzen Sie einen Fuß vor den anderen, spüren Sie den weichen oder harten Boden unter Ihren Fußsohlen. Wenn Sie die Möglichkeit haben, barfuß zu gehen, so machen Sie es so oft wie möglich. Sollten Sie eine Scheu vor dem Gehen mit ungeschützten Füßen haben, so gibt es inzwischen die Möglichkeit, sogenannte „Barfußschuhe" zu kaufen, die dem natürlichen Gehen ohne Schuhe sehr nahe kommen.

» Nehme ich bewusst war, ob der Vorfuß oder die Ferse den Boden zuerst berührt? «

Achtsames Wahrnehmen bei allen Bewegungsabläufen ist die Basis für diese Praxis des aufmerksamen Gehens oder Laufens. Fühlen Sie sich in Ihren Herzschlag ein und schätzen Sie Ihre Herzfrequenz. Je öfter Sie dies mit Ihrer vollen Aufmerksamkeit tun, umso sicherer können Sie erspüren, wo Ihr Wohlfühlbereich sich befindet und wann Ihr Grenzbereich beginnt. Planen Sie diese „Trainingseinheiten der Achtsamkeit" so oft wie möglich in Ihr Leben ein und Sie werden feststellen, dass die Bewusstheit, die daraus entsteht, Ihnen die Sicherheit gibt, das Richtige zu tun.

Wenn die Achtsamkeit etwas Schönes berührt, offenbart sie dessen Schönheit. Wenn sie etwas Schmerzvolles berührt, wandelt sie es um und heilt es.

Aus dem Zen-Buddhismus. Das Zen entstand im 5. Jahrhundert in China aus Meditationsbuddhismus und Taoismus.

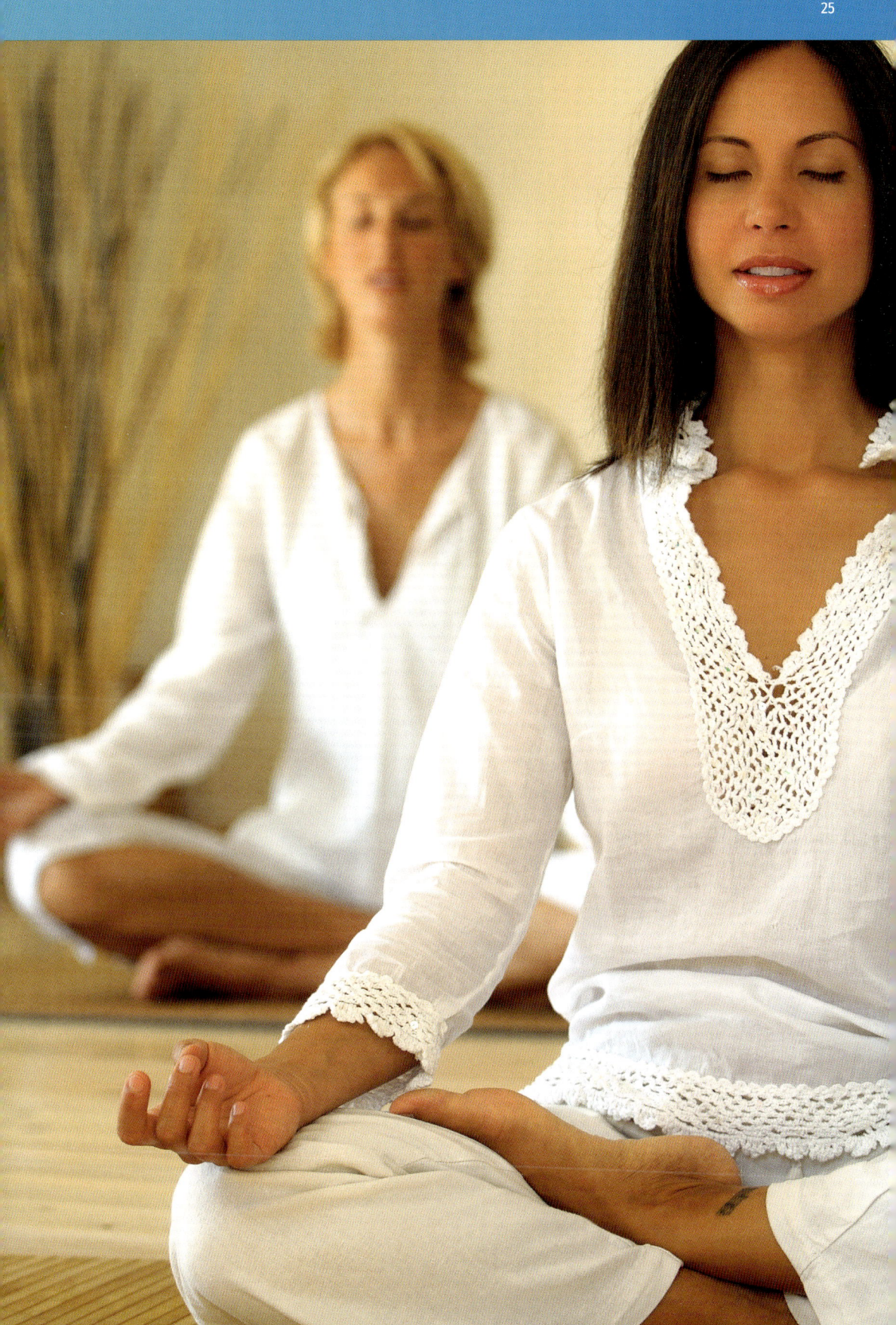

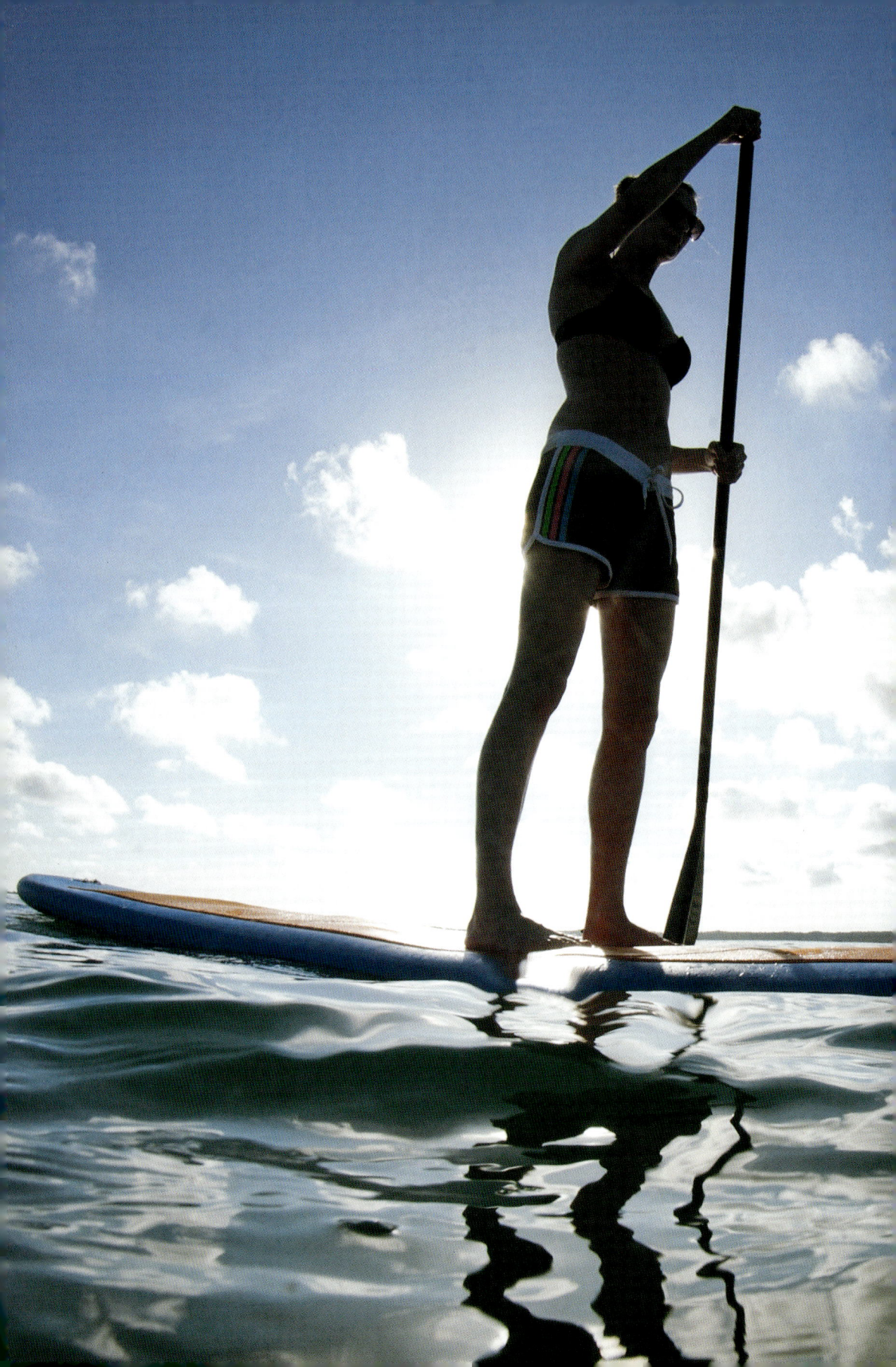

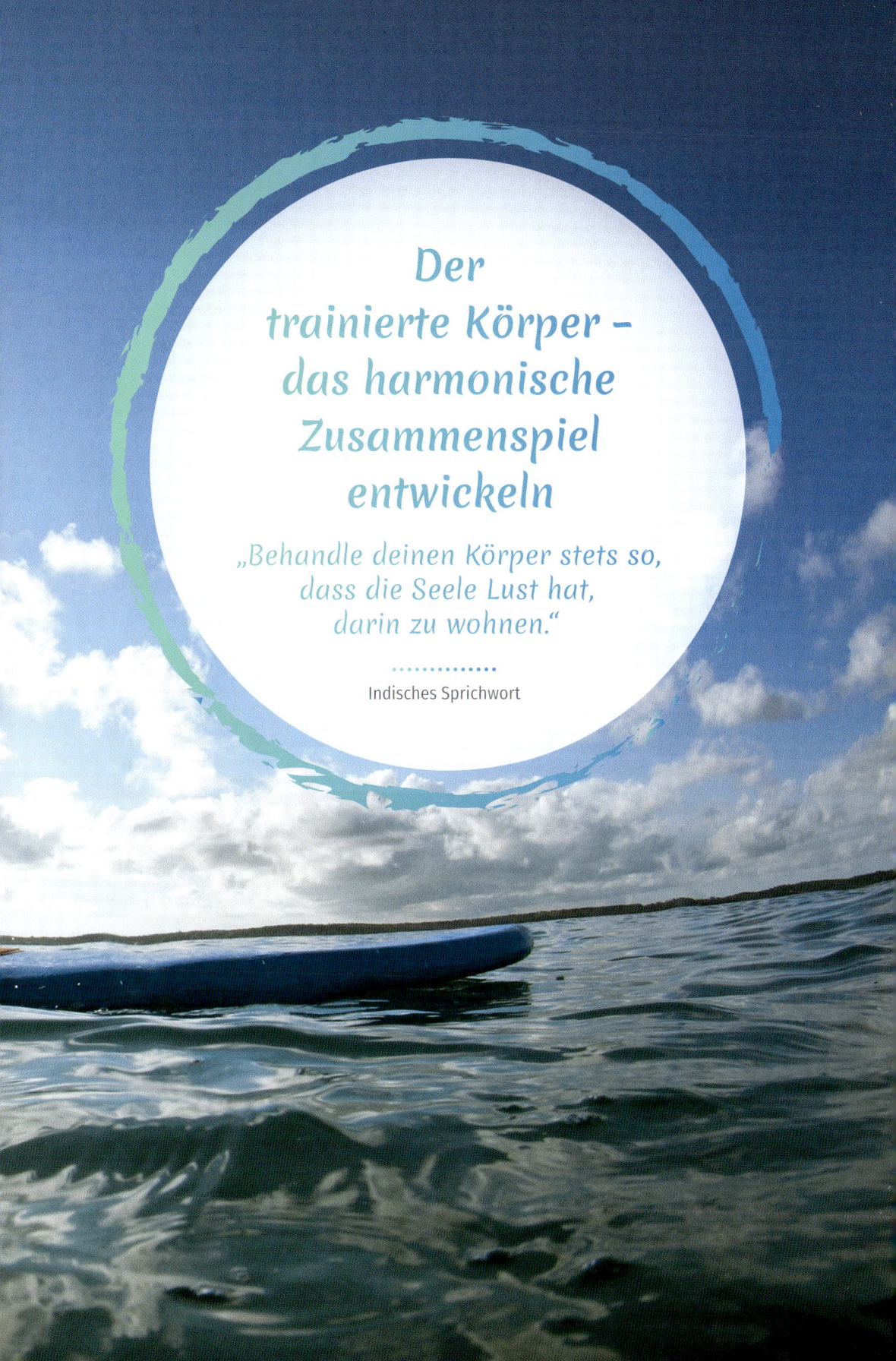

Der trainierte Körper – das harmonische Zusammenspiel entwickeln

„Behandle deinen Körper stets so,
dass die Seele Lust hat,
darin zu wohnen."

....

Indisches Sprichwort

Der Gleichklang und die Symphonie des Körpers

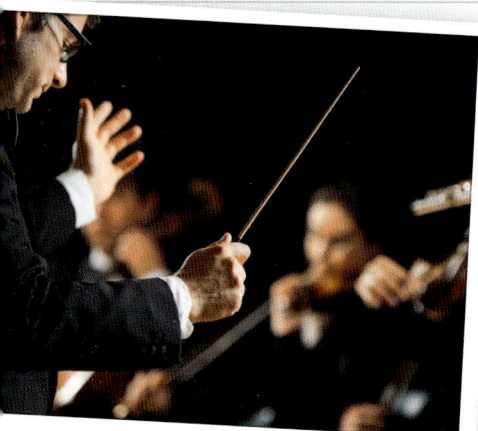

Unser Verstand ist der Dirigent des „Körperorchesters"

Stellen Sie sich einmal vor, Ihr Körper ist ein großes Orchester mit allen Instrumenten, die dazu gehören. Ihr Verstand fungiert als Dirigent und hat nun die Aufgabe, eine Symphonie mit all diesen verschiedenen und autarken Instrumentengruppen einzustudieren.

Ihre Muskeln sind beispielsweise die Geigen und Bratschen, Ihre Seele Cellos und Bässe, Ihr Herz-Kreislaufsystem die Holzbläser, die Sehnen und Bänder die Blechbläser, Knochen und Gelenke die Schlaginstrumente. An ihrer Seite haben sie noch als Unterstützung die erste Geige, den Konzertmeister, das ist Ihre Intuition. Vor Ihnen liegt die Partitur, die ganzen Noten des gesamten Werkes. Nun liegt es an Ihnen, ob aus dieser Partitur eine durchschnittliche Symphonie wird oder ein innovatives Gesamtkunstwerk.

Es gibt verblüffende Parallelen zwischen Ihrer Körperstruktur und einem Orchester. Wie ein Orchester ist Ihr Körper auch ein homogener Organismus mit einer höchst komplizierten Struktur. Bei beiden, Körper sowie Orchester, ist das Teamwork letztendlich entscheidend für die perfekte Einheit, die Harmonie und den Gleichklang der Symphonie. Ohne den Verstand (Dirigent) ist es nicht möglich, dieses Zusammenspiel der verschiedenen Strukturen (die Instrumente) zu perfektionieren. Ihr Konzertmeister (die Intuition) kann immer wieder inspirierende Impulse setzen und somit das gefühlvolle Element in diesem Zusammenspiel mit einbringen. Ein guter Dirigent lässt sein Bauchgefühl auch hier niemals außer Acht und aktiviert beständig die Kommunikation zwischen Intuition und Verstand. Er gibt der Intuition genügend Raum, so entsteht eine innovative und erfolgreiche Zusammenarbeit zwischen Dirigent und Konzertmeister.

Jeder Teil des Körperorchesters ist zwar ein autarkes System, doch die harmonische Verzahnung dieser Systeme ist ausschlaggebend für den Erfolg. Ein gefühlvoller und intelligenter Dirigent ist in der Lage, diese verschiedenen Systeme zu einer wohlklingenden Einheit zu verbinden.

Dies bedeutet auf der Ebene der Körpergesundheit, dass ein harmonischer und ganzheitlicher Gleichklang erzielt wird, der über viele Jahrzehnte, auch lebenslang, erfolgreich funktionieren kann. Der Dirigent lässt jedoch nicht zu, dass sich zu viel Routine einschleicht, in diesem Falle würde keine Weiterentwicklung stattfinden. Er nutzt gemachte Erfahrungen dazu, um zu lernen, und nicht, um sich darauf auszuruhen. Erfahrung ja – Routine nein.

Es entsteht eine positive Kettenreaktion, sobald neue Reize gesetzt werden. Wenn beispielsweise die Streicher ein neues Thema einstudieren, müssen die anderen Instrumentengruppen sich dem Thema anpassen, sich eventuell unterordnen und die Erfahrungen, die im Laufe der Jahre gemacht wurden, mit einbringen. Routine kann hier ein Hindernis sein, denn was über eine lange Zeit vielleicht richtig war, muss in diesem Moment nicht mehr unbedingt stimmen. Eine Vielfalt der Instrumentierung (abwechslungsreiche Bewegung des Körpers) ist anzustreben. Denn nur über eine homogene Vielfalt erzielt man den perfekten Klang des Orchesters.

Freiheit ist eines der wichtigsten Elemente für Erfolg. Ein freier, wacher Verstand (Dirigent) und eine trainierte Intuition (Konzertmeister) mit einer entsprechenden Erfahrung erkennen, was im Moment entscheidend ist, um eine Optimierung des „Klangkörpers" herbeizuführen.
In Verbindung mit liebevoller Achtsamkeit, Begeisterung und Willenskraft kann aus der Partitur eine perfekte, harmonische und lebensbejahende Körpersymphonie entstehen.

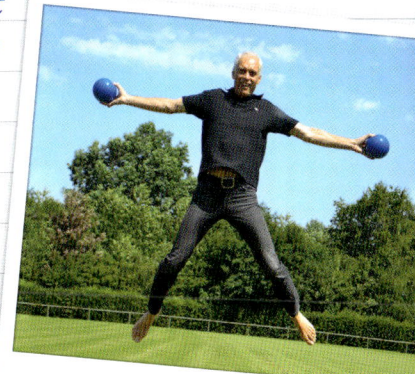

Dynamischer Gleichklang des Körpers

Die Wissenschaft sagt

Leben ist Bewegung – Bewegung ist Leben.

Die Evolution hat dem Menschen einen Körper beschert, der flexibler ist, als der aller anderen Lebewesen. Die Sensibilität der Hände, die fürs Laufen perfektionierten Beine, Knochen, Sehnen, Muskeln, Bänder und weitere Bestandteile des Körpers sind dafür geschaffen, dass wir sowohl schwimmen wie klettern, auf einem Seil balancieren, springen und werfen können. Eine nahezu perfekte, über Jahrmillionen entstandene Konstruktion, die das Maß aller Dinge in Sachen Bewegung ist.

Fakt ist, dass Bewegung dem Körper in weitaus größerem Maß gut tut, als noch bis vor einigen Jahren angenommen wurde. Die Muskeln setzen heilsame Signalstoffe frei. Knochen, Gelenke und Organe werden gekräftigt, sogar Schäden am Erbgut können repariert werden. Das Immunsystem wird stabiler, Gedächtnis und Lernvermögen nehmen zu.

Welche Art der Bewegung ist nicht ausschlaggebend. Ob Joggen, Wandern, Schwimmen oder Volleyball – Bewegung ist die effektivste, verträglichste und vielseitigste Methode dem frühen Tod ein Schnippchen zu schlagen. In Verbindung mit einer ausgewogenen Ernährung ist es das Wirkungsvollste, was wir für unsere Gesundheit tun können.

a) Anatomie

Es sind stets unsere Muskeln, von denen die Bewegungsimpulse in Abstimmung mit unserem Gehirn ausgehen. Keine Sekunde unseres Lebens vergeht, ohne dass sich Gehirn und Muskulatur aufeinander abstimmen. Muskeln treiben uns nicht nur mechanisch an, sie bilden ein System, das Botschaften entsendet und unseren Körper zwingt, sich zu stärken, zu erneuern oder zu kurieren. Zunächst stimuliert jede Bewegung die Muskeln und regt einen Prozess an, beispielsweise wird der Stoffwechsel aktiviert.

Unter dem Einfluss verschiedener Botenstoffe, die beim Training entstehen, werden die Muskeln immer stärker und es entsteht eine neue Struktur des Bewegungsapparates. Sobald die Muskeln in irgendeiner Art und Weise belastet werden, hat dies auch Auswirkungen auf die Knochen, die wie die Muskulatur ebenfalls aus Zellen gebildet werden. Die Bewegung sorgt dafür, dass neue Zellen entstehen, die die Knochensubstanz bilden. Durch zielgerichtete Belastung und Bewegung wird die Dichte der Knochen größer, eine Erneuerung und Stabilisierung setzt ein. Eine richtige Dosierung der sportlichen Bewegung bewirkt zudem, dass schützende Polster in unseren Gelenken, wie beispielsweise die Bandscheiben, erhalten bleiben. Die Faszien, das dünne Gewebe, welches unsere Muskulatur umhüllt, wird ebenfalls gestärkt und dies wirkt sich zusätzlich stabilisierend auf den gesamten Bewegungsapparat aus.

Die durch Bewegung ausgeschütteten Botenstoffe können zudem einen heilenden Effekt haben. Sie setzen einen Prozess in Gang, der Schmerzen in den Gelenken und rheumatische Entzündungen lindert. So manch ein Einsatz von künstlichen Gelenken könnte sich durch ganzheitlich orientiertes Körpertraining vermeiden lassen. Studien bei über 40-Jährigen haben gezeigt, dass Menschen, die sich regelmäßig bewegen und sportlich bleiben, solchen Eingriffen vorbeugen und ein vielfach geringeres Risiko haben, Gelenkerkrankungen zu erleiden.

b) Physiologie

Die Forschung hat gezeigt, dass sportliche Betätigung sich sogar auf kleinste Zellen in unserem Körper auswirkt. Entscheidend für ein stabiles Immunsystem ist die Bildung bestimmter weißer Blutkörperchen. Diese Zellen wehren gefährliche Eindringlinge und Fremdstoffe ab. Normalerweise vermindert sich die Zahl dieser Zellen über die Jahre hinweg, aber durch regelmäßige Bewegung wird dieser Abbau gehemmt und die stabile Körperabwehr bleibt erhalten.

Auch die Funktion des Darms wird entscheidend durch sportliche Betätigung beeinflusst. Durch die von der Bewegung frei gesetzten Signalstoffe werden von den Zellen Fett und überschüssiger Zucker schneller abgebaut. Aus diesem Grund leiden aktive Menschen seltener an Diabetes und Übergewicht. Schädigende Substanzen, die das Wachsen von Wucherungen und Tumoren beschleunigen, werden rascher ausgeschieden und richten weniger Schaden im Körper an. Dies erklärt vermutlich eine der positivsten Nebenwirkungen von Sport: Das Risiko, beispielsweise an Darmkrebs zu erkranken, wird halbiert.

Auch in der Krebstherapie hat ein Umdenken eingesetzt. Noch vor wenigen Jahren rieten Onkologen ihren Patienten, sich zu schonen. Aufgrund der wissenschaftlichen Erkenntnis, dass gezielte körperliche Aktivität das Erschöpfungssyndrom während einer herkömmlichen Strahlen- oder Chemotherapie mildert, wird dem Patienten geraten, sich regelmäßig moderat zu bewegen.

Wie wichtig sportliche Aktivität für das Herz ist, beschreibe ich ausführlich im nächsten Kapitel.

Unbestritten ist, dass Sport Leben retten kann, denn Krebs- und Herz-Kreislauferkrankungen zählen zu den häufigsten Todesursachen in Deutschland.

c) Erbgut

Manche Experten sind inzwischen auch der Meinung, dass Sport bis in die DNS, in der unser Erbgut gespeichert wird, hineinwirkt.

Bereits nach wenigen Minuten körperlicher Anstrengung setzt ein Prozess ein, der Schädigungen des Erbguts reparieren kann. Chemische Blockaden, die aufgrund von übermäßigem Stress entstehen, sich im Laufe des Lebens in der DNS ansammeln und den Zugang zu nützlichen Information in uns versperren, werden sozusagen wieder freigeschaltet.

Um dies mit Sicherheit sagen zu können, wissen die Forscher noch zu wenig, doch man hofft, dass sich in Zukunft bestimmte Bewegungsübungen so optimieren lassen, dass sie Barrieren an der DNS effizient zersetzen.

d) Psyche

„Mens sana in corpore sano." Diese Erkenntnis, dass ein gesunder Geist in einem gesunden Körper stecken sollte, ist keineswegs neu. Bereits im Altertum erkannte der römische Dichter Juvenal, dass die Stimmung des Menschen und körperliche Ertüchtigung in Zusammenhang stehen. Doch erst heute hat sich aufgrund von Studien erwiesen, dass Bewegung mit eine der wichtigsten Voraussetzungen für psychische Gesundheit und geistige Leistungsfähigkeit ist.

Warum dem so ist, beschreibe ich im Kapitel „Mentale Fitness".

Die Umsetzung im Alltag

Das Körperorchester will jeden Tag gefordert werden.
Die Stabilität des Körpers – die Grundvoraussetzung für Harmonie

Das Training der gesamten Muskulatur ist Voraussetzung, dass das „Orchester des Körpers" intakt ist und möglichst frei von Dissonanzen ist und bleibt. Eine gute und harmonisch ausgebildete Muskulatur ist der effektivste Schutz des Bewegungsapparates. Sie beugt Verspannungen vor, sobald das Verhältnis der verschiedenen Muskeln zueinander im Gleichgewicht ist. Ein ausgewogenes Verhältnis zwischen Kraft und Beweglichkeit sollte hergestellt werden.

Alles ganz logisch und verständlich, doch wie setze ich dies im täglichen Leben um?

Alltagstraining: Bauen Sie beständig Bewegungseinheiten in Ihren Alltag ein. Bereits am Morgen beim Aufstehen können Sie beginnen, Ihren von der Nacht ausgeruhten Körper in Schwung zu bringen. Recken, strecken, lang machen und versuchen, mit den Händen zum Boden zu kommen, auf einem Bein stehen, Schulterkreisen usw. Mit Ihrer eigenen Fantasie erstellen Sie sich Ihr individuelles Wake-up-Morgenprogramm. Es gibt kein Falsch und kein Richtig, geben Sie intuitiv den Bewegungsimpulsen nach, die Ihr Körper Ihnen aufzeigt. Haben Sie ein morgendliches Gymnastik-, Yoga- oder Qi-Gong-Programm? Noch besser! Halten Sie an diesem Ritual fest, verändern Sie es gelegentlich, denn somit ist ein körperlich optimaler Start in den Tag gewährleistet.

Jegliche Art von zusätzlicher Bewegung stärkt Muskulatur und Herz-Kreislauf-System. Zehntausend Schritte am Tag und 180 Stufen sind statistisch gesehen Richtwerte, die zur Gesunderhaltung des Körpers beitragen. Gestalten Sie Ihren Arbeitsalltag beweglich, vermeiden Sie einseitige Körperhaltungen und nehmen Sie sich jedoch auch Zeit für die stillen Momente, um das schnelle Leben zu entschleunigen.

Sportliches Muskeltraining: Finden Sie den Sport, der Ihnen Spaß macht und gestalten Sie den Umfang so, dass er einen Ausgleich zur Arbeit darstellt und nicht eine zusätzliche körperliche Belastung ist. Denn mehr Bewegung ist nicht für jeden gleich effizient. Den Büroangestellten, die täglich viele Stunden vor dem Bildschirm sitzen, mag eine halbe Stunde Ausdauertraining am Tage durchaus guttun. Ob das auch für Briefträger oder Bauarbeiter gilt, ist hingegen fraglich.

Fakt ist, dass gesundheitsorientiertes Gerätetraining in einem lizenzierten Sportstudio eine der effektivsten Möglichkeiten ist, die Muskeln in Schuss zu halten. Suchen Sie sich ein Fitness-Studio mit Gütesiegel und einem entsprechend gut ausgebildetem Personal. In einem seriösen Sportstudio werden Sie als Erstes ausführlich über die Möglichkeiten und Angebote informiert, die Sie dort nutzen können. Wenn Sie sich entschieden haben, in diesem Studio zu trainieren, folgt ein ausführlicher Eingangscheck mit der Erstellung des ersten Trainingsplans. Spätestens nach drei Monaten sollte dieser überarbeitet und genau auf Ihre Bedürfnisse zugeschnitten werden. Ein gutes Sportstudio erkennen Sie auch daran, dass zu jeder Zeit ein Trainer auf der Fläche ist oder zumindest Fachpersonal, das Sie bei Fragen ansprechen können. Wenn Ihnen das Gerätetraining nicht so zusagt, haben Sie meist die Möglichkeit, in einem breitgefächerten Angebot von Kursen die Bewegungsart zu finden, die Ihnen am meisten Spaß macht.

Wer ganz diszipliniert ist, kann selbstverständlich im eigenen Heim sein Training absolvieren. Mit ein paar wenigen Geräten, wie beispielsweise Theraband, Hanteln, Pezziball oder Flexibar, lässt sich gesundheitlich schon viel zuhause bewegen. Doch sind wir mal ehrlich – und meine langjährige Erfahrung zeigt es: Der innere Schweinehund, Couch und Fernseher sind die Saboteure für manches Vorhaben, seine Fitness und Gesundheit zu verbessern. So manche teure Gerätschaft verstaubt nach wenigen Einsätzen im Keller. Es ist einfach so, wenn man für etwas bezahlt hat, den Monatsbeitrag fürs Sportstudio oder die Kursgebühr für den VHS-Kurs, dann zwingt man sich doch eher, diese Möglichkeiten wahrzunehmen. Und der Zeitaufwand für solch ein Gesundheitsprogramm ist bei Weitem nicht so hoch, wie vermutet wird. Zwei bis drei Mal in der Woche jeweils 40 Minuten effektives Training und Sie sind in der Regel auf der sicheren Seite, was Ihre Fitness betrifft.

Top-Tipps

- Gestalten Sie Ihren Alltag so beweglich wie möglich. Wenn Sie eine vorwiegend sitzende Tätigkeit haben, unterbrechen Sie diese regelmäßig, um kleine, aktive Pausen einzubauen. Sitzen Sie dynamisch, wechseln Sie öfters Ihre Sitzposition, stehen Sie immer wieder auf, recken und strecken Sie sich.
- Wenn Sie sich auf den Weg zur Arbeit machen, bauen Sie ruhig einmal einen Extrakilometer ein, nutzen Sie nicht immer Fahrstuhl und Rolltreppe. Jede Treppenstufe, die Sie zusätzlich gehen, ist für den Körper eine Herausforderung, sich neuen Umständen anzupassen.
- Ersinnen Sie kurze, aber effektive „Bewegungsrituale", die Sie morgens nach dem Aufstehen und abends vor dem Schlafengehen ausüben. Festigen Sie diese als tägliche Bestandteile Ihres Lebens.
- Setzen Sie sich feste Termine für Ihre körperlichen Betätigungen. Buchen Sie beispielsweise einen Rückenkurs an der Volkshochschule, im Verein oder in einem Sportstudio.

- Gestalten Sie Ihr Bewegungsprogramm so vielseitig wie möglich. Kraft-, Ausdauer-, Koordinations- und Beweglichkeitstraining sollten in einem gesunden Verhältnis zueinander stehen.

Der Sport-Tipp

Versuchen Sie es doch einmal mit einer neuen Form des ganzheitlichen Körpertrainings, dem Stand Up Paddling. Mit dieser Bewegungsart auf dem Wasser trainieren Sie Ihr komplettes System. Auf dem aufblasbaren aber sehr stabilen Board ist als erstes Ihr Balancegefühl gefragt, die kleinen tiefliegenden Muskeln müssen intensiv arbeiten, damit Sie nicht ins Wasser purzeln. Durch das beidseitige Paddeln mit dem Stechpaddel trainieren Sie ihre komplette Stützmuskulatur, besonders den Rücken und die Schultern. Bei längeren Strecken verbessern sie zusätzlich noch Ihre Ausdauer und optimieren dadurch den Zustand Ihres Herz-Kreislaufsystems. Wenn Sie dann mit Ihrem „SUP" auf einem abgelegenen Flussarm, oder auf einem ruhigen See dem Sonnenuntergang entgegen paddeln, dann hat dies durchaus auch noch einen meditativen Charakter. Sie können sozusagen in Bewegung die Seele baumeln lassen. Diese Sportart hat sich für mich persönlich zur ganzheitlichsten und effektivsten Bewegungsform für meine körperliche und mentale Fitness entwickelt.

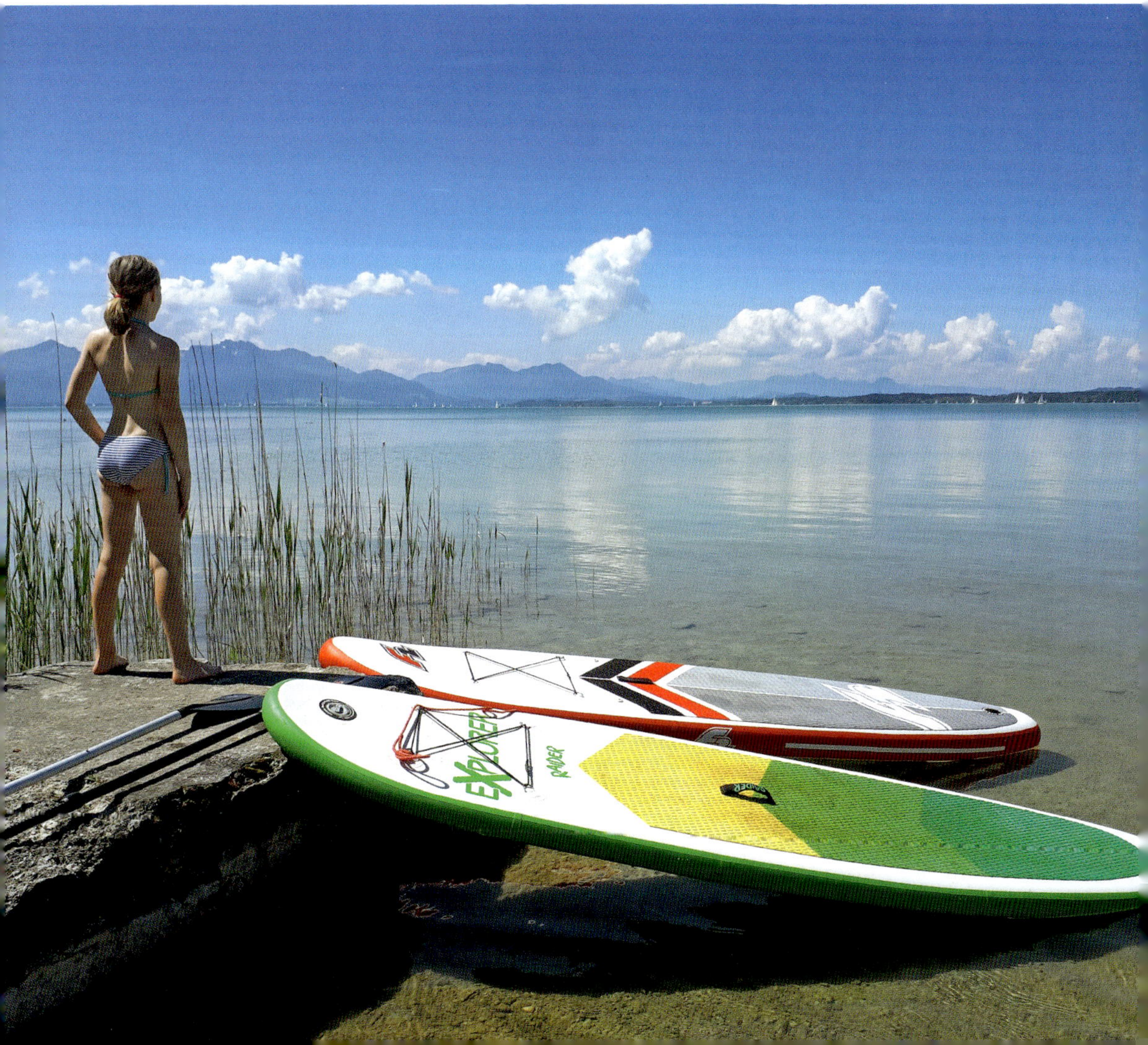

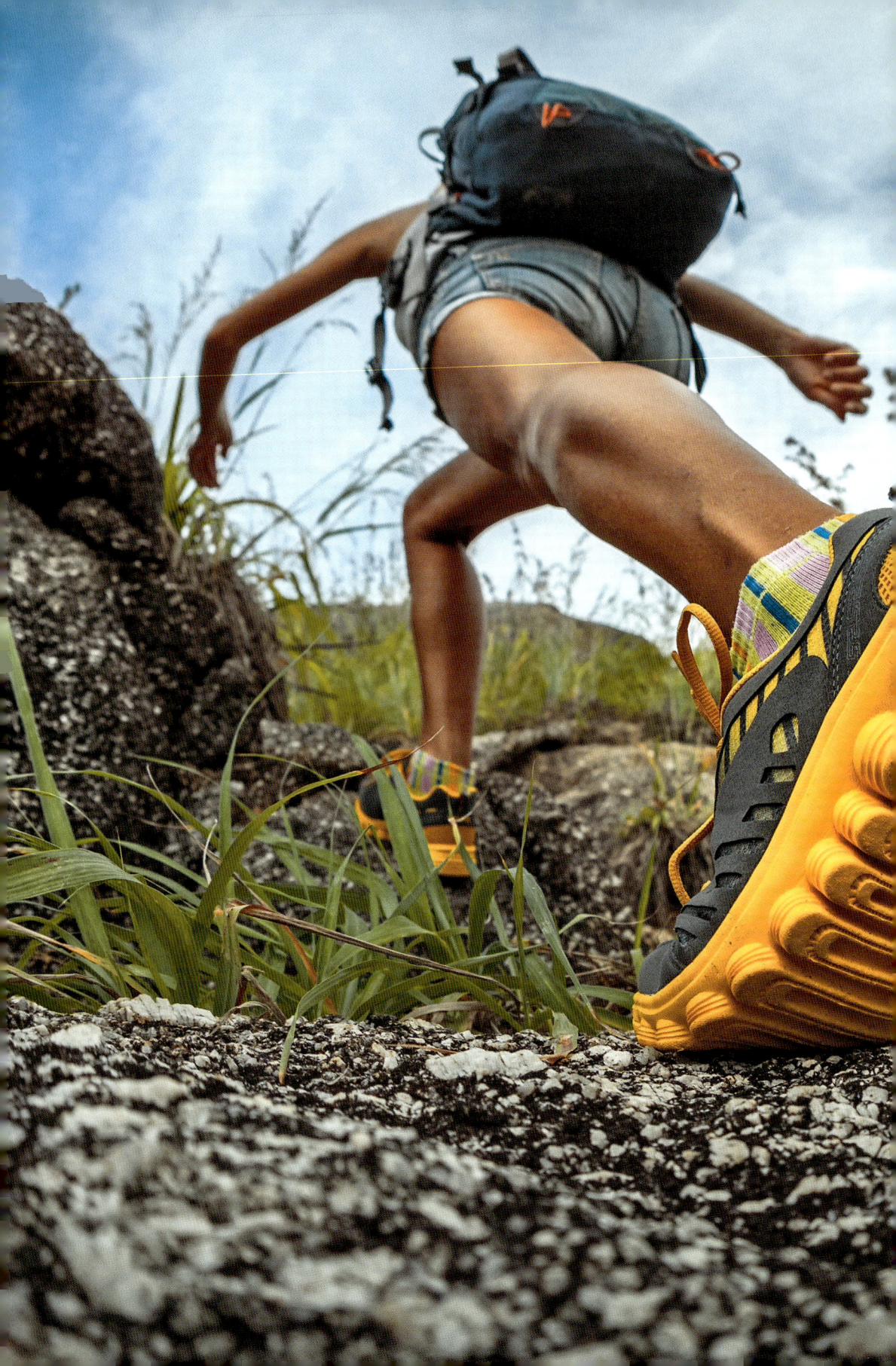

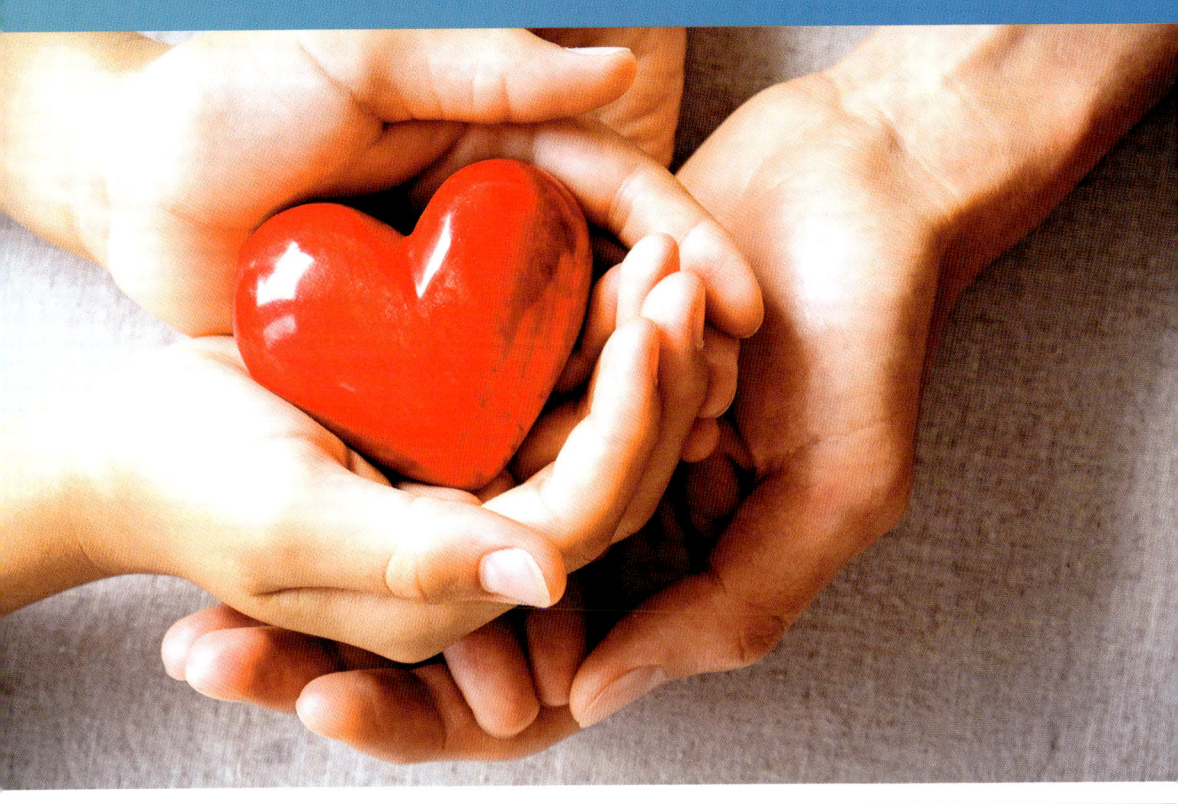

Können wir überhaupt unsere Herz-Intelligenz trainieren?

Untersuchungen haben Folgendes gezeigt: Sobald Sie sich auf Ihren Herzbereich konzentrieren, ein positives Grundgefühl wie Liebe, Mitgefühl oder Freude schaffen, ändert sich augenblicklich Ihr Herzrhythmus. Wir glauben immer, dass unser Verstand, unser Bewusstsein diese Dinge steuert und kontrolliert. Tatsache ist, es wird nur ein Bruchteil aller vom Organismus zu verarbeitenden Reize kognitiv erfasst, das meiste jedoch passiert unbewusst. Im Schlaf beispielsweise reagiert das Herz auf diese unbewussten Reize, verarbeitet diese, verfügt somit über wesentlich mehr Informationen und ist in gewissem Sinne um ein vielfaches „intelligenter" als unser schmalspuriges Bewusstsein.

Verblüffende Erkenntnisse, oder? Zugegeben, dies war jetzt etwas wissenschaftlicher als die Geschichten in den anderen Kapiteln, doch es zeigt, welch sensibles und gefühlvolles Organ unser Herz ist. Daher ist es wichtig, dass wir genauso sensibel und gefühlvoll mit ihm umgehen – mit Achtsamkeit eben.

水

⚛ Die Wissenschaft sagt

Das Herz möchte bewegt und nicht geschont werden.
Unser Herz: ein lebenswichtiger Faktor unseres Daseins. Ein Muskel, der unablässig Blut und Sauerstoff
durch unseren Körper pumpt. In 70 Jahren schlägt
unser Herz ca. 3 Milliarden Mal und bewegt dabei 250
Millionen Liter Blut durch den Körper. Jeden Tag
kreist das Blut mindestens 1440-mal durch unser
System, Jahr für Jahr bis zum Lebensende. Es ist unser
Antreiber, der uns Menschen in Bewegung hält, aber
auch ein Organ, das fühlen kann, wenn wir uns freuen,
entspannt, glücklich oder unglücklich sind. Unser
Lebensrhythmus wird durch unser Herz bestimmt
und es ist von entscheidender Bedeutung, wie wir
dieses empfindsame und leistungsfähige Organ
behandeln. Ein gesundes Herz, das in Balance mit
Körper Geist und Seele ist, ist ein Grundpfeiler für
physische und psychische Gesundheit. Aus diesem
Grunde sollten wir in allen Bereichen, jeden Tag
achtsame „Herzarbeit" leisten und somit die Grundlage schaffen für ein langes und erfülltes Leben.

Die Wartung des Lebensmotors erhöht die Lebens-qualität!

Wie oft bringen Sie Ihr Auto zum Kundendienst und
wie pflegen Sie es? Bei vielen Menschen ist es so,
dass ihr Fahrzeug, in das sie täglich einsteigen, eine
bessere Wartung und Pflege erfährt als der eigene
Körper. Dieser gleicht einem Auto, er lässt sich tunen,
einstellen, nachjustieren und reparieren.
Speziell unser Lebensmotor Herz braucht besondere
Pflege und Aufmerksamkeit.
Folgende Faktoren sind beeinflussbar und ausschlaggebend für eine erhöhte Lebensqualität:

1. Die Bewegung

Studien haben ergeben, dass 52 Prozent der Bevölkerung in Deutschland körperlich zu wenig aktiv sind.
Nur 12 Prozent geben an, sich mehr als zwei Stunden
pro Woche sportlich zu bewegen. Da unser Herz einem
Anpassungsprozess unterworfen ist, passt es sich in

seiner Arbeitsweise an die gegebenen Umstände an.
Wenn wir es durch Bequemlichkeit schonen, adap-
tiert es diese Passivität, arbeitet auf einem niedrigen
Level und reagiert mit einer verminderten Leistungsfähigkeit. Auf diesem Niveau können kleinste An-
strengungen sehr mühselig sein, man kommt sehr
schnell außer Atem, der Herzschlag steigt übermäßig
schnell an und bleibt ein lange Zeit in diesem Bereich, was zur Folge hat, dass wir uns stark belastet
fühlen.

Um wieder einen Vergleich mit einem Motor her-
zustellen: In solchen Situationen fahren Sie im
obersten Drehzahlenbereich, im zweiten Gang mit
120 km/h! Wie sich diese Belastung auf Dauer auswirkt, kann jeder selbst für sich beurteilen. Kommt
noch ein Übermaß an Stress dazu, so degeneriert
unser Herz immer mehr und die Abwärtsspirale der
Leistungsfähigkeit ist nur unter erschwerten Bedingungen aufzuhalten. Doch wir können unseren
Körper zu ökonomischer Leistungsfähigkeit hin
erziehen. Jeder kann für sich selbst Sorge tragen und
dieser Bewegungslosigkeit mit den entsprechenden
negativen Auswirkungen entgegenwirken. Auf welche
Art und Weise dies geschehen kann, erfahren Sie im
Abschnitt „Die Umsetzung im Alltag".

2. Blutdruck

In den letzten Jahren hat sich erhöhter Blutdruck zu
einer regelrechten Volkskrankheit entwickelt. Nicht
nur der Mangel an Bewegung ist hier die Ursache, nein,
auch die Art und Weise, wie wir uns ernähren, spielt
eine tragende Rolle. Unter anderem sorgen die vielen
verschiedenen, oftmals versteckten Fette für die Ab-
lagerungen in den Herzkranzgefäßen. Diese sind dafür
verantwortlich, dass die Zu- und Ableitungen zum Herzen immer enger werden, schlimmstenfalls verstopfen
und das Risiko für einen Herzinfarkt enorm steigern.

Oft werden die Gene oder erbliche Belastungen für
den erhöhten Blutdruck verantwortlich gemacht.
Von vielen wird dies oft als Flucht in die Passivität

genutzt. „Ich habe das von meinen Vorfahren geerbt, da kann man nichts machen, ich muss mich schonen." Solchen Aussagen widerspricht die Forschung inzwischen vehement. Führen Sie sich einmal das Beispiel von einem Muskel vor Augen, der durch einen Gipsverband zur Untätigkeit verdammt ist. Nach Abnahme des Gipsverbandes ist der Muskel erschlafft, kaum wieder zu erkennen und alles andere als leistungsfähig. Ähnlich geht es dem Herzen, das durch Bequemlichkeit permanent im Schongang fährt und keine Reize erfährt. Es schont sich sprichwörtlich zu Tode. In Kombination mit einer ungesunden Ernährung ist dies ein fataler Teufelskreis, der nur durch ein gesundes Maß an Anforderungen durchbrochen werden kann.

3. Cholesterin

Ein sehr umstrittenes Thema ist schon seit Jahren die Höhe des Cholesterinspiegels, die der gesunde Mensch haben sollte. Die Meinungen von Wissenschaftlern, Ernährungsfachleuten und der Pharmaindustrie klaffen meilenweit auseinander. Um das etwas zu entwirren, müssen wir erst einmal wissen, was Cholesterin überhaupt ist und welche Funktionen es ausführt.

Cholesterin ist ein elementarer Baustein aller Körperzellen und demnach lebensnotwendig. Die Nebennieren beispielsweise, lässt man den Wassergehalt unberücksichtigt, bestehen zur Hälfte aus Cholesterin. Beim Gehirn sind es 10 bis 20 Prozent. Ähnlich ist es bei der Lunge und was die wenigsten wahrscheinlich wissen: Die Muttermilch enthält doppelt so viel Cholesterin wie herkömmliche Kuhmilch. Wir sehen, dass dieser Stoff ein durchaus wichtiger Baustein für unseren Körper ist. Doch schon seit Jahrzehnten wird das Cholesterin als Schurke gebrandmarkt, der für den Herztod von Millionen von Menschen verantwortlich ist. Doch diese Hysterie sollte man etwas differenzierter sehen, denn manche Industriezweige und vor allem die Pharmaindustrie machen ein Riesengeschäft mit dieser Angst. Ohne den Risikofaktor „Herzinfarkt

durch zu hohes Cholesterin" würde wahrscheinlich kaum jemand Diätmargarine kaufen und die Hersteller von cholesterinsenkenden Mitteln würden keine Milliardengewinne einstreichen.

Wie kommt es denn nun zu diesem von Ärzten empfohlenen Richtwert von 200 mg%? Dieser Wert beruht auf der Ansicht, dass bei unter 160 mg% Gesamtcholesterin koronare Krankheiten seltener vorkommen, aber ab einem Wert von 220 mg% das Krankheitsrisiko linear ansteigt. Demzufolge wären in der heutigen Zeit, bei den über 50-Jährigen 84 % der Männer und 93 % der Frauen behandlungsbedürftig – zum Vorteil von Ärzten, Pharmaindustrie und der Diätwirtschaft. Zu diesem Thema gibt es unzählige Studien, Theorien widersprüchlichster Art, was zeigt, dass die Wissenschaft noch zu wenig über die Zusammenhänge zwischen Fettverzehr, Cholesterin und Herzerkrankungen weiß, um eindeutige Ratschläge zu geben.

Fakt jedoch ist, dass ein sehr hoher Cholesterinspiegel, der meist mit Fettleibigkeit und hohem Blutdruck einhergeht, sich schädigend auf das Herz-Kreislauf-System auswirken kann. Auch hier kann nur ein gut strukturiertes und gesundheitlich ausgerichtetes Ausdauerprogramm das Mittel der Wahl sein.

4. Diabetes

Hier haben wir ein wirkliches Problem, dass sich im Laufe der nächsten Jahre zur Volkskrankheit Nr. 1 entwickeln kann. Speziell der Diabetes Typ II, der sich in zunehmenden Alter als sogenannte Altersdiabetes bemerkbar macht, steigt stetig an und ist in erster Linie auf falsche Essgewohnheiten und fehlender Bewegung zurückzuführen. Wir nehmen meist zu viele hochraffinierte Kohlenhydrate wie Weißmehl und Zucker in uns auf, die primär unsere Leistungsfähigkeit drosseln und langfristig negative Auswirkungen auf unsere Gesundheit haben.

Über die Jahrmillionen unserer Evolution gelang es unserem Organismus, sich immer wieder an die momentane Ernährungslage und auf alle Eventualitäten einzurichten. Doch einen dermaßen schnellen Anstieg des Blutzuckerspiegels wie in der heutigen Zeit, hat unser Körper noch nie erlebt und er ist dadurch absolut überfordert. Durch den Verzehr von großen Mengen an kurzkettigen Kohlenhydraten muss die Bauchspeicheldrüse Unmengen an Insulin ausschütten. Dies hat einen starken Abfall des Blutzuckerspiegels mit allen negativen Begleiterscheinungen wie Konzentrationsverlust, Einbruch der körperlichen Leistungsfähigkeit, innerer Unruhe in Verbindung mit einem subjektiven Hungergefühl zur Folge. Im Grunde genommen benötigt unser Organismus kein Gramm isolierten Zucker, denn aus zugeführten vollwertigen Kohlenhydraten wird auf natürliche Weise genügend Zucker gebildet und das ohne schädliche Folgen.

Es ist ein vielschichtiges Problem, warum wir übermäßig Zucker zu uns nehmen. Oftmals hat es auch tiefere seelische Gründe, wenn wir zur Tafel Schokolade greifen. Die Grundprobleme können hoher Stress oder auch fehlende Liebe sein. Wir belohnen uns mit etwas Süßem, was kurzfristig das Stimmungsbarometer ansteigen lässt, aber keine dauerhafte Lösung ist. Neben einer Umstellung der Ernährungsgewohnheiten kann auch hier ein moderates Herz-Kreislauf-Training eine erhebliche Verbesserung des körperlichen und mentalen Zustandes herbeiführen.
Eine wissenschaftliche Untersuchung bei Diabetes-Patienten kam zu folgendem Ergebnis: Dreimal in der Woche 50–60 Minuten an der frischen Luft spazieren gehen reduzierte die Medikamenteneinnahme um bis zu 80 %! Es muss also nicht das Mega-Joggingprogramm sein, um nachhaltigen Erfolg zu erzielen, es sollte nur regelmäßig sein.

5. Stress
Dieses Thema wird von Tag zu Tag bedeutsamer. Hervorgerufen durch das vermehrt auftretende Burn-out-Syndrom werden Strategien entworfen, Seminare abgehalten und viele Bücher darüber geschrieben,

um diesem inzwischen massiv gewordenen Problem entgegenzuwirken. Einige stressreduzierende Methoden beschreibe ich im Kapitel „Die Lebensbrücke im See der Ruhe und die Kraft der Stille".
Studien haben gezeigt, dass auch hier moderate Bewegung ein probates Mittel zur Stressreduktion ist. Jeder, der mit den Problemen eines Arbeitstages zuhause ankommt und statt sich hinzusetzen und darüber zu grübeln, einen Waldlauf macht, mit dem Hund spazieren geht, mit dem Fahrrad seine Runde dreht oder sich mit seinen Nordic-Walking-Stöcken an die frische Luft begibt, kann es bestätigen: Bewegung baut den Stress ab und bringt wieder Klarheit in das überlastete System.

Die Umsetzung im Alltag

Bewegung – die Ökonomie des Herzens und seine Vorteile.
Als Erstes müssen Sie für sich herausfinden, welche Art der Bewegung für Sie sinnvoll ist, aber vor allem sollte sie Spaß machen. Es nützt Ihnen gar nichts, wenn noch so viele Menschen oder Ratgeber Ihnen Tipps geben, welches die gesündeste Sportart ist, Sie diese dann zwangsläufig ausführen und schon nach kurzer Zeit merken, dass es viel zu anstrengend für Sie ist, Ihnen zwar keinen Spaß macht, aber es ja gesund sein soll. Die Folge ist, dass sie Ihr „Pflichtprogramm" mehr schlecht als recht durchziehen, bis immer mehr Ausreden gefunden werden, um das Ganze einzustellen. Ziel verfehlt.

Gehen Sie anders vor. Suchen Sie sich Bewegungsarten aus, von denen Sie sich vorstellen könnten, dass Sie Spaß machen. Probieren Sie diese, vielleicht sogar unter fachlicher Anleitung in einem Kurs, aus. Wenn Sie für sich herausgefunden haben, was Ihnen liegt und auch Spaß macht, können Sie an die regelmäßige Umsetzung Ihrer Sportart gehen. Am optimalsten ist es, wenn Sie unter mehreren Sportarten abwechseln können. Laufen, Schwimmen, Radfahren – oder doch noch Inlineskaten lernen? Haben Sie den Mut, sich auch auf neue Dinge einzulassen, die Vielfältigkeit einer ausdauernden Bewegung ist der Königsweg zu einem stabilen und gesunden Herzen.

Wenn Sie mit Ihrem Bewegungsprogramm beginnen, trainieren Sie nach dem „Prinzip der funktionellen Anpassung". Hier liegt der Schlüssel für Leistung und Gesundheit im Bereich des Bewegungsapparates. Dieses Gesetz geht weit über die Bewegungsebene hinaus. Unsere biologischen Systeme, wie Muskelapparat, Herz-Kreislauf-System und logischerweise auch der Intellekt brauchen ein bestimmtes Maß an Anforderung, um zu funktionieren und um die Leistungsfähigkeit zu verbessern. Wenn Sie Ihr Anfangsniveau durch sinnvolles Training steigern, wird das System durch die entsprechende Herausforderung leistungsfähiger. Speziell im Bereich Ausdauertraining erhöht sich die Ermüdungswiderstandsfähigkeit, oder besser gesagt, Ihnen gelingt es, eine bestimmte Leistung über einen immer länger werdenden Zeitraum aufrechtzuerhalten.

Welcher Zusammenhang besteht nun zwischen den Pulswerten, der Leistungsfähigkeit des Herzens und der entsprechenden Bewegung? Gemäß dem bereits erwähnten „Prinzip der funktionellen Anpassung" stärken bereits schwache Reize die Lebenskräfte, während zu starke sie schädigen. Hier kommt es wie bei einem Medikament auf die richtige Dosis an. Mit der richtigen Dosierung erzielen Sie einen Leistungszuwachs, mit einer „Überdosis an Training", erreichen Sie das Gegenteil. In ersterem Fall vergrößert sich das Herz, steigert sein Schlagvolumen und ist in der Lage mehr Blut pro Herzschlag in den Kreislauf zu pumpen. Durch diese erhöhte Leistungskraft, erspart sich das Herz einige Schläge und arbeitet ökonomischer. Das Ziel ist es, das Herz in einem Bereich arbeiten zu lassen, bei dem es eine gute Leistung bei weniger Einsatz bringt. Aus diesem Grund ist ein niedriger Puls anzustreben, mit der entsprechenden Möglichkeit, die Leistungskraft bei wachsenden Anforderungen zu steigern.

Eine entsprechende Leistung kann der Körper aber nur bringen, wenn Sie ihn regelmäßig pflegen, warten und natürlich in Bewegung halten. Wie sagt man so treffend: Stillstand ist der Tod, Bewegung ist das Leben.

Bevor Sie in Aktion treten, sollten Sie auf alle Fälle eine persönliche Einstufung Ihres momentanen Zustandes vornehmen. Eine eigene Einstufung ohne einen fundierten Fitness-Test, der zum Beispiel in gesundheitlich orientierten Sportstudios oft angeboten wird, ist natürlich nur in grober Form möglich.
Aber solch eine Einstufung kann zumindest gute Anhaltspunkte geben. Versuchen Sie als Erstes Ihren Ruhepuls zu ermitteln. Machen Sie dies am besten morgens nach dem Aufwachen, bevor Sie aufstehen. Ertasten Sie Ihren Pulsschlag entweder am Handgelenk oder an der Halsschlagader. Zählen Sie die Schläge pro Minute oder innerhalb von 10 Sekunden und nehmen Sie diesen Wert mal sechs.

Ruhepuls 50 Schläge oder darunter: Sehr gut trainiertes Herz-Kreislauf-System, das meist auf ein regelmäßiges Ausdauertraining zurückzuführen ist. Dieser Wert spricht für ein ökonomisch und leistungsfähig arbeitendes Herz.

Ruhepuls bis 60 Schläge: Dies spricht für eine effiziente Arbeit des Systems. Dieser Wert sollte erhalten bleiben oder durch Training gesenkt werden.

Ruhepuls bis 70 Schläge: Dieser Wert ist der erste Hinweis, sich etwas mehr um die Qualität Ihrer Herzarbeit zu bemühen. Ein gezieltes, gut dosiertes Ausdauertraining wäre hier ratsam.

Ruhepuls bis 80 Schläge und darüber: Hier zeigt Ihnen Ihr Körper schon die Alarmstufe Rot an! Hier ist dringend ein ausgewogenes Trainingsprogramm für Ihr Herz-Kreislauf-System nötig, um irreparable Schädigungen für Ihre Gesundheit zu vermeiden.

Ein Beispiel wie gewaltig sich bereits ein Unterschied von 10 Pulsschlägen pro Minute auswirken kann: Bei einem Unterschied von 10 Schlägen pro Minute ergeben sich:

- 600 Pulsschläge mehr pro Stunde,
- 14 400 Pulsschläge Differenz pro Tag,
- 5 256 000 Pulsschläge an Mehrarbeit pro Jahr.

Bei einem Pulsschlag von 60 Schlägen/Minute schlägt Ihr Herz 31 536 000-mal im Jahr, bei einem Pulsschlag von 80 Schlägen/Minute bereits 42 048 000-mal. Eine immense Mehrarbeit für das Herz. Wir müssen bedenken, dass diese Rechnung nur für den Ruhepuls gilt. Wenn wir die täglichen Belastungsphasen miteinbeziehen, wird der Unterschied noch weitaus gravierender, da ein untrainiertes Herz bei Belastung zu einem ungleich höheren Wert tendiert.

Aus diesen Ergebnissen geht eindeutig hervor, dass wir zur Gesunderhaltung unseres Herzens ein gemäßigtes Training im Ausdauerbereich anstreben sollten. Die wichtigste Grundegel lautet: Ausdauertraining darf nicht zur Tortur werden! Wenn Sie Neueinsteiger sind oder nach längerer Pause wieder beginnen, ist es ratsam, sich einer sportärztlichen Untersuchung zu unterziehen. Dies hat den Vorteil, dass eventuelle Risikofaktoren weitgehend ausgeschlossen werden und Sie Ihre individuellen Pulswerte erfahren, mit Hilfe derer Sie Ihr Trainingsprogramm gestalten können. All dies können Sie auch im Internet recherchieren oder Sie können sich die entsprechende Fachliteratur besorgen. Bei der immensen Auswahl, die hier zur Verfügung steht, finden Sie bestimmt das Richtige, das Ihrer Zielsetzung entspricht.

Wenn Sie Ihr Ausdauertraining verfestigt haben, werden Sie rasch die positiven Auswirkungen spüren. Nicht nur Ihr Herz-Kreislauf-System wird es Ihnen danken, nein, der ganze Körper wird in einen verbesserten Zustand versetzt. Muskeln, Knochen, Sehnen und Bänder werden ebenfalls gestärkt. Ihnen fällt vieles im Alltag und Beruf leichter, da Ihr ganzes System nun größeren Belastungen Stand halten kann. Und nicht zuletzt: Ihr Immunsystem erfährt ebenfalls eine Stärkung. Sie sind weniger anfällig für Krankheiten und ganz wichtig: Sie sind stressresistenter.

Sie sehen, es lohnt sich auf alle Fälle, dem „inneren Schweinehund" Paroli zu bieten, um ein positives Körpergefühl zu erreichen.

Voraussetzung ist natürlich, dass Sie sich bei Ihrer sportlichen Betätigung nicht auch gleich wieder unter Stress setzen, indem Sie beispielsweise unbedingt in einer Stunde eine bestimmte Kilometerzahl erreichen oder Ihren ermittelten Trainingspulswert exakt einhalten wollen. Berücksichtigen Sie bei Ihrer Aktivität das Gesetz der goldenen Mitte, bleiben Sie in Ihrem „Wohlfühlbereich" und trainieren Sie auf einem Level, das zwar einigermaßen anstrengend sein darf, Sie aber nicht überfordert.

» Integrieren Sie die „innere und äußere Herzensarbeit" beständig in Ihr Leben. «

Sie werden schon nach kurzer Zeit erfahren und fühlen, dass nicht nur Ihr Herz-Kreislauf-System Fortschritte macht und Ihnen vieles leichter fällt. Wenn Sie diese ganzen Tipps regelmäßig „beherzigen", dann werden Sie die Ganzheitlichkeit dieser Herzensarbeit an Ihrer Stimmungs- und Gemütslage ablesen können, die sich dadurch ebenfalls merklich verbessert, da alles mit allem in Verbindung steht.

Top-Tipps

- Gestalten Sie Ihren Alltag aktiv. Mehr zu Fuß gehen oder mit dem Rad fahren, Treppe statt Aufzug, beständiger Haltungs- und Bewegungswechsel im beruflichen Alltag.
- Finden Sie eine oder mehrere Bewegungsarten, die Ihnen Spaß machen. Die Vielseitigkeit lässt keine Langeweile aufkommen. Ob Waldlauf, Radtour oder Zumbakurs ist letztendlich nicht ausschlag-

gebend. Das Herz freut sich über jede Bewegung.

- Besorgen Sie sich funktionelle Sportbekleidung. Ob Outdoor- oder Indoorsport – es gibt für alles die richtige Bekleidung. Lassen Sie sich hier beraten, besonders wenn es um den Kauf von Laufschuhen geht. Hier hat schon manch falscher Laufschuh aus Gesundheitssport „Verletzungssport" gemacht.
- Trainieren Sie nur, wenn Sie gesund sind. Besonders wenn Sie Fieber hatten, ist über einen gewissen Zeitraum absolutes Sportverbot angesagt. Bei Muskel- oder Gelenksverletzungen sollten sie ebenfalls genau hinschauen, was möglich ist und bei Bedarf ärztlichen Rat einholen.
- Streben Sie zwei bis drei Einheiten pro Woche an. Lieber dreimal eine halbe Stunde pro Woche, anstatt 90 Minuten am Stück. Der Körper begibt sich nach drei bis vier Tagen in eine Art Ruhezustand und fährt die Bereitschaft, sich sportlich zu bewegen wieder ganz nach unten. Bei kürzeren Pausen befindet sich unser System in einem sogenannten „Stand-by-Modus" und wartet darauf, wieder gestartet zu werden.
- Überlisten Sie Ihren „inneren Schweinehund", der immer wieder versucht, Sie davon abzubringen, sich körperlich zu betätigen. Denn auf der gemütlichen Couch ist es ja weit aus angenehmer, als durch den Regen zu joggen. Sagen Sie sich einfach: Jetzt erst recht! Die Couch steht nachher auch noch da.
- Integrieren Sie das Herz-Kreislauf-Training als festen Bestandteil in Ihr Leben. Wenn Ihnen das gelingt, und das braucht eben eine gewisse Zeit, dann ist es Ihnen gelungen, sich die besten Voraussetzungen für eine optimale Herzgesundheit zu schaffen.

Der Sport-Tipp

Egal welche Sportart Sie ausführen, starten Sie langsam in Ihre Bewegungseinheit. Steigern Sie die Belastung moderat und bleiben Sie in Ihrem gesunden Bereich, der durchaus auch anstrengend sein darf. Sie sollten aber immer in der Lage sein, sich noch unterhalten zu können. Ein verlässlicher Ratgeber sind Pulsuhren, die es in allen Variationen und Preiskategorien auf dem Markt gibt. Damit können Sie auf einfache Weise Ihren altersgerechten Trainingspuls ermitteln. Mit der Zeit entwickeln Sie dann auch ein Gefühl, das Ihnen aufzeigt, in welchem Bereich es Ihnen guttut zu trainieren. Und ganz wichtig: Lassen Sie das Training mit einem Cooldown ausklingen. Ein allzu ehrgeiziger Endspurt bringt mehr Schaden als Nutzen.

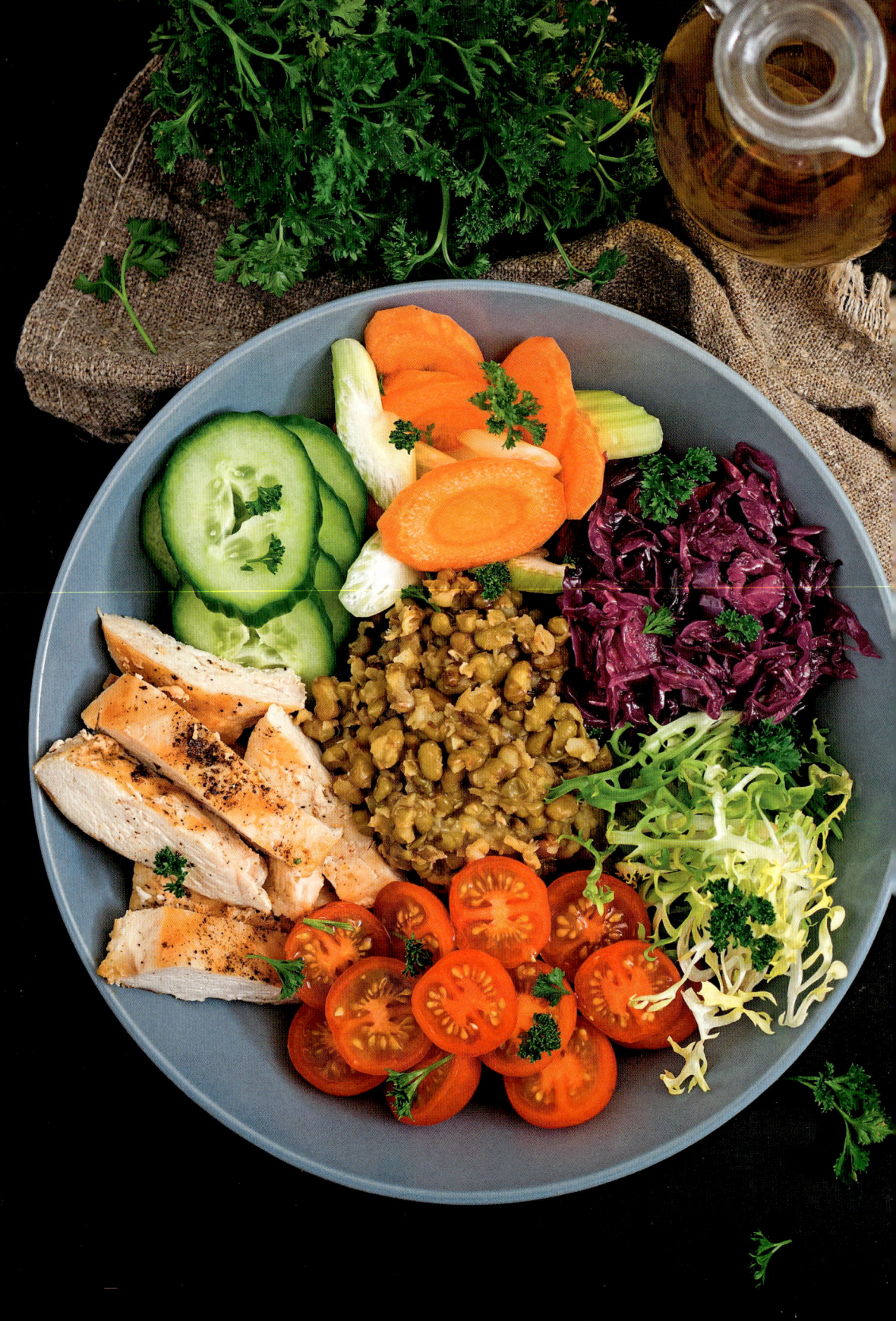

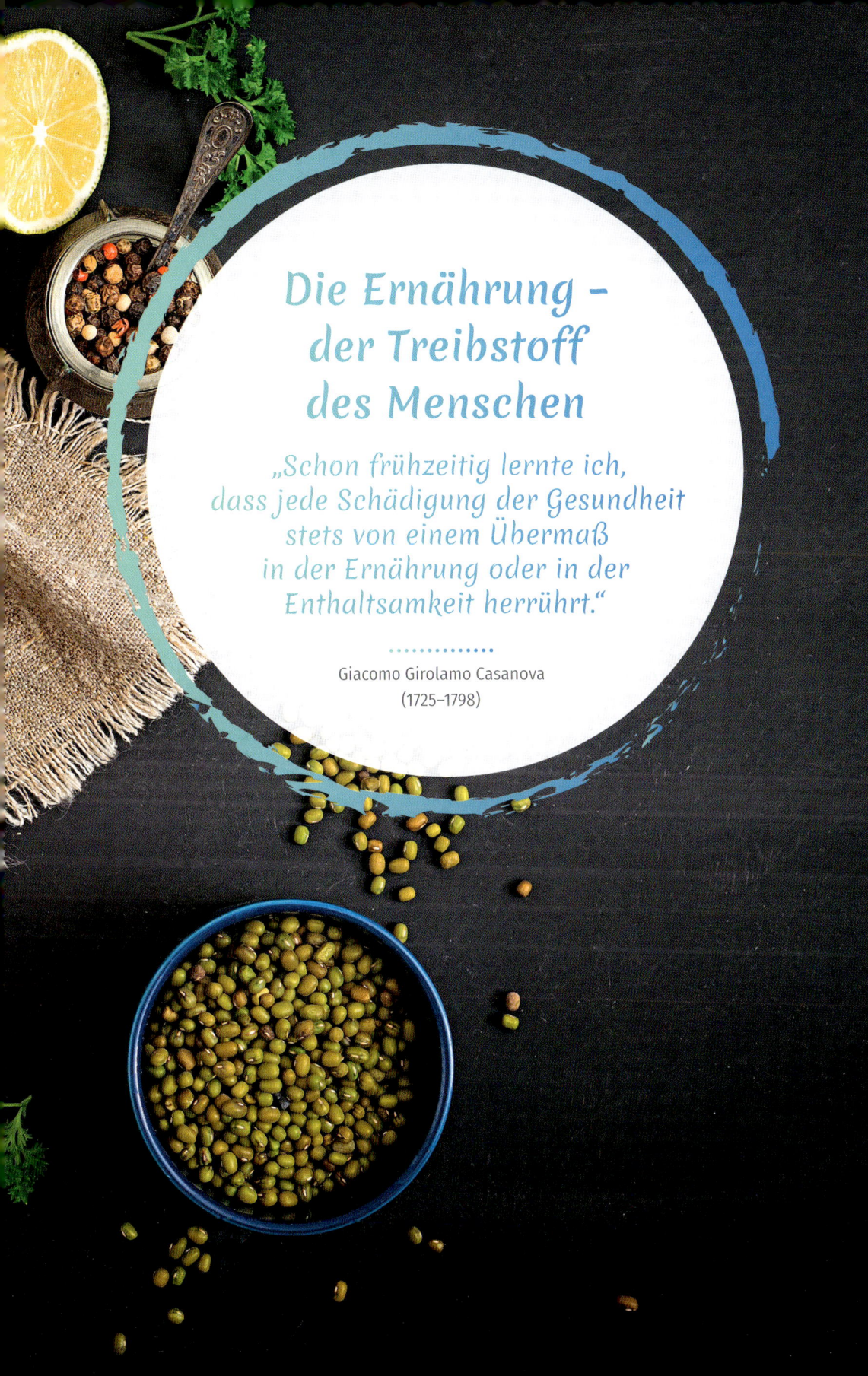

Die Ernährung – der Treibstoff des Menschen

„Schon frühzeitig lernte ich, dass jede Schädigung der Gesundheit stets von einem Übermaß in der Ernährung oder in der Enthaltsamkeit herrührt."

Giacomo Girolamo Casanova
(1725–1798)

Meine Nahrung ist gewachsen, nicht geboren

Wieder mal sitze ich fasziniert vor dem Küchenzelt und beobachte unseren nepalesischen Koch und seine Helfer, wie sie mit einfachsten Mitteln für die zwölf Teilnehmer des Everest-Trekkings das Abendessen zubereiten. Keine Ceran-Koch-felder oder Hightech-Küchenmaschinen, nein, es reichen zwei großflammige Benzinkocher, um uns nun schon seit über einer Woche morgens, mittags und abends zu verköstigen. Es wird mit Gletscherwasser gekocht, Tee zubereitet und gespült, ein wirklich archaisches „Nature-Cooking". Und die Nahrungsmittel, die wir täglich zu uns nehmen, sind wirklich aus-schließlich aus der Natur und gewachsen. Da auf solchen Trekkings

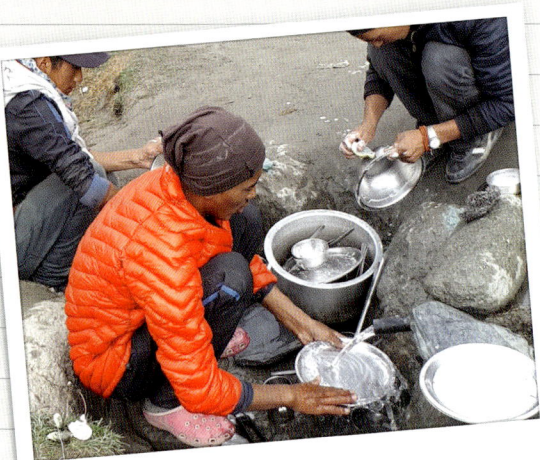

Abwasch am Gletscherbach

kein mobiler Kühlschrank mitgenommen werden kann, ist die Ernährung nahezu nur pflanzlichen Ursprungs, denn Fleisch würde während des Transportes schnell verderben.

Wir lernen neue Variationen kennen, wie man Gemüse zubereiten kann, neue Sorten, die wir in Europa nicht kennen und die uns immer wieder neue Geschmackserlebnisse vermitteln. Keiner der Teilnehmer vermisst sein Schnitzel oder Wurstbrot, ich ja sowieso nicht, da ich seit langer Zeit Vegetarier bin. Manchmal meint es der Küchenchef gut mit uns und

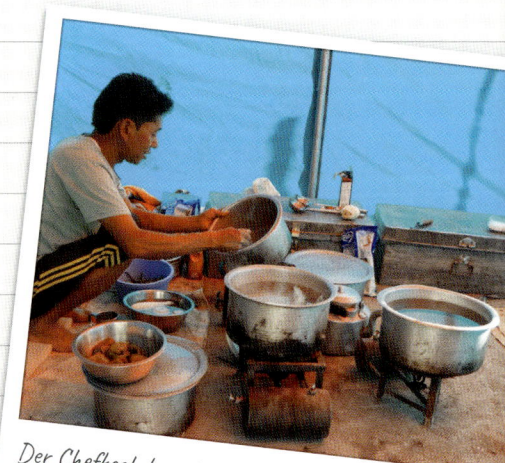

Der Chefkoch bereitet das Essen im Küchenzelt vor

zaubert eine Pizza und Pommes Frites aus seinen Kochtöpfen. Aber ehrlich gesagt, wegen uns bräuchte er das nicht, da wir uns an die frisch gewachsene „Vitalkost" gewöhnt haben. Jeder spürt verblüffender Weise, dass fehlendes tierisches Eiweiß nicht unbedingt eine Leistungsminderung mit sich bringt.

Im Gegenteil, alle fühlen sich fitter und in der Höhe, in der wir uns inzwischen befinden, benötigt das menschliche System bei körperlicher Anforderung einige Energiebausteine mehr, als auf den Höhen in den wir normalerweise leben. Wir befinden uns in Lobuche auf 4 900 Meter Höhe, knapp zwei Tagesmärsche entfernt vom eigentlichen Ziel, dem Kala Patthar, einem knapp 6 000 Meter hohen Aussichtsgipfel vor dem Mount Everest, oberhalb des mächtigen Khumbu-Gletschers. Alle sind in einem körperlichen Topzustand, manch einer hat zwar etwas mehr Probleme mit der Höhenanpassung, was aber in keinem Zusammenhang mit der Ernährung steht. Zwei Tage später stehen alle Teilnehmer auf dem Gipfel des Kala Patthar und genießen bei stahlblauem Himmel die grandiose Aussicht auf Lhotse, Nuptse und auf den höchsten Punkt der Erde, den Sargamatha (übersetzt Sitz der Götter), wie die Sherpas den Mount Everest nennen.

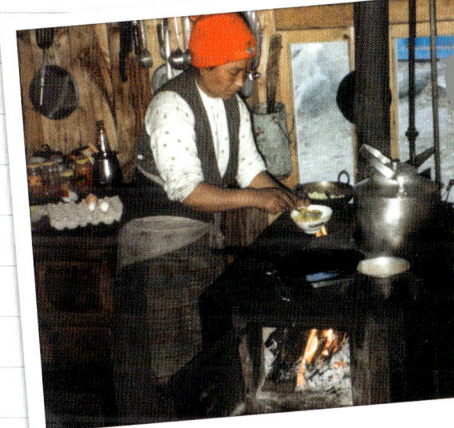

Kochen wie vor 100 Jahren in einem Gästehaus am Everest Trek

Auch als ich im darauffolgenden Jahr mit zwei Freunden zusammen eine Tour in die chilenische Atacama-Wüste mit der Besteigung des höchsten Vulkans, dem Ojos del Salado (6 893 m) plante, hielten wir uns bei der Ernährung fast ausschließlich an das vegetarische Prinzip. In solchen Höhen ist das mit dem Appetit auch so eine Sache, in den ersten Tagen hat man meist wenig Hunger, da der Körper mit der Anpassung an den verminderten Sauerstoffgehalt der Luft zu tun hat. Wichtiger

水

ist hierbei, dass der Körper große Mengen an Wasser zu sich nehmen muss, um den Blutkreislauf in Schwung zu halten. Da es hier in der Einsamkeit der Wüste irgendwann keine Einkaufsmöglichkeit mehr gab, um frische Kost zu ordern, mussten wir uns dann die letzte Woche mit Fertigmenüs begnügen, denen die Flüssigkeit entzogen war. Doch diese hochwertigen Menüs, die wir dann mit Wasser aufkochten, waren auch entscheidende Energiespender, die uns halfen, diesen Gipfel erfolgreich zu besteigen.

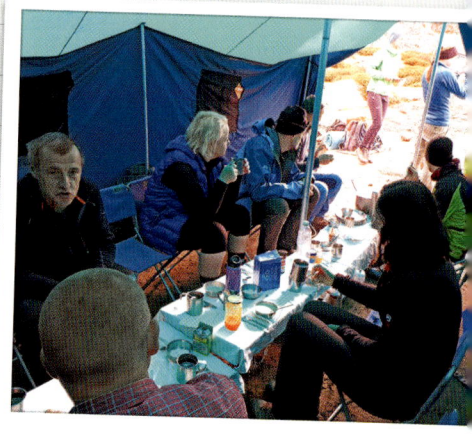

Das morgentliche Frühstück im Gemeinschaftszelt

Bei all meinen Touren nach Nepal, bis zur Stok Kangri-Besteigung in Kaschmir 2017 ernährten wir uns vorwiegend pflanzlich und nicht nur ich hatte das Gefühl, dass diese völlig unbearbeitete und giftstofffreie Naturkost uns vitaler und leistungsfähiger machte. Auch in meiner zehnjährigen Zeit als Marathonläufer machte ich diese positive Erfahrung, als ich nach drei Jahren meine Ernährung komplett auf vegetarische Produkte umstellte. Meine Zeiten wurden besser und vor allen Dingen verkürzten sich meine Regenerationszeiten nach anstrengenden Läufen erheblich. Der Mensch ist eben (noch) ein Naturwesen, dem die Kost, die in der Natur entsteht, die meisten Vorteile bringt, und darauf sollten wir uns in unserer heutigen industrialisierten Gesellschaft immer wieder besinnen.

Mit einem Augenzwinkern muss ich jedoch zugeben, als wir nach drei Wochen der Einsamkeit und der Reduzierung auf das Wesentliche aus der Atacama-Wüste zurückkamen, bestellten wir in dem ersten Parilla-Lokal, das wir erreichten, einen großen Grillteller für drei Personen und für jeden einen Krug des herrlichen Gerstensaftes, den wir in Deutschland so gerne trinken.

Die Wissenschaft sagt

Das Buch der richtigen Ernährung hat noch sieben Siegel.

Welche ist die richtige und optimale Ernährung für den Menschen? Auf diese Frage gibt es keine Antwort und diese wird es so schnell auch nicht geben. Tatsache ist: Es gibt keine Studie oder Forschungsergebnis, das aufzeigt, was die optimale Ernährungsweise ist. Der Mensch ist individuell so verschieden aufgestellt, dass es nicht möglich ist, zu eindeutigen Ergebnissen oder Empfehlungen zu kommen. Eindeutig ist allerdings, dass eine individuell angepasste Ernährungsweise Krankheiten vorbeugen oder gar heilen kann. Paracelsus prägte den Satz: „Die Lebensmittel sollen eure Heilmittel sein." Wenn wir erkennen, welche heilsame Kraft in manchem Lebensmittel steckt, könnten wir zukünftig auf eine Vielzahl von Medikamenten verzichten, was aber wohl nicht im Interesse mancher Unternehmen ist.

Im Prinzip haben wir alle Möglichkeiten, uns durch die zur Verfügung stehenden Lebensmittel gesund zu erhalten. Leider ist trotz der besten Ernährungssituation, die wir in der westlichen Gesellschaft seit Menschengedenken haben, das Gegenteil der Fall. Noch nie hat es so viele ernährungsbedinge Krankheiten gegeben, man spricht von 50–70 %. Auch das Problem des Übergewichts hat im Zusammenhang mit fehlender Bewegung ein Rekordhoch erreicht. 59 % aller Männer in Deutschland sind übergewichtig, fast 25 % krankhaft adipös. Zunehmend spielt die Ernährung eine Schlüsselrolle bei der Behandlung vieler sogenannter Zivilisationskrankheiten.

Nach einer Vielzahl von Studien und den daraus resultierenden Forschungsergebnissen hat sich allmählich die Erkenntnis durchgesetzt, dass Krankheiten, wie Fettleber oder Diabetes Typ 2, in vielen Fällen durch eine entsprechende Ernährungsumstellung geheilt werden können. Selbst Depressionen, entzündliche Prozesse, Rheuma, Multiple Sklerose oder koronare Herzerkrankungen können durch die richtigen Lebensmittel gemildert werden. Doch hier haben die Wissenschaftler noch lange nicht alle Geheimnisse gelüftet und verstricken sich in ihren Empfehlungen immer wieder in Widersprüche.

Und trauen kann man so mancher Lebensmittelstudie sowieso nicht, wenn man herausgefunden hat, wer diese in Auftrag gegeben hat. Es gibt wirklich sehr wenige Studien, die unabhängig geforscht und zu eindeutigen stichhaltigen Ergebnissen geführt haben. Doch eine möchte ich Ihnen ans Herz legen: die China Study des renommierten Ernährungswissenschaftlers T. Colin Campbell. Diese ist die umfassendste Studie über Ernährung, Lebensweise und Krankheit in der Geschichte der biomedizinischen Forschung. Die Studie belegt eindeutige Zusammenhänge zwischen tiereiweißreicher Nahrung und der Entstehung chronischer Krankheiten. Die Forscher werteten hunderte weiterer ernährungswissenschaftlicher Studien aus, um diese These zu untermauern.

Das Fazit der China Study: Die größten Vorteile für die Gesundheit des Menschen hat die pflanzenbasierte Ernährung – ein Buch, das spannend wie ein Krimi ist, und es fasst fachlich fundiert auf anschauliche Weise die Forschungsergebnisse zusammen.

Die richtige Ernährung ist ein Thema, bei dem es noch viel zu erforschen gibt und – im Moment Stand der Wissenschaft – das immer noch ein Buch mit sieben Siegeln ist. Naja, nicht ganz, vielleicht haben wir schon eines geöffnet.

Die Umsetzung im Alltag

Kulinarische Körperintelligenz, Achtsamkeit und intuitives „Crossover-Cooking".

Die gute Nachricht – oder für manch einen auch die schlechte: „Die Verantwortung, was Sie zu sich nehmen und wie gesund Ihre Ernährung ist, liegt ganz allein bei Ihnen!" Es ist nahezu unmöglich, in der Kürze dieses Kapitels zu definieren, wie gesunde Ernährung sich darstellt. Ich werde Ihnen aber einige Informationen und Leitsätze mitgeben, die im Moment wissenschaftlich fundiert sind, aber wie so oft kann es passieren, dass die wissenschaftliche Erkenntnis von heute der Irrtum von morgen ist.

Wie bei allen Themen steht auch hier die Achtsamkeit an allererster Stelle. Sie müssen ganz allein für sich herausfinden, welche Lebensmittel Ihnen guttun, welchen Nutzen diese für Ihren Energiehaushalt haben, wie viel sie davon brauchen, und ganz wichtig, ob Ihnen das Ganze auch schmeckt. Glauben Sie keinesfalls der Werbung und denen von ausgebufften Werbestrategen ersonnenen pseudowissentlichen Erkenntnissen, die Ihnen in den Medien jeden Tag von Neuem einreden wollen, wo die meisten Vitamine und Ballaststoffe drin sind und was Sie unbedingt für Ihre Gesundheit brauchen. Wir müssen wieder lernen, was „kulinarische Körperintelligenz" ist, nämlich zu erkennen, was natürliche unverarbeitete, gut schmeckende Nahrungsmittel sind, die der Natur des Menschen entsprechen und von unserem Körper gut aufgenommen und verarbeitet werden.

Im Laufe der letzten Jahrzehnte wurden unsere Geschmacksnerven von künstlichen Geschmacksverstärken, vom Zucker in nahezu allen Produkten, von Aromastoffen und sonstigen künstlichen Zusatzmitteln so degeneriert, dass unser angeborener natürlicher Geschmackssinn kaum noch existiert. Diesen müssen wir wieder aktivieren und trainieren, um die Vorteile zu erkennen und zu nutzen, die uns eine individuell auf uns abgestimmte optimale Ernährung bringen kann.

Und so kommen wir wieder zur Achtsamkeit, die bereits beim Einkauf im Supermarkt oder beim Biobauern beginnt. Hier können Sie mit Hilfe ihres Wissensstandes, den Sie haben, und der Ernährungserfahrungen der letzten Jahre die Auswahl von Nahrungsmitteln treffen, die Ihren Körper fit halten, Ihnen schmecken und damit auch Ihrer Psyche guttun. Wie Sie dann Ihre Speisen zubereiten, ist Ermessens- und Geschmackssache. Kochen kann auch eine Kunst sein, sollte Freude machen und ebenfalls mit Achtsamkeit zelebriert werden, was logischerweise nicht jeden Tag möglich ist.

Essen Sie vielseitig, natürlich und bunt, regelmäßig ungekochte Rohkost, Salate, Früchte, Nüsse und versuchen Sie, immer wieder Neues auf Ihren Speiseplan zu setzen. Kombinieren Sie einmal Dinge, die vermeintlich nicht zusammen passen, und verlassen Sie sich auf Ihre Intuition. Wenn Sie einmal keine Lust haben, einkaufen zu gehen, schauen Sie mal, was Kühlschrank und Lebensmittellager so bieten, und erfinden Sie einfach ein neues Gericht. Vergessen Sie Ihre Kochbücher und legen Sie einfach mit dem los, was Sie zur Verfügung haben. Diese Art zu kochen nenne ich „intuitives Crossover-Cooking" und dieses improvisierte Kochen hat mir schon manch wundersames und im positiven Sinne einzigartiges Geschmackserlebnis beschert.

Fleisch ja oder nein? Grundsätzlich ist Fleisch nicht nötig um, wie so oft in irgendwelchen Studien dargelegt, Mangelerscheinungen (z. B. Eisen) zu vermeiden. Wer Fleisch gerne isst, kann dies in Maßen problemlos tun, aus Gesundheitsgründen muss man nicht darauf verzichten. Es kommt jedoch auf die Herkunft an, Produkte aus der Massentierhaltung sind in vielerlei Hinsicht problematisch, nicht zuletzt aus ethischen Gründen. Bewiesen ist jedoch, dass übermäßiger Konsum von verarbeitetem Fleisch – also Schinken, Wurst, Kassler und rotes Fleisch, das Entstehen von Darmkrebs beschleunigt. Daher gilt hier auch: natürlich denken. Wenn Sie einen Fleischproduzenten haben, bei dem Sie wissen, dass die Tiere auf der Weide stehen und gesundes Futter erhalten, dann ist dies der sicherste und gesündeste Weg zu einem saftigen Steak.

Allerdings raten Ärzte bei Rheuma, Gicht und Arthritis zu gänzlichem Fleischverzicht und empfehlen eine laktovegetabile Kost mit viel Gemüse und Obst sowie täglich in Maßen Milchprodukte.

Es liegt wie alles in Ihrer Verantwortung, ob die Lebensmittel Heilmittel sind und sich positiv auf Ihre Gesundheit auswirken oder ob Sie Ihrem Körper schaden und Ihnen Übergewicht, koronare Herzprobleme, Diabetes und all die sogenannten ernährungsbedingten Zivilisationskrankheiten bescheren.

Apropos Übergewicht, lassen Sie die Finger von „Wunder- oder Crashdiäten". Die schaden Ihnen mehr, als dass sie die versprochenen und angestrebten Ziele erreichen. Jeder, der schon einmal die leidvolle Erfahrung des Jo-Jo-Effektes gemacht hat, weiß spätestens dann, dass der Körper sich an eine Diät anpasst, genauso wie dies der Fall ist, wenn die körperliche Bewegung ins Spiel kommt. Vergessen Sie das Kalorienzählen! Heute weiß man, dass manche Kalorien dicker machen als andere, deshalb sind kalorienreduzierte Diäten meist erfolglos. Entscheidend ist es, den Insulinspiegel zu senken. Dies bedeutet, den Zuckerkonsum weitgehend einzuschränken und auf Produkte mit viel Stärke zu verzichten. Legen Sie immer wieder lange Pausen zwischen den Mahlzeiten ein und freunden Sie sich mit dem Hungergefühl an, welches der Körper und der Geist mit ein wenig Disziplin ohne Probleme bewältigen kann. Dies ist die sicherste Methode Ihren Insulinspiegel zu senken.

Wenn Sie eine Diät oder eine Reduzierung/Umstellung der Ernährung vorhaben, mit dem Ziel abzunehmen, dann funktioniert dies nur in Verbindung mit einem sinnvollen entsprechend auf Sie zugeschnittenen Bewegungsprogramm. Der Körper muss in dieser Zeit aktiv bewegt werden, damit Sie Ihren Fettstoffwechsel in Schwung bringen und dementsprechend auch Kalorien verbrennen. So bitter dies jetzt nun für manchen Bewegungsmuffel ist, aber es ist der einzige und nachhaltigste Weg, erfolgreich Pfunde abzubauen. Ein

moderates Herz-Kreislauf-Training bringt zudem viele andere Vorteile, die ausführlich im vorherigen Kapitel beschrieben wurden.

Ein Wort noch zu der Vielzahl an Nahrungsergänzungsmitteln. Wenn Sie der Werbung Glauben schenken oder vor der riesigen Auswahl von Ergänzungsmitteln in einem der vielen Drogeriemärkte stehen, dann könnten Sie schon der Meinung verfallen, dass Sie auch irgendwas davon benötigen, um Ihre körperliche und mentale Energie zu steigern. Wenn Ihre kulinarische Körperintelligenz jedoch genügend trainiert ist und Sie eine für Sie schlüssige und ausgewogene Ernährungsform gefunden haben, dann sind die ganzen Mittel überflüssig und Sie sparen viel Geld.

Für Leistungssportler mögen manche Ergänzungsmittel Ihre Berechtigung haben, auch für Menschen, die eine bestimmte Nahrungsmittelallergie haben oder aus genetischen Gründen manches nicht verzehren können. Im Normalfall jedoch benötigen Sie keines dieser Mittel, das manchmal wahre Wunder verspricht. Sie werden sich wahrscheinlich nur wundern, warum der gewünschte Effekt nicht eintritt. Der Mensch ist immer noch ein Naturwesen und verstoffwechselt eben Natürliches viel besser als die im Labor hergestellten künstlichen Produkte.

Laut Forschung hat die „mediterrane" Küche die für den Menschen empfehlenswerteste Kost. Sie besteht aus viel Gemüse, Obst, Olivenöl, Vollkornprodukten, Nüssen, Fisch und enthält wenig Fleisch. Wurst, Zucker und Weißmehlprodukte werden gemieden. Diese Kost hat das ausgewogenste Verhältnis der Nahrungsmittel und kann gesunde Menschen vor Diabetes, Arteriosklerose und Bluthochdruck schützen. Mehrere Studien zeigten, dass beispielsweise bei der Kontrollgruppe, die diese Ernährungsart praktizierte, das Infarktrisiko um 30 % gesenkt wurde.

Ob nun Mischköstler, Vegetarier, Veganer oder Rohköstler, nichts ist falsch oder richtig. Erlaubt ist alles, es kommt auf das gesunde Maß, Ihre Intuition und Ihr Körpergefühl an. Öffnen Sie Ihre geschmacklichen Sinne, nehmen Sie sich Zeit, um herauszufinden, welcher „Treibstoff" zu Ihnen passt und Ihnen die nötige Lebensenergie gibt. Dieses sogenannte „comfort food" hat tatsächlich auch Auswirkungen auf Ihren emotionalen Zustand. Es wirkt im positiven Sinne auf Ihr Neurotransmittersystem im Gehirn und schüttet Botenstoffe aus, die bewirken, dass Sie sich besser fühlen, wenn Sie die passenden Nahrungsmittel konsumieren. Zugegeben, es ist viel Arbeit, dies alles herauszufinden, und bestimmt auch zeitaufwendig. Aber es lohnt sich, da dieser Aufwand vielleicht – oder eher wahrscheinlich – die Dauer eines gesunden Lebens verlängern kann.

💡 Top-Tipps

- Achten Sie beim Einkauf auf die Qualität der Produkte, auf frisches Obst und Gemüse, auf möglichst unverarbeitete Lebensmittel ohne Zusatzstoffe, Geschmacksverstärker, Farbstoffe usw.
- Bei Gemüse ist oft der Griff in die Tiefkühltruhe sinnvoller, da beim Einfrieren weniger Vitamine verloren gehen, als wenn die Ware mehrere Tage ungekühlt im Regal liegt. Hier ist der Verlust der gesamten Nährwerte enorm hoch.
- Der Körper braucht Fett. Immunsystem, Gehirn und Nerven benötigen beispielsweise die Omega-3-Fettsäuren in ausreichender Form, um optimal zu funktionieren. Diese sind beispielsweise in kalt gepresstem Olivenöl und einigen Fischsorten enthalten. Verwenden Sie Kokosöl oder Schmalz zum Braten, Butter und Sahne können Sie ebenfalls in etwas reduzierter Menge verwenden, wenn Sie diese vertragen und es Ihnen schmeckt.
- Obst und Gemüse geht immer. Die Vorteile der Pflanzenkost sind unbestritten, denn die meisten Gemüsesorten haben relativ wenige Kalorien und erzeugen trotzdem ein Sättigungsgefühl. Die Ballaststoffe wirken sich positiv auf Stoffwechsel und Darmflora aus, zudem enthalten viele Obst-

und Gemüsesorten Bitterstoffe, die Ihre Widerstandskraft gegen schädliche Einflüsse stärken, die Ihren Körper angreifen. Wenn möglich, kaufen Sie unbehandelte Ware und nutzen Sie die Vielfalt der Saison. Spargel muss im Winter nicht sein.
- Frische Kräuter sind Vitaminbomben mit vielen Mineralien, die dem Körper guttun. Verfeinern Sie Ihre Speisen damit, so oft es geht. Zaubern Sie mit den Gewürzen, die Sie in Ihrer Küche haben, immer wieder neue Geschmacksnuancen, aber reduzieren Sie die Beigabe von Salz. Übermäßige Beigabe von Salz kann im Laufe der Zeit zu erhöhtem Blutdruck führen.
- Bevorzugen Sie Vollkornprodukte und alte Körnersorten wie Emmer oder Dinkel und meiden Sie Weizen- und Weißmehlprodukte, die kaum noch Nähr-und Ballaststoffe in sich tragen und als leere und dickmachende Kohlenhydrate bezeichnet werden.
- Thema Trinken: Hier gibt es auch keine Pauschalformel. Der durchschnittliche Mensch braucht abhängig von Körpergewicht, Tätigkeit, Außentemperatur, Aktivität und Stoffwechsel zwischen 1,5 bis 3,5 Liter am Tag. Trinken Sie regelmäßig über den Tag verteilt am besten Wasser. Hier gilt ebenso die Regel: Erlaubt ist alles und wie immer macht, wie Paracelsius es schon sagte, die Dosis das Gift. Ob Kaffee, Tee, Bier oder Wein – jedes dieser Getränke birgt einen oder mehrere gesundheitliche positive Aspekte in sich, sollte aber mit dem richtigen Maß konsumiert werden. Von stark zuckerhaltigen Getränken sollten Sie meist die Finger lassen, da diese bei regelmäßigem Konsum einer entsprechenden Menge, einen schädlichen Effekt auf Ihren Insulinspiegel haben und sich dann letztendlich negativ auf Ihr Körpergewicht auswirken.

Der Sport-Tipp

Grundsätzlich sind die in diesem Kapitel beschrieben Ernährungsratschläge und Tipps Grundlage für jede sportliche Betätigung. Allerdings haben Ausdauersportler, Kraftsportler oder Schachspieler logischerweise jeweils eine andere ernährungstechnische Ausrichtung. Wenn ein Schachspieler die Ernährungsgewohnheiten eines Marathonläufers annehmen würde, dann können Sie sich vorstellen, wohin das führt.

Bei Leistungssportlern hingegen kann eine speziell ausgerichtete Ernährung ein wichtiger Baustein sein, der über Sieg oder Niederlage entscheidet. Da dies aber ein Buch für den ganzheitlich orientierten Freizeitsportler ist, werde ich hier auf dieses Thema nicht näher eingehen.

Da die Nahrungsaufnahme eher weniger mit einer sportlichen Betätigung zu tun hat (obwohl ... wenn ich manche Menschen essen sehe und die Geschwindigkeit, mit der sie sich die Nahrungsmittel einverleiben, da kommt in mir schon der Gedanke eines Wettkampfes auf; aber mit wem bloß?), gebe ich Ihnen nun einen im positiven Sinne gesehenen „Anti-Sport-Tipp":

Lassen Sie sich Zeit beim Essen und Trinken, nehmen Sie bewusst und achtsam war, was Sie zu sich nehmen. Durch diese Art der Nahrungsaufnahme erschmecken Ihre Sinne die Lebensmittel ganz anders. Zudem überlisten Sie durch dieses entschleunigte Essen Ihr Sättigungsgefühl, das Ihnen erst nach 15 Minuten signalisiert, wann Sie wirklich satt sind. So haben Sie die größten Chancen nicht über den Hunger hinaus zu essen, was mittelfristig zu einer Gewichtszunahme führen würde. Übergewichtige Menschen essen meist zu schnell und sind beim Einsetzen des Sättigungsgefühls schon meist über der Grenze des Bedarfes, der nötig wäre, hinaus. Daher der etwas abgewandelte Leitsatz: „Wenn du es eilig hast, nimm dir Zeit und esse langsam."

Zum Schluss dann doch noch ein kleiner sportlicher Tipp: Essen Sie ab und zu mit Stäbchen, das schult die Feinmotorik und reduziert automatisch das Esstempo.

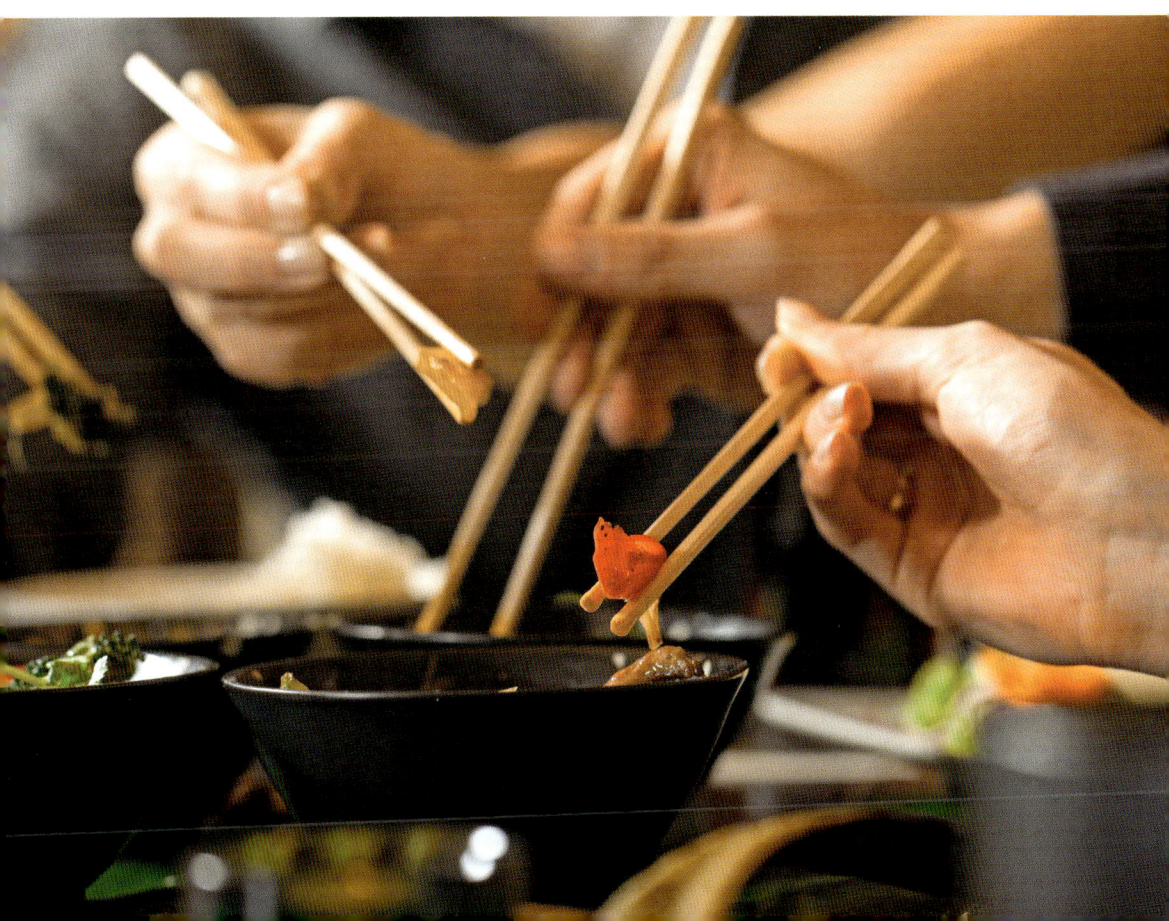

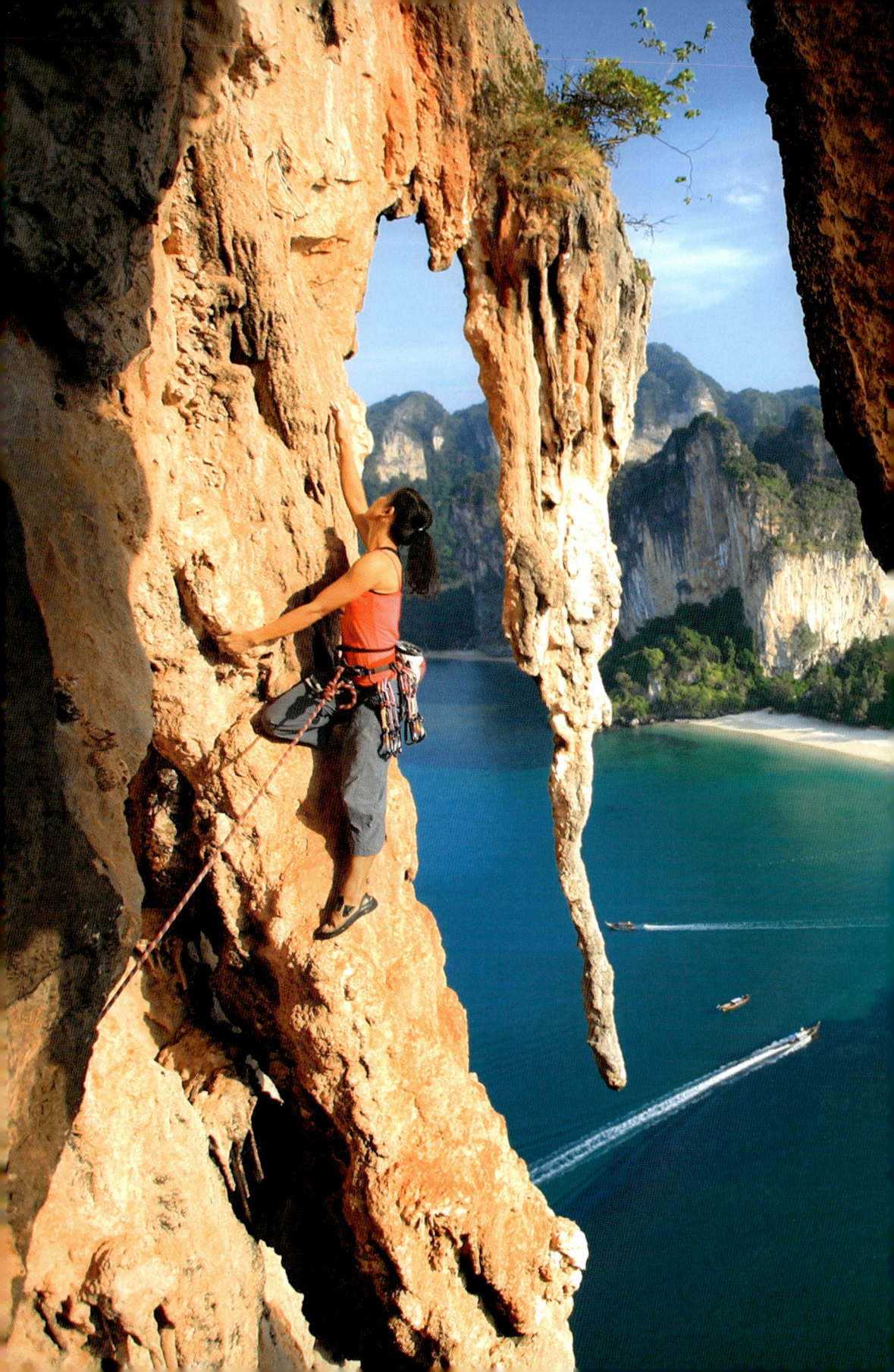

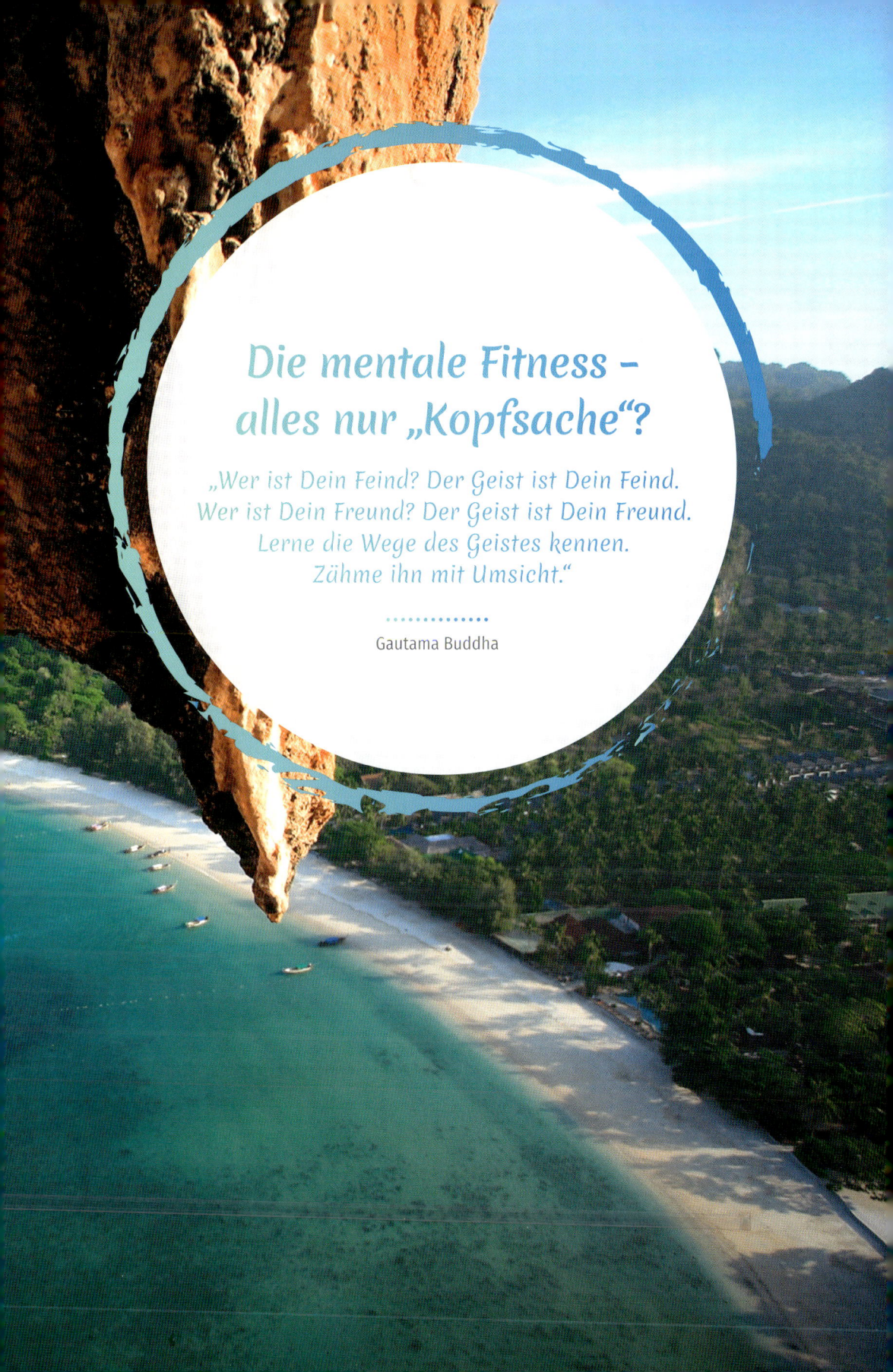

Die mentale Fitness –
alles nur „Kopfsache"?

„Wer ist Dein Feind? Der Geist ist Dein Feind.
Wer ist Dein Freund? Der Geist ist Dein Freund.
Lerne die Wege des Geistes kennen.
Zähme ihn mit Umsicht."

Gautama Buddha

Der Körper sagt: „Nein", der Geist sagt: „Überlebe!"

Herrlich ist es hier im katalonischen Klettergebiet von La Riba südwestlich von Barcelona. Trotz August haben wir angenehme 25 Grad, es ist früher Abend und die gleißende Sonne ist hinter den Felsen verschwunden. Nachdem wir die Mittagshitze im Schatten am langen Sandstrand von Hospitalet verbracht haben, entschließen Eberhard und ich, dass wir den späten Nachmittag noch nutzen, um ein paar schöne

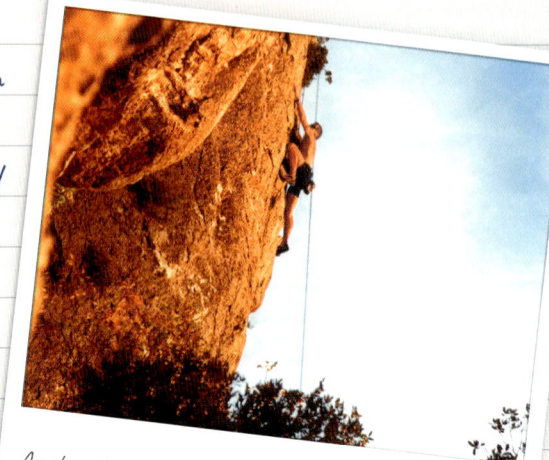

An den steilen Wänden in La Riba in Nordspanien

Touren zu klettern. Gesagt getan. Nach 40 Minuten Fahrtzeit sind wir knapp 800 Meter über dem Meer an den bis zu 60 Meter hohen rötlichen Kalksteinfelsen von La Riba angelangt. Außer uns ist keine Menschenseele in dem beliebten Klettergebiet zu entdecken. Es ist mitten in der Woche und vielleicht ist es den Spaniern doch zu heiß, um zu klettern. Uns soll es recht sein.

Wir haben die freie Auswahl bei den knapp 50 Routen, die uns zur Verfügung stehen. Eberhard ist ein alter Haudegen, was das Klettern betrifft, aber bestimmt seit 15 Jahren nicht mehr geklettert. Alles kein Problem, da ich mich im Moment in einer guten körperlichen Verfassung befinde, bedingt durch das regelmäßige Training der letzten Monate. Deshalb steige ich alle Routen vor, lege das Seil und Eberhard kann gefahrlos nachsteigen. Wir genießen diese ausgezeichneten Bedingungen, legen immer wieder Pausen ein und erfreuen uns an dieser wunderbaren Landschaft und ihrer Stille.

So langsam neigt sich der Klettertag dem Ende zu und als Abschluss entscheiden wir uns, die längste Route der Wand zu klettern. Nicht besonders schwierig, aber drei Seillängen, also knapp 80 Meter Kletterlänge, bei der dann doch noch ein wenig Kraftausdauer gefordert ist. Die erste Seillänge macht richtig Spaß, ist sehr gut gesichert und auch Eberhard hat seine Freude beim Nachklettern. Wir sind noch nie zusammen geklettert, aber bereits nach vier Stunden sind wir ein recht gut eingespieltes Team. Die zweite Seillänge geht auch noch gut, hat aber einige technische Finessen zu bieten und ist bei Weitem nicht so gut gesichert wie die Einstiegsroute. Mit Konzentration und ein paar kleineren Kraftakten komme ich dann letztendlich doch gut am zweiten Standplatz an.

Eberhard hat leichte Schwierigkeiten, fällt einmal ins Seil, was bei einem gut gesicherten Nachstieg eigentlich kein Problem ist. Doch auch er kommt gut am Standplatz an. Wir beratschlagen, ob wir die letzte Seillänge auch klettern wollen und wie es mit unseren Kraftreserven aussieht. Da diese letzten 25 Meter nicht besonders schwierig aussehen, beschließen wir doch noch bis ganz oben durchzuklettern. Wenn schon, denn schon! Nach fünf Metern kommt der erste Sicherungshaken, in den ich Expressschlinge und Seil problemlos einhänge. Ein langer Riss, mal schmal, dann wieder breiter, zieht sich bis zum Gipfelstandplatz. Dieser Riss bietet gute Griffmöglichkeiten und ich komme zügig voran. Nur leider entdecke ich keine Sicherungshaken mehr in der Wand.

Mit Erschrecken stelle ich fest, dass die letzte Sicherung sich zirka 12 Meter unter mir befindet. Ein Sturz hätte fatale Folgen, da ich die doppelte Seillänge ab dem letzten Haken, also 24 Meter, die Wand hinunter stürzen

Wann kommt der nächste Sicherungshaken?

würde. Eberhard kann mich nicht sehen, da der Standplatz sich unterhalb eines großen Felsblocks befindet und wir nur Rufkontakt haben. Und nun? Soll ich ihm meine Lage schildern? Lieber nicht, da er dann vielleicht auch noch unsicher wird und das würde die Situation nicht unbedingt verbessern. Ich sehe zwar das Gipfelplateau, aber keinen einzigen Haken bis oben. Runter geht nicht mehr, also bleibt nur die Alternative, nach oben durchzuklettern.

Da sich meine Hand inzwischen knapp zwei Minuten an dem besagten Riss klammert, spüre ich, wie die Kraft langsam schwindet. Jetzt bloß nicht „paniken". In meinen Knien meldet sich die allzu bekannte „Nähmaschine", ein unkontrollierbares Zittern, das sich meldet, wenn Angst und schwindende Kräfte sich vereinigen. Ich atme durch, um mich zu beruhigen und zu fokussieren, damit ich diese Aufgabe erfolgreich bewältigen kann. Ab jetzt geht es ums Überleben! Bei jedem Zug rebelliert der Körper und schreit: „Ich kann nicht mehr." Doch ich versuche, meine Kräfte so einzuteilen, dass ich meine Reserven optimal einsetze. Mir kommen die Sätze meines Freundes Thomas Huber in den Sinn: „Manchmal musst halt echt über die Grenzen gehen und richtig beißen, ansonsten ist's vorbei mit dem Leben."

Da ich im Normalfall noch ein wenig Leben vor mir habe, aktiviere ich alles, was körperlich noch möglich ist, aber entscheidend ist der Taktgeber, die mentale Stärke, die mich die letzten Meter nach oben treibt. Ich bin heil am Gipfelplateau angekommen. Zu allem Überfluss ist weder eine Umlenkung noch ein Karabiner vorhanden, nur ein armdicker Baum, der hoffentlich fest verwurzelt ist. Ich werfe eine Schlinge um den Baum und bau mir eine Umlenkung, damit ich Eberhard nachsichern kann, der dann nach zehn Minuten schweißgebadet bei mir oben ankommt, mich mit großen Augen anschaut und fragt: „Sag mal, mit welchen Haken hast du dich denn gesichert?" Inzwischen kann ich wieder schmunzeln und antworte: „Ich hab mir die Haken einfach geistig vorgestellt und mir dann gesagt: ‚Passt scho!'"

⚛ Die Wissenschaft sagt

Der mental Stärkere steht am Ende ganz oben.

Mentale und körperliche Fitness sind Komponenten, die in unmittelbarer Abhängigkeit voneinander funktionieren und sich somit beeinflussen. 20 Minuten sportliche Bewegung am Tag haben zum Beispiel einen positiven Effekt auf die Gedächtnisleistung. Regelmäßige Meditation wiederum stärkt die Konzentrationsfähigkeit (mehr Informationen im Kapitel „Die Kraft der Stille") und dadurch auch wieder die Achtsamkeit bei körperlicher Bewegung. Mentale Fitness ist also nicht nur eine Sache des Geistes, die Kombination mit der Bewegung bringt den optimalen Erfolg. Geistiges Training, Meditation und Konzentrationsübungen fördern nach bisherigen Erkenntnissen gezielt bestimmte Hirnareale und führen zu deutlichen Verbesserungen bei bestimmten Aufgaben.

Kommt jedoch die Bewegung dazu, wird das Training umfassender und ganzheitlich. Kletterer beispielsweise müssen neben der körperlichen Aktivität zusätzlich komplexe Probleme lösen, den Aufstieg planen, an schwierigen Schlüsselstellen sich konzentrieren können, um eine Lösung zu finden. Dies ist nur möglich, wenn es dem Sportler in solch kritischen Situationen gelingt, die Ruhe zu bewahren, sich zu konzentrieren, um dann die geeignete Aktion oder Bewegung auszuführen. Diese Reaktion hat einen meditativen Charakter, es ist quasi eine ausführende Aktion, die aus einem konzentrierten Zustand entspringt. Nur wer sich wirklich auf eine Sache fokussieren und sich selbst vergessen kann, hat die Chance auf Erfolg. Psychologen sind der Meinung, dass man den Geist durch beharrliches mentales Training auf Erfolge programmieren kann. Vom Gehirn aus aktivierte Botenstoffe erzeugen Glücksmomente, den sogenannten „Flow", wie ich es bereits am Beispiel des Bergsteigens beschrieben habe. Somit müssten Bergsteiger an sich sehr glückliche Menschen sein.

Bei Mannschaftssportarten ist ein hohes Maß an strategischem Denken gefordert. Die Koordination von Muskeln und Augen, beispielsweise bei Spielen mit einem Ball, aktiviert Hunderte von Muskeln und Abermillionen von Nervenzellen. Es kommt nicht von ungefähr, dass Spitzensportler und Topteams in allen Sportarten neben einem „normalen Trainer", eine Mental-Coach im Team haben.

Gezieltes geistiges und körperliches Training in Verbindung mit einem gesundheitsbewussten Leben können Erkrankungen zwar nicht verhindern, aber diese Aktivitäten können die Risiken für geistige und körperliche Einbußen erheblich vermindern, wie viele Studien zeigen. An der Universität Helsinki wurde nachgewiesen, dass eine hohe Leistungsfähigkeit von Körper und Geist einer der wichtigsten Einflussfaktoren für die Lebenserwartung ist. Menschen mit hoher mentaler und körperlicher Fitness haben ein weitaus niedrigeres Sterberisiko als die Durchschnittsbevölkerung.

Wir Menschen sind also in keiner Weise gezwungen, einem geistigen Verfall tatenlos zuzusehen, denn es lohnt sich in allen Bereichen aktiv zu bleiben. Wer lebenslang sein mentales und körperliches Trainingsprogramm aufrecht erhält, kann bei optimaler Beanspruchung seine geistige Leistungsfähigkeit ein Leben lang an der Obergrenze halten, die er im Alter von ca. 12–16 Jahren einmal erreicht hat. Auch wenn in bestimmten Lebensphasen Einbrüche bei der Hirnleistung zu beobachten sind, es rentiert sich dennoch – gleichgültig in welchem Lebensalter – ein neues mentales Trainingsprogramm zu beginnen. Untersuchungen zeigen, dass Menschen die in fortgeschrittenem Alter beispielsweise noch ein Instrument erlernen, eine weitaus bessere Koordination und Hirnkapazität erreichen als ihre Altersgenossen, die dies nicht tun. Denn die Wissenschaft hat eindeutig bewiesen, dass es die Neuroplastizität gibt und eine Verbesserung oder ein Erhalt der Hirnleistung zu jedem Zeitpunkt erfolgen kann.

☀ Die Umsetzung im Alltag

Der Muskel „Verstand" braucht auch sein Training!
Was für die Muskeln und den Körper gilt, gilt auch für Verstand und Gehirnleistung. Begeben Sie sich, um Ihre geistige Leistungsfähigkeit zu steigern, öfter mal in die „mentale Muckibude".

Es gibt unzählige Möglichkeiten, die mentale Fitness zu steigern. Optimaler Ausgangspunkt für diese Art von Training ist meist die konzentrierte Stille – sich auf das konzentrieren, was im Moment ist. „Den Geist sammeln" ist das Warm-up für das, was kommt. Auch in Ihrem Arbeitsalltag ist es möglich, den Geist zu beruhigen, um ihn dann wieder zu fordern. Wenn Sie beispielsweise ein Problem haben, mit dem Sie im Moment, trotz aller Anstrengung, nicht weiterkommen und für das Sie keine Lösung finden, dann sagen Sie innerlich: „Stopp." Halten Sie im Augenblick bewusst inne und schauen Sie, ob Ihre Gedanken bei der aktuellen Tätigkeit sind oder ob diese in die Zukunft oder Vergangenheit abgeschweift sind. Dann nehmen Sie sich innerlich eine kurze Auszeit und packen Sie alle Gedanken, die in Ihrem Kopf umherschwirren, in Ordner und versuchen, auch wenn dies nicht ganz einfach ist, ein Gefühl der entspannten Leere zu erzeugen. Konzentrieren Sie sich auf Ihre Atmung und zählen Sie Ihre Atemzüge von eins bis zehn. Fangen Sie immer wieder mit eins an, wenn sich ein Gedanke Einlass verschaffen will.

Mit dieser Methode resetten Sie Ihr Gehirn für eine bestimmte Zeit. Wenn Sie nach einer bestimmten Zeit das Gefühl haben, geistig frei zu sein, dann öffnen Sie wieder Ihre „Ordner" und widmen sich nun mental gestärkt erneut der Aufgabe, die Sie zu bewältigen haben. Solch ein Reset kann zur Folge haben, dass Sie das Problem, welches noch vor einiger Zeit als nicht lösbar erschien, aus einer vollkommen neuen Perspektive sehen. Diese neue Sichtweise offenbart auch neue Lösungsmöglichkeiten und ein mentaler Geistesblitz wie aus dem Nichts zeigt Ihnen, was zu tun ist.

Multitasking ist für unser Gehirn gar nicht möglich, wie Wissenschaftler vor einiger Zeit festgestellt haben. Konzentrieren Sie sich deshalb auf einzelne Schwerpunkte und setzen Sie Prioritäten. Machen Sie eins nach dem anderen und lassen Sie sich nicht ablenken. Wenn dies trotzdem geschieht und Sie die Konzentration verlieren, schweifen Ihre Gedanken ab und Sie brauchen wieder von Neuem Zeit, um sich zu konzentrieren. Das regelmäßige „Innehalten" hilft Ihnen dabei, die einzelnen Gedanken im richtigen Augenblick zu erwischen, sich darauf zu fokussieren. Wenn Ihnen dies regelmäßig gelingt, hat es die Auswirkung wie bei einem Muskel, der immer wieder trainiert wird: Die mentale Leistungsfähigkeit wird gesteigert. Aus diesem Grund habe ich auch den Ausdruck der „mentalen Muckibude" verwendet.

Top-Tipps

- Wenn in Ihnen ein Gedankensturm tobt, versuchen Sie, diesen zur Ruhe zu bringen, indem Sie analysieren, was wirklich wichtig ist.
- Fokussieren Sie sich auf das Wesentliche. Lassen Sie alles, was im Moment nicht wichtig ist, los und konzentrieren Sie sich auf die eine Aufgabe, die Sie bewältigen müssen.
- Visualisieren Sie das zukünftige Ergebnis, das Sie erzielen wollen. Stellen Sie sich vor, wie eine erfolgreiche Bewältigung der Aufgabe Glücksgefühle in Ihnen auslöst.
- Gönnen Sie Ihrem Geist und Ihrem Denken regelmäßige Pausen. Denn nur ein entspannter Geist ist wieder in der Lage, sich zu konzentrieren. Aus der regenerativen Stille entsteht ein Höchstmaß an Kreativität.
- Wagen Sie sich an neue Dinge, die Sie noch nicht kennen und die Sie interessieren. Katapultieren Sie Ihren Geist regelmäßig aus der behaglichen Komfortzone in die Lernzone. Sich beständig kreativ weiterbilden ist die Devise, um eine gute und dauerhafte Gehirnleistung zu erzielen. Lesen Sie viel, besuchen Sie kulturelle Veranstaltungen,

Vorträge, Workshops – denn sich weiterbilden und lernen kann richtig Spaß machen.

- Manifestieren Sie diesen Satz in Ihrem Geist: „Lebenslanges Lernen ist ein wichtiger Baustein zu lebenslangem Glück."

 ## Der Sport-Tipp

Wenn Sie von Ihrem Naturell eher ein unruhiger Geist sind und sich beispielsweise das ruhige Meditieren im Sitzen absolut nicht vorstellen können, dann sollten Sie eine der anderen Methoden, die mit Bewegung kombiniert sind, für sich auswählen. Ob Sie sich jetzt für Yoga, Tai-Chi, Qigong oder einer der anderen „beweglichen" Formen der Meditation entscheiden, ist letztendlich egal, es muss Ihnen liegen und Sie sollten das Ganze aus voller Überzeugung und aus dem Herzen heraus ausüben. Auch wenn Sie regelmäßig andere Sportarten ausüben, versuchen Sie, immer wieder ruhige Einheiten in Ihr Training einzubauen. Ihr Trainingserfolg ist um ein Vielfaches besser, wenn Sie in der Lage sind, sich auch mental voll und ganz auf Ihre Aktivität einzulassen. Die erfolgreichsten Sportler wissen: „Der wahre Erfolg stellt sich ein, wenn Geist und Seele sich mit dem Körper zu einer aktiven Einheit verbinden."

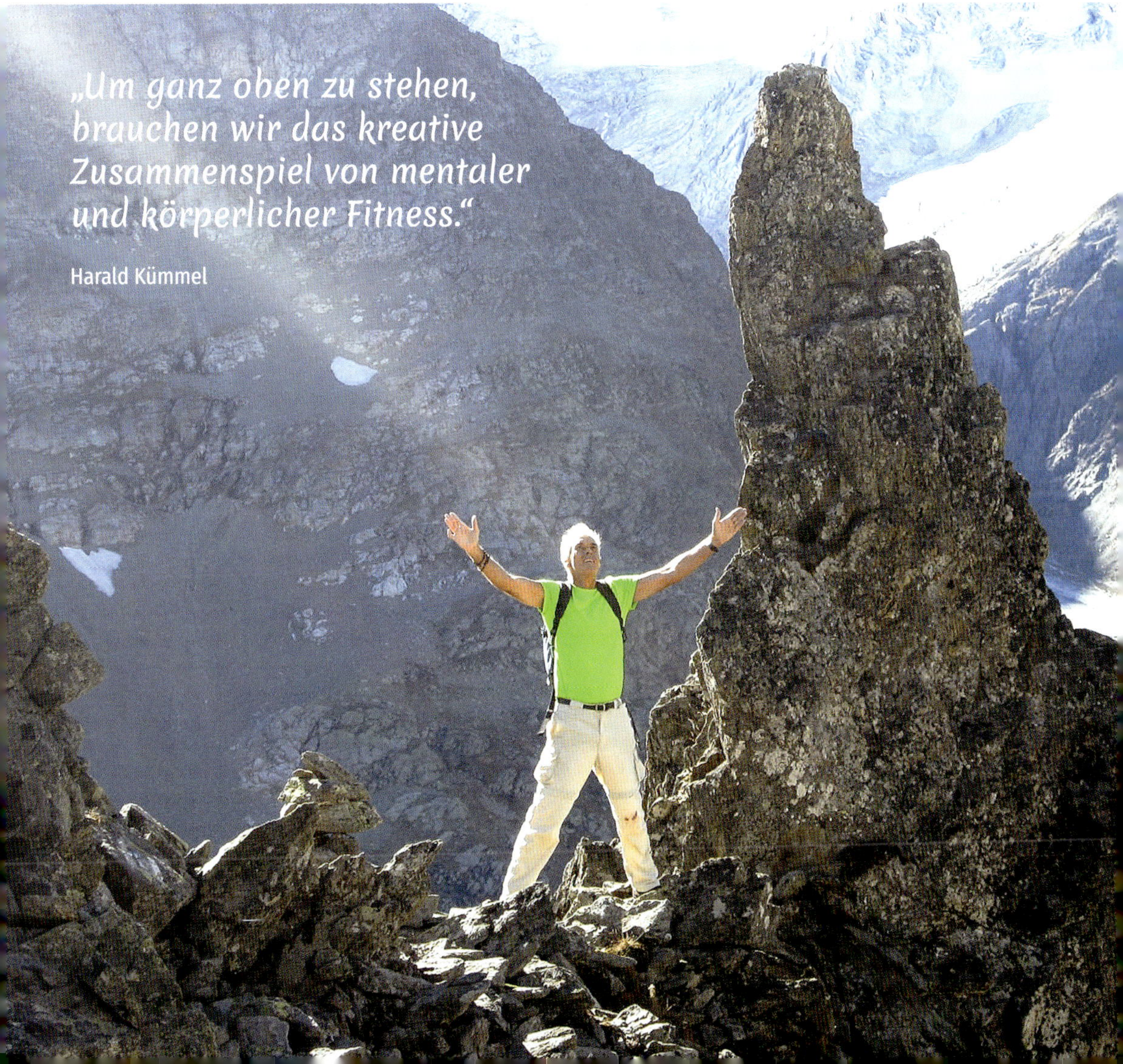

„Um ganz oben zu stehen, brauchen wir das kreative Zusammenspiel von mentaler und körperlicher Fitness."

Harald Kümmel

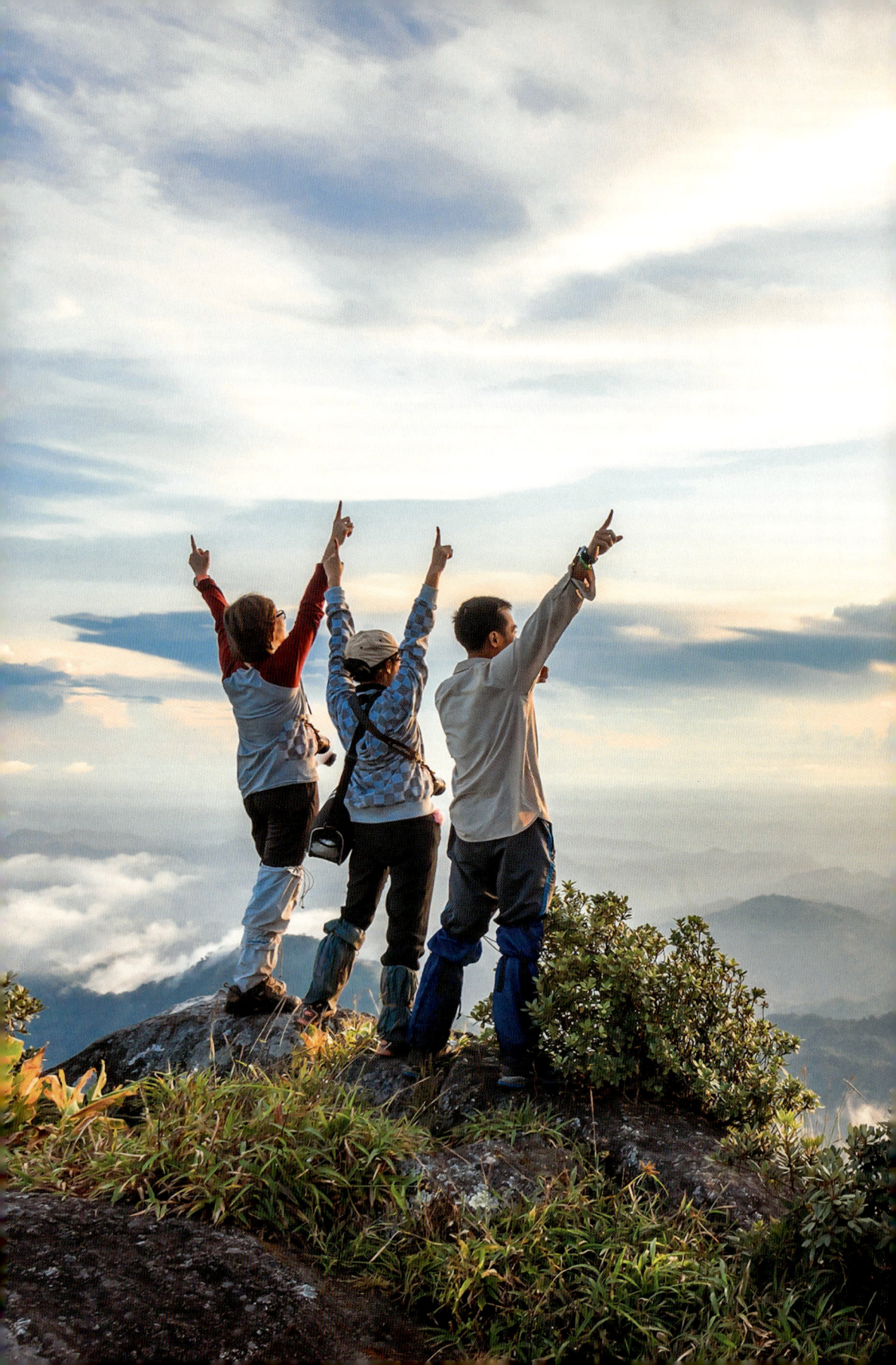

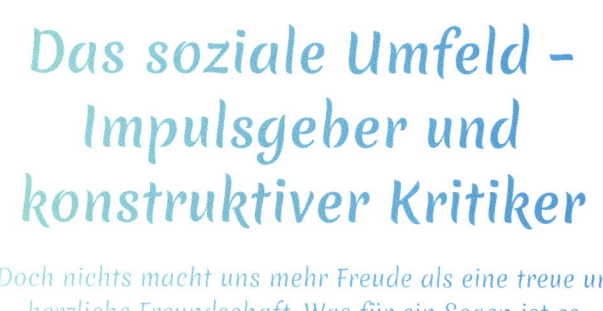

Das soziale Umfeld – Impulsgeber und konstruktiver Kritiker

„Doch nichts macht uns mehr Freude als eine treue und
herzliche Freundschaft. Was für ein Segen ist es,
treue Seelen um dich zu haben, bei denen jedes Geheimnis
sicher aufgehoben ist, deren Mitwissen du weniger
zu fürchten brauchst als dein eigenes,
deren Gespräch deine Beruhigung lindern,
deren Heiterkeit deinen Trübsinn verscheuchen
kann, deren Anblick schon erfreut!"

· · · · · · · · · · · · · · ·

Seneca, Gelehrter und Lehrer des
römischen Kaisers Nero

... und wenn ich nicht mehr bin, sind vielleicht viele andere da.

Meine Augen fühlen sich schwer an und lassen sich nur langsam öffnen, immer wieder fallen sie mir zu. Mein Mund ist trocken und Stück für Stück kommt mein Bewusstsein wieder zurück. Ich bin in der Aufwachphase nach meiner Bandscheiben-OP und spüre langsam meinen Körper wieder, immer noch wie in Watte gepackt und der Geist funktioniert noch in Zeitlupe. Ich nehme als Erstes wahr, dass dieser höllische Schmerz, den mein dreifacher Bandscheiben-vorfall verursacht hat und mich bis in die frühen Morgenstunden gequält hat, ganz und gar weg ist. Das Nächste, was ich wahrnehme ist, dass meine Hand von einer anderen gehalten wird. Es fühlt sich sehr vertrauensvoll an. Ich versuche etwas zu sagen, aber meine Zunge gehorcht mir noch nicht, deshalb öffne ich die Augen so weit wie möglich, um zu sehen, wer da vor mir sitzt.

Es ist meine Kletterfreundin Anna, die mich mit einer Mischung aus sorgenvoller Miene und Mitgefühl anschaut. Anna, die bei mir vor zwei Jahren das Klettern gelernt hat und mit der ich inzwischen ein sehr enges und vertrauensvolles Verhältnis habe. Wenn jemand von uns Sorgen hatte oder einen Rat brauchte, war es selbstverständlich, dass Zeit für ein Gespräch da war. Dies ist für mich eines der Zeichen, das zeigt, was gute und verlässliche Freundschaft wirklich bedeutet. Und nun sitzt sie hier und schaut mich mit ihren großen dunklen Augen an. Damit hätte ich nicht gerechnet. Eine wunderbare Überraschung, die mich gleich aufbaut und Kräfte erwachen lässt. Wäre ich alleine aufgewacht, hätte ich wohl nicht gleich so eine positive Energie gespürt.

Als ich dann irgendwann wieder ganz bei mir bin, machen wir augenzwinkernd gleich einen Termin aus, wann wir das nächste Mal klettern gehen.
So manch einer wird sich jetzt fragen: Coach und Trainer im Gesundheitssport,

wie kann denn da ein dreifacher Bandscheibenvorfall passieren? Entscheidend war letztendlich auch ein sozialer Kontakt, meine letzte Beziehung. Klar habe ich genetisch etwas schlechte Karten für meine Wirbelsäule mitbekommen und zwanzig Jahre leistungsintensives Volleyball sind auch nicht gerade gesund für Bandscheiben und Co. Leichte Rückenprobleme hatte ich immer wieder im Leben, aber dadurch, dass ich regelmäßig ins Sportstudio ging, Rückengymnastik machte und seit zwölf Jahren diese auch selbst unterrichtete, war dies kein wirkliches Problem. Das wirkliche Problem begann vor zweieinhalb Jahren, als ich mich in eine Fernsehjournalistin verliebte und Frau und Kind verließ.

Nach anfänglicher Verliebtheit, vielen tollen Erlebnissen und Reisen wendete sich das Blatt und ein Beziehungsproblem jagte das andere. Unbegründete Eifersucht, Angstzustände, Vertrauensbruch und viele andere Dinge kosteten mich körperliche und psychische Substanz. Damals erkannte ich nicht, dass diese Beziehung mich von Tag zu Tag mehr schädigte, oder besser gesagt, ich wollte es nicht erkennen. Gott sei Dank waren meine Freundschaften, obwohl ich mich aufgrund der neuen Partnerschaft etwas zurückgezogen hatte, noch intakt. Ich konnte über meine Probleme sprechen, aber an Trennung dachte ich nicht, obwohl mein Rücken mir mit den Schmerzen immer wieder zeigte, dass die Last auf den Schultern zu groß war oder ich nicht „das Rückgrat" hatte, aus der Beziehung auszusteigen.

Irgendwann zog ich dann doch die Konsequenz und trennte mich. Bis ich eine neue Wohnung gefunden hatte, musste ich eine vorübergehende Übernachtungsmöglichkeit finden, was aufgrund meiner intakten Freundschaften kein Problem war.

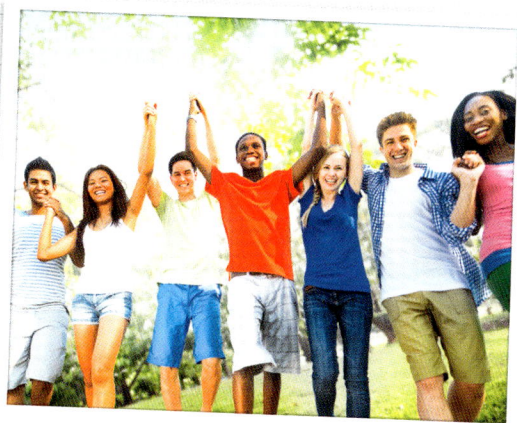

„Wohl dem der viele Freunde hat"

Doch schon kurz nachdem ich diese Beziehung beendet hatte und mich im Loslösungsprozess befand, begann der Horror und meine Wirbelsäule meldete sich vehement. Wie es meistens ist, wenn man alles losgelassen hat: Dann zeigt der Körper seinen wirklichen Zustand. Es gibt daher auch dieses Phänomen, dass Menschen die im Arbeitsleben unter starkem Stress stehen, gleich zu Anfang ihres Urlaubs krank werden, da die ganze Belastung und Spannung sich löst. Der Körper hebt seine Schutzmechanismen kurzfristig auf und so können sich Krankheitssymptome ungehindert freimachen.

Innerhalb von zwei Wochen wurden meine Rückenschmerzen unerträglich und eines Morgens konnte ich mein linkes Bein nicht mehr kontrollieren und die Geschichte nahm ihren Lauf. Meine Ex-Frau fuhr mich sofort ins Krankenhaus und die Diagnose war nach einem MRT sofort gestellt: Drei massive Bandscheiben-vorfälle im LWS-Bereich, eine Operation war unausweichlich, wenn die Nerven-wurzel nicht irreparabel geschädigt werden sollte. Ein Tag später wurde dann operiert und es gab keine Komplikationen – auch aufgrund meines ausgezeichneten muskulären Zustandes.

Doch was mich in den nächsten Tagen an guten Wünschen per SMS und Telefon erreichte, war phänomenal und meiner Meinung nach mitentscheidend für den äußerst schnellen Regenerationsprozess. Jeden Tag besuchten mich mindestens drei Freunde oder Bekannte, mit denen ich teilweise überhaupt nicht gerechnet hatte. Bereits nach fünf Tagen verließ ich das Krankenhaus, 14 Tage später stand ich schon wieder vor meinen Teilnehmern im Kursraum und absolvierte meine nach eigenen Bedürfnissen gestaltete Reha innerhalb meiner Rückenkurse. Auch hier erfuhr ich sehr viel Mitgefühl und Zuspruch, was letztendlich dazu beitrug, wieder ganz gesund zu werden.

Diese Zeilen zeigen sehr eindrücklich, wie wichtig Freundschaft, eingebettet in ein intaktes soziales Umfeld, ist. Die Bedeutung von vielseitigen sozialen Verbindungen in Familie, Beruf, Freundeskreis und im weiteren Umfeld sind

mitentscheidende Faktoren für eine erfolgreiche Lebensführung. Und wenn man sich dann sicher ist, dass am Lebensende viele da sein werden, wenn man nicht mehr ist, dann ist dies kein schlechtes Gefühl. Vielleicht sehen wir ja dann diese letzte Szene eines Lebens aus einer anderen Perspektive – mit einem Lächeln im Gesicht. Wer weiß das schon.

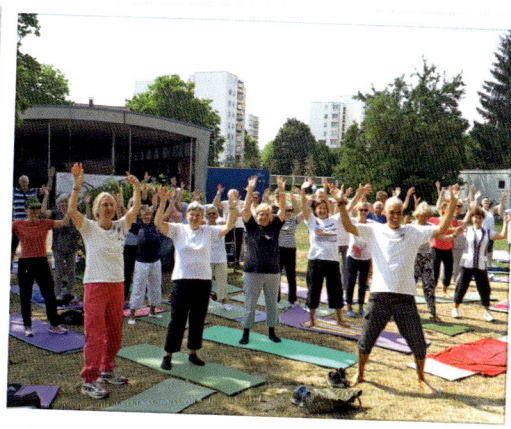

Sport mit Freunden, die heilsamste aller Trainingsformen

Die Wissenschaft sagt

Beste Freunde sind unverzichtbar!

Sie sind da, wenn wir sie brauchen, sie geben uns Anregungen, Impulse, Dinge zu tun oder anders zu betrachten, sie können unsere Kritiker sein, uns auf neue Wege bringen und vor allem können wir uns jederzeit auf sie verlassen. Das sind die Attribute, die gute Freunde auszeichnen. Denken Sie selbst einmal darüber nach, wie oft haben Sie mit der Hilfe von solchen Freundschaften schier unbezwingbare Aufgaben gelöst? Wie oft haben Sie in schweren Momenten Trost und Zuspruch durch Freunde bekommen? Wenn Sie einen gut funktionierenden engen Freundeskreis haben, wird Ihnen hierzu eine Vielzahl von Beispielen aus der Vergangenheit einfallen.

Denken Sie einmal an Ihre Kindheit zurück. Wie sah es da aus mit Ihren Freundschaften? Taten Sie sich leicht, Kontakte zu gleichaltrigen Kindern zu knüpfen, oder taten sie sich schwer, Verbindungen, die im

frühen Kindesalter meist noch spielerisch sind, einzugehen? Wie bei vielen anderen Dingen auch wird schon im frühen Kindesalter der Grundstein dafür gelegt, um als Erwachsener die Fähigkeit zu entwickeln, vertrauensvolle Beziehungen einzugehen. Wer als Kind viele Freundschaften hatte, wird es im Normalfall später einmal einfacher haben, enge Freundschaften zu bilden.

Soziale Isolation und Einsamkeit sind der Weg zum Unglücklichsein!

Wissenschaftliche Untersuchungen zeigen, dass bestimmte negative Einstellungen uns empfänglicher für krankmachende Einsamkeitsgefühle machen. Wenn ich mir beispielsweise ständig einrede, ich sei nicht liebenswert und unbedingt einen Partner brauche, der mich glücklich macht, ende ich in einer Sackgasse. Ich darf mein Glück nicht von anderen abhängig machen, ich muss die Türe zu einem glücklichen Leben selbst von innen öffnen. Ob wir uns

水

einsam und unglücklich fühlen, hängt also nicht davon ab, ob wir alleine sind, sondern von unserer inneren Haltung und einer positiven Einstellung zum Leben. Wenn wir positiv denken und uns selbst so annehmen, wie wir sind, können wir auch anderen Menschen etwas geben. Wir können mit Ablehnung umgehen, unsere Schwächen annehmen und ebenso die Schwächen anderer Menschen akzeptieren.

In kritischen Zeiten zeigt sich der Wert einer Freundschaft. Warum kommt man nicht allein zurecht? Wofür brauche ich Freunde? Freundschaft ist eine positive, meist lang anhaltende Beziehung, in der sich beide Seiten öffnen, um über Sorgen, Probleme oder auch positives Erleben zu sprechen. Je mehr das Gegenüber sich öffnet, desto tiefer wird die Verbindung. Man wird zwar verletzlicher, aber intakte Freundschaften wirken sich in vielerlei Hinsicht zum Guten auf unser gesamtes Körpersystem aus. Es ist erwiesen, dass Menschen mit schweren Krankheiten einen wesentlich positiveren und schnelleren Gesundungsprozess erfahren, wenn sie sich auf Freundschaften verlassen können, die in schwierigen Zeiten jederzeit abrufbar sind. Forschungen haben ergeben, dass ein stabiles soziales Umfeld eine wichtige Hilfe ist, um Stress besser zu verarbeiten. In Lebenskrisen stabilisieren sich diese Menschen schneller und auch das Immunsystem zeigt sich meist belastbarer.

☼ Die Umsetzung im Alltag

Wohl dem, der in der Krise gute Freunde hat.
In der Regel sind enge Freunde die besten Ratgeber in problematischen Lebenssituationen und haben hier eine entscheidende, entlastende Funktion. Was ist dabei der Unterschied zum Lebenspartner? Als Partner kann es vorkommen, dass man überfordert ist, wenn der geliebte Mensch einen ständig mit Problemen aus dem Arbeitsleben „nervt". Selbstverständlich kann man hier auch als Ratgeber und Tröster fungieren, jedoch sollte man sehr sensibel sein, um den Partner nicht zu überfordern. Es ist ratsam, Ängste und Sorgen

zum Teil auch bei einem Freund zu lassen, der nicht ständig mit diesen konfrontiert wird. Aber wie auch bei allen anderen Dingen: mit Augenmaß. Eine Freundschaft kann schnell an einer einseitigen Belastung zerbrechen. Belaste ich mein Gegenüber ständig, indem ich es ausschließlich dazu benutze, um meinen „Seelenmüll" loszuwerden, und missachte das Gebot des Gebens und Nehmens, dann ist diese Freundschaft zum Scheitern verurteilt. Machen Sie sich immer wieder von Neuem bewusst, dass alles im Gleichgewicht sein sollte. Lesen Sie immer wieder achtsam die Körpersprache und die Mimik ihrer Freunde, seien Sie sensibel und erkennen Sie rechtzeitig, wann Sie die rote Linie der Belastbarkeit überschreiten!

Vorsicht Zeitdiebe und Energievampire!
Jeder von uns kennt solche Menschen, deren Lebensinhalt zum großen Teil aus Klagen und Jammern besteht. Sind Sie einmal in die Fänge solch einer Person geraten, so müssen Sie sich oft abrupt aus dem Gespräch verabschieden, um dieser Leidensgeschichte, die Sie nun zum zehnten Mal hören, zu entfliehen. Es ist mehr als legitim, sich davor zu schützen. Seneca drückt dies eindrücklich mit folgenden Worten aus:

„Vor allem aber meide man Depressive und solche, die über alles und jedes jammern, denen jeder Anlass für Klagen recht kommt. Mag solch ein Mensch einem auch treu und wohlgesinnt sein, er ist trotzdem ein Feind unserer Ruhe und Gelassenheit, ein Begleiter ohne seelisches Gleichgewicht, der ständig über alles seufzt und jammert."

» Trenne Dich von Menschen, die unablässig Ihr Mitleid und Mitgefühl einfordern, ohne die Bereitschaft zu haben, an sich und ihrem Umfeld etwas zu ändern. Solche Gespräche und Diskussionen saugen Dir sprichwörtlich die Energie ab. «

Achten Sie immer wieder auf Ihre innere Balance bei solchen Gesprächen und schützen Sie sich, wenn Sie merken, dass Ihnen das Ganze nicht guttut.

Aus meiner eigenen Erfahrung kann ich bestätigen, dass mir durch Freundschaften vieles im Leben leichter fiel. In privaten und in gesundheitlichen Krisen konnte ich mich stets auf meine Freunde verlassen und mit deren Hilfe aus problematischen Situationen herausfinden. Ohne diese Unterstützung wäre vieles auf meinem Lebensweg ausweglos erschienen. Deshalb merken Sie sich: „Alles Materielle im Leben ist ersetzbar, nur Familie und Freundschaft nicht."

 ## Top-Tipps

- Achten Sie darauf, dass Ihre Freundschaften und Ihre Beziehungen ausgewogen sind. Geben und Nehmen sollte in Balance sein.
- Vertrauen spielt eine sehr wichtige Rolle. Seien Sie stets ehrlich zu sich und Ihren Freunden, das schafft gegenseitiges Vertrauen.
- Pflegen Sie Ihre Freundschaften beständig, versichern Sie Ihren Freunden, dass Ihnen der Kontakt wichtig ist und zeigen Sie Ihre Wertschätzung.

- Trennen Sie sich von Personen, bei denen Sie das Gefühl haben, dass Sie Ihnen nicht guttun. Die ewigen Opfer, die „Ja, aber und eigentlich"-Sager, Negativdenker und Schwarzmaler haben in Ihrem Leben nichts verloren.
- Nutzen Sie die Magie der Freundlichkeit. „Lächle und die Welt verändert sich." Allein durch ein herzliches Lächeln sind schon viele tiefe und langanhaltende Freundschaften entstanden.

 ## Der Sport-Tipp

Kameradschaft und Freundschaft innerhalb des Sports sind von einer hohen Wertigkeit. Zusammen Sport treiben, ob in einer Individualsportart wie Skifahren oder im Mannschaftssport, macht mehr Freude und kann sehr motivierend sein. Zusammen ins Sportstudio gehen, zusammen laufen oder Rad fahren, dies stärkt auch die soziale Bindung. Besonders in negativen Phasen, wie beispielsweise bei einer Sportverletzung, kann eine Freundschaft von unschätzbarem Wert sein.

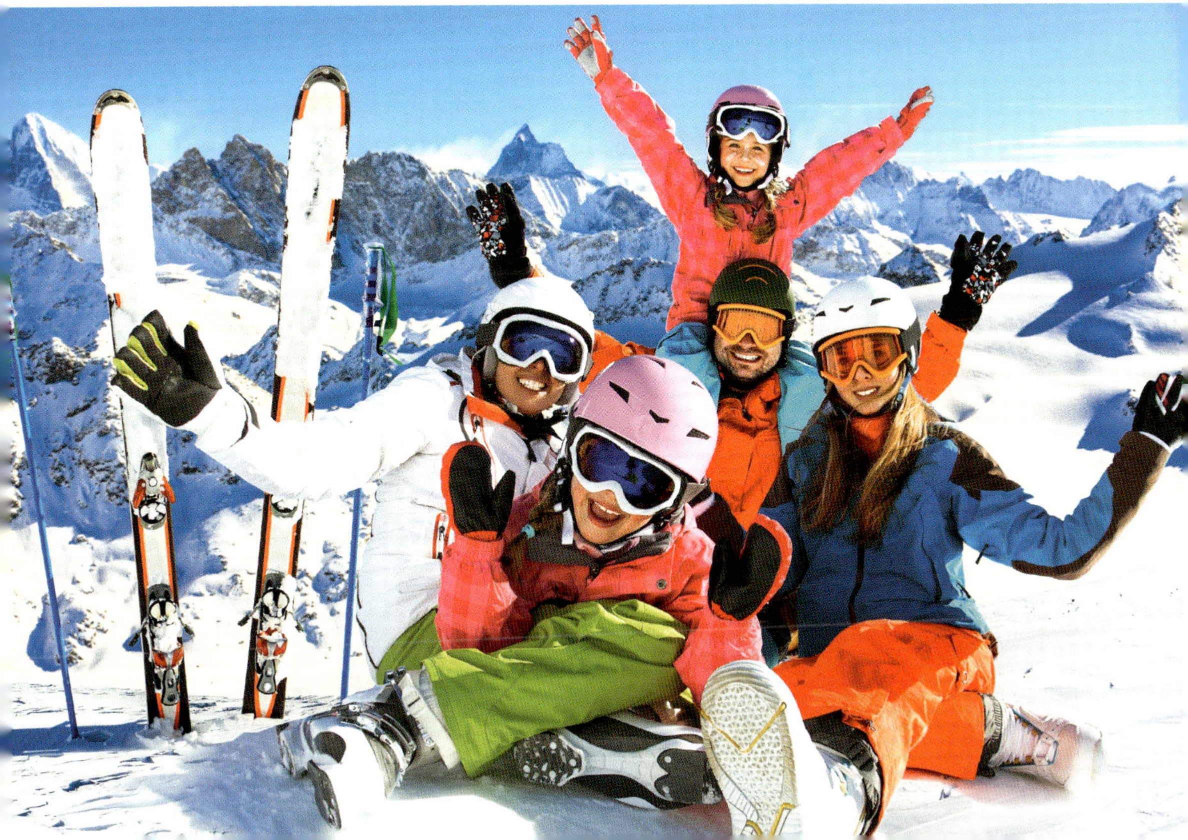

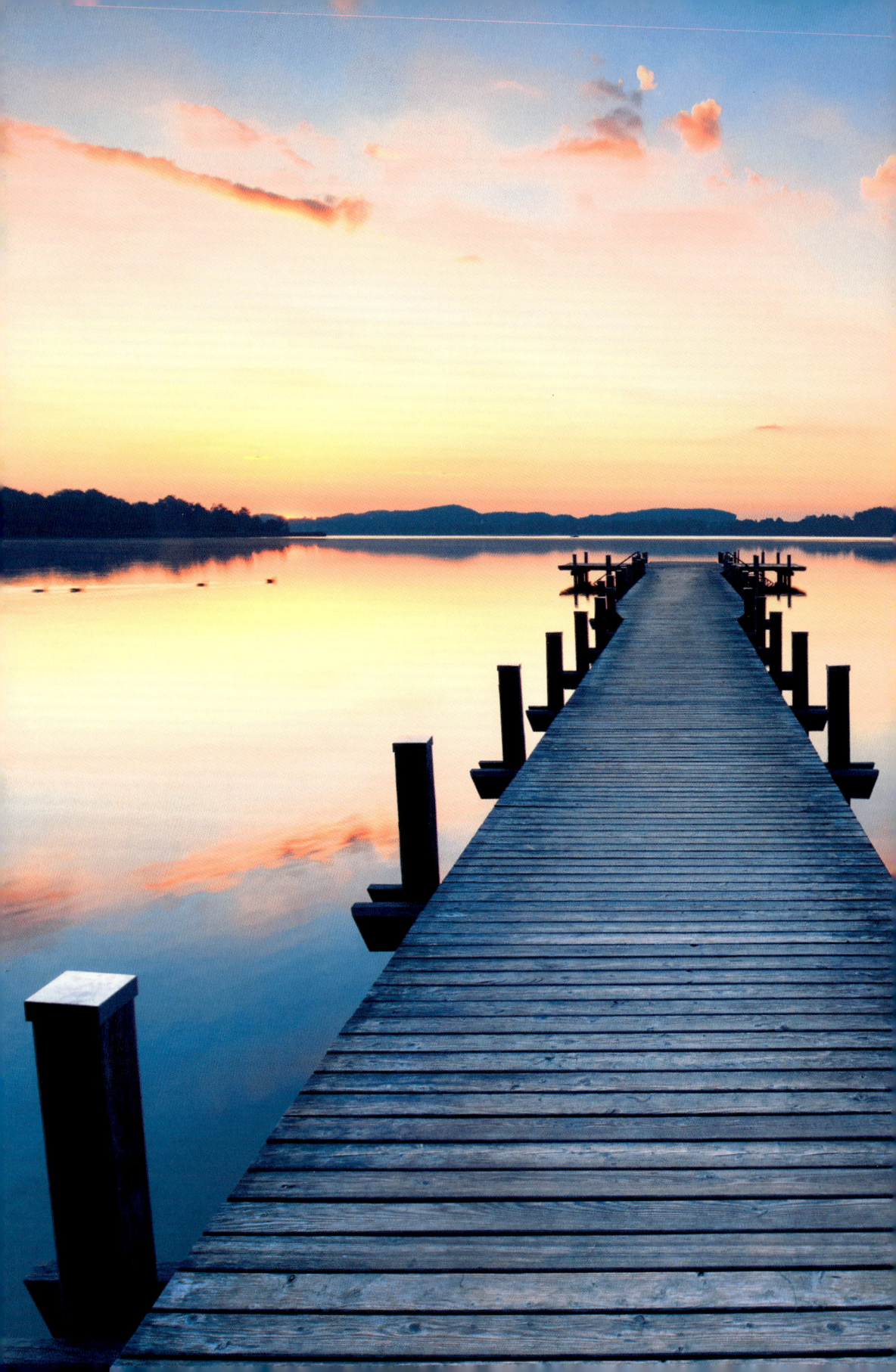

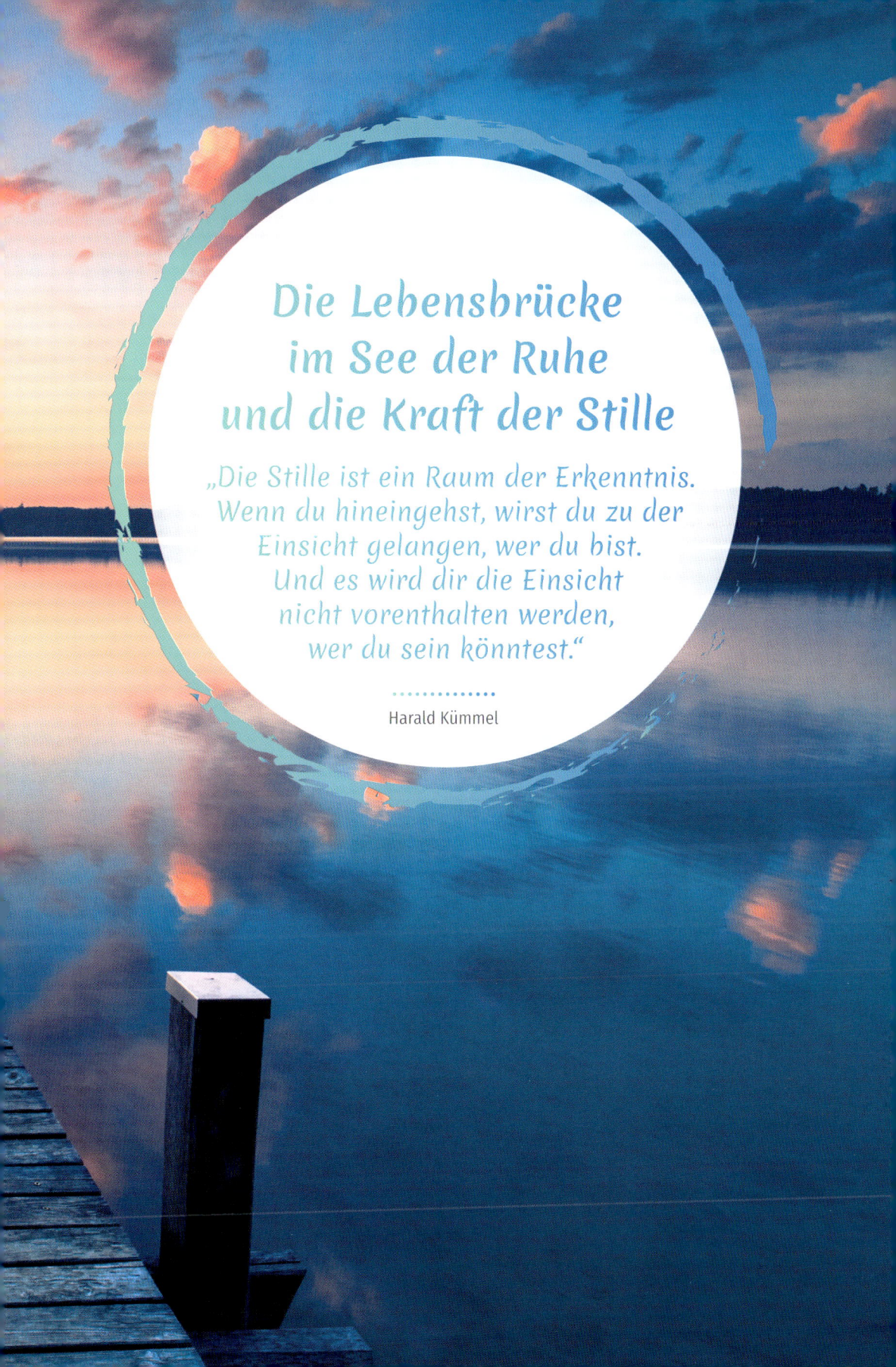

Die Lebensbrücke
im See der Ruhe
und die Kraft der Stille

„Die Stille ist ein Raum der Erkenntnis.
Wenn du hineingehst, wirst du zu der
Einsicht gelangen, wer du bist.
Und es wird dir die Einsicht
nicht vorenthalten werden,
wer du sein könntest."

Harald Kümmel

Teil 1: Die totale Stille – die gefrorene Träne

März 2002: Kaum eine Landschaft auf der Erde repräsentiert das Wort Stille so eindrucksvoll wie die Atacama-Wüste im Norden Chiles. Sie erstreckt sich über eine Distanz von 1200 Kilometern und gilt als trockenster Ort der Erde. Es gibt Wetterstationen in der Atacama, die in ihrer Geschichte nicht einen Tropfen Regen verzeichnet haben. Der Großteil dieser Wüste ist völlig unbesiedelt.

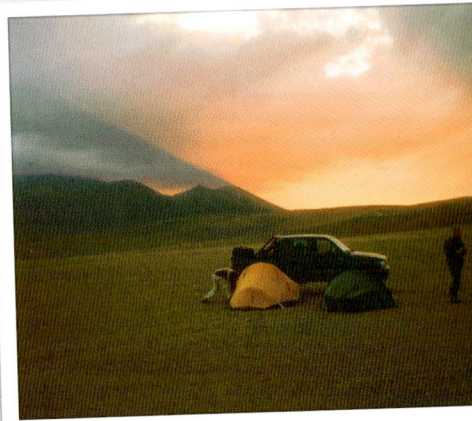

Dramatische Abendstimmung in der Atacama Wüste

Daher ist dieser Ort wohl auch einer der stillsten auf der Erde. Seit zwei Wochen bewegen sich meine beiden Freunde Werner, Joachim und ich in dieser eindrucksvollen, aber auch unwirtlichen Gegend. Hier akklimatisieren wir uns, um in einer Woche den höchsten Vulkan der Erde, den Ojos del Salado (6893 m), zu besteigen. Inzwischen sind wir im Basislager auf 5200 Meter angelangt. Von unserem Ausgangspunkt dem kleinen Ort San Pedro de Atacama, der bereits auf 2443 Meter Höhe liegt, haben wir uns Tag für Tag der immer größer werdenden Höhe angepasst. Inzwischen sind wir abseits jeglicher Zivilisation. Der nächste bewohnte Ort ist 240 Kilometer entfernt.

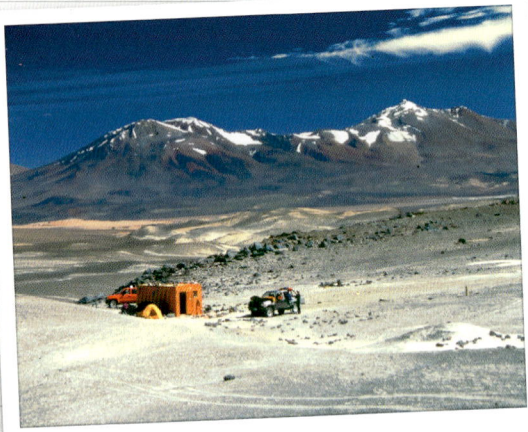

Das Base Camp am Ojos del Salado

Mit unserem geländegängigen Fahrzeug haben wir uns durch wegloses Gelände bis hier nach oben durchgekämpft. Neben den benötigten Lebensmitteln haben wir 200 Liter Wasser und 50 Liter Treibstoff dabei, um unser Leben und unsere Rückfahrt zu sichern. Die Luft ist dünn, aber wir kommen jeden Tag besser mit diesen veränderten Bedingungen zurecht. Bis zu dieser Höhe kann sich der menschliche Körper durchaus anpassen, obwohl der Luftdruck im Vergleich zur Meereshöhe nur noch halb so groß ist. Gerade dieser fehlende Druck ist verantwortlich für das Sauerstoffdefizit, das zu vielfältigen Problemen in der Höhe führen kann. Oberhalb 5500 Meter ist eine vollständige Anpassung an die Höhe nicht mehr möglich, stattdessen kommt es zu einem kontinuierlichen Abbau der körperlichen und geistigen Leistungsfähigkeit.

Doch wir haben in dieser Höhe, in der wir uns momentan befinden, einen verlässlichen Partner, der uns Kraft und Energie gibt für die kommende Aufgabe: die Stille!
Wie sagte schon der weise Laotse: „Das wertvollste Geschenk an die Menschen ist die Stille."
Doch genauso, wie sich der menschliche Körper an die Höhe angleichen muss, so ist es auch für die Sinne unter Umständen eine schwierige Aufgabe, sich an die absolute Stille zu gewöhnen. In den ersten Tagen war es für uns ein immenses Problem, damit zurechtzukommen.

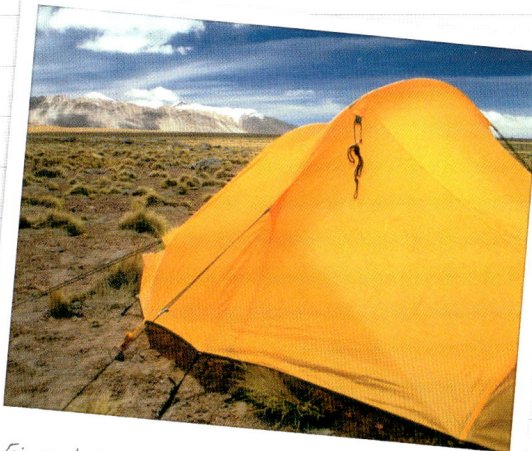

Einsamkeit und Stille mit traumhafter Kulisse

Von einem Augenblick zum anderen, über Tage hinweg, nur noch sich selbst zu hören, ist in unserer zivilisierten von ständigen Geräuschen durchdrungenen Welt ein eher seltenes Ereignis.

水

Selbst bei einsamen Wanderungen, beispielsweise in den Alpen, sind wir Menschen von – wenn auch wenigen – Geräuschen umgeben. Das Läuten von Kuhglocken, Vogelgezwitscher, Flugzeuge, die über uns hinweg fliegen, Motorengeräusche der Autos, die durchs Tal fahren, ein rauschender Gletscherbach. Irgendein Laut erreicht immer wieder unser Ohr.

Doch hier in der Atacama-Wüste ist alles anders, hier herrscht diese unglaubliche absolute Stille. Man hört nur sich, das eigene Atmen, den eigenen Herzschlag. Ein Zustand, der viele Menschen verunsichern kann und den nur wenige kennen. Wir bewegen uns außerhalb der „akustischen Komfortzone", die wir im Alltag gewohnt sind. Wir flüchten mit Hilfe von iPod, Fernseher, Musikanlagen und anderen Dingen vor dieser Stille. Warum diese Flucht? Ist es nicht so, dass wir in diesem Zustand der Ruhe, mit uns selbst konfrontiert werden? Wir haben kaum die Möglichkeit, uns abzulenken oder gar zu flüchten.
Die Angst vor der Stille ist letztendlich
die Angst vor uns selbst.

Wir unterschätzen, wie wichtig diese Ruhe-
inseln im Alltag für uns sind. Doch diese
„Nichtanwesenheit" von Geräuschen ist
inzwischen zu ungewohnt in unserer lauten,
hektischen und allzu schnelllebigen Welt.
Wir könnten, wenn wir dazu bereit sind,
unermessliche Energie, Kraft und
Gelassenheit aus dieser Stille schöpfen.

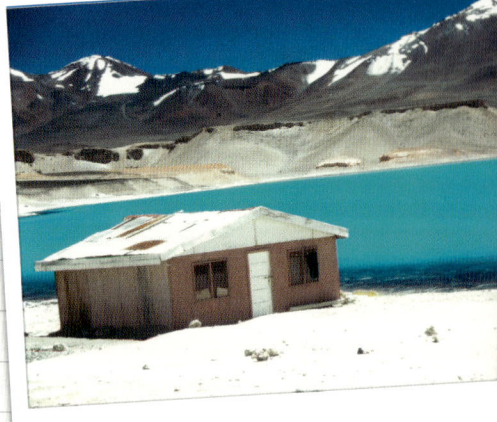

Surreale Stimmung in fast 5000 m Höhe

Genau diese drei Elemente benötigen wir drei Freizeitbergsteiger, um die Besteigung dieses Vulkans schadlos zu überstehen. Das einzige Geräusch, das uns jeden Tag von Neuem pünktlich um die Mittagszeit aus unserer meditativen Stille reist, sind die Thermikstürme, die hier in der Wüste toben. Das Rauschen des Windes, das Flattern des Zeltstoffes macht uns immer wieder bewusst, welche Kraft die Natur hat. Diese Macht durchbricht mit ihrer Urgewalt das totale „Einssein" mit der absoluten Geräuschlosigkeit. Sobald jedoch die Sonne hinter dem Horizont verschwunden ist und die eisige Kälte nach und nach Einzug hält, ist sie wieder da – diese grenzenlose Stille.

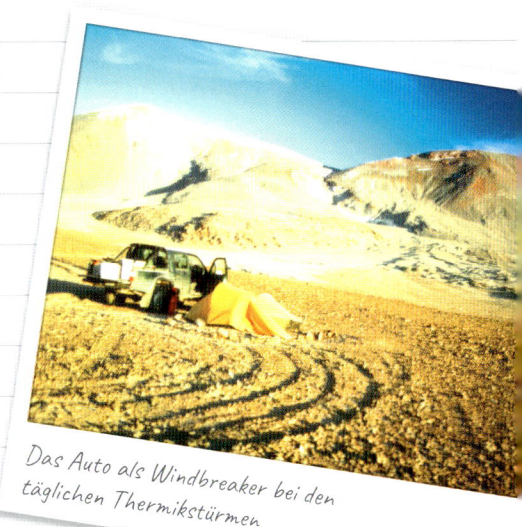

Das Auto als Windbreaker bei den täglichen Thermikstürmen

Jeden Abend, bevor ich mich in meinen warmen Schlafsack verkrieche, zelebriere ich das gleiche Ritual. Ich stelle mich an einen Platz, an dem ich ungestört bin, breite die Arme aus, spüre diese Ruhe, die mir Kraft gibt, hebe den Kopf und schaue in den mit Milliarden von Sternen übersäten Nachthimmel. Nirgendwo auf der Welt ist die Luft klarer, an keinem anderen Ort ist der Sternenhimmel imposanter. Ich bin dankbar, dies erleben zu können, und spüre, wie mir eine Träne an der Wange festfriert.

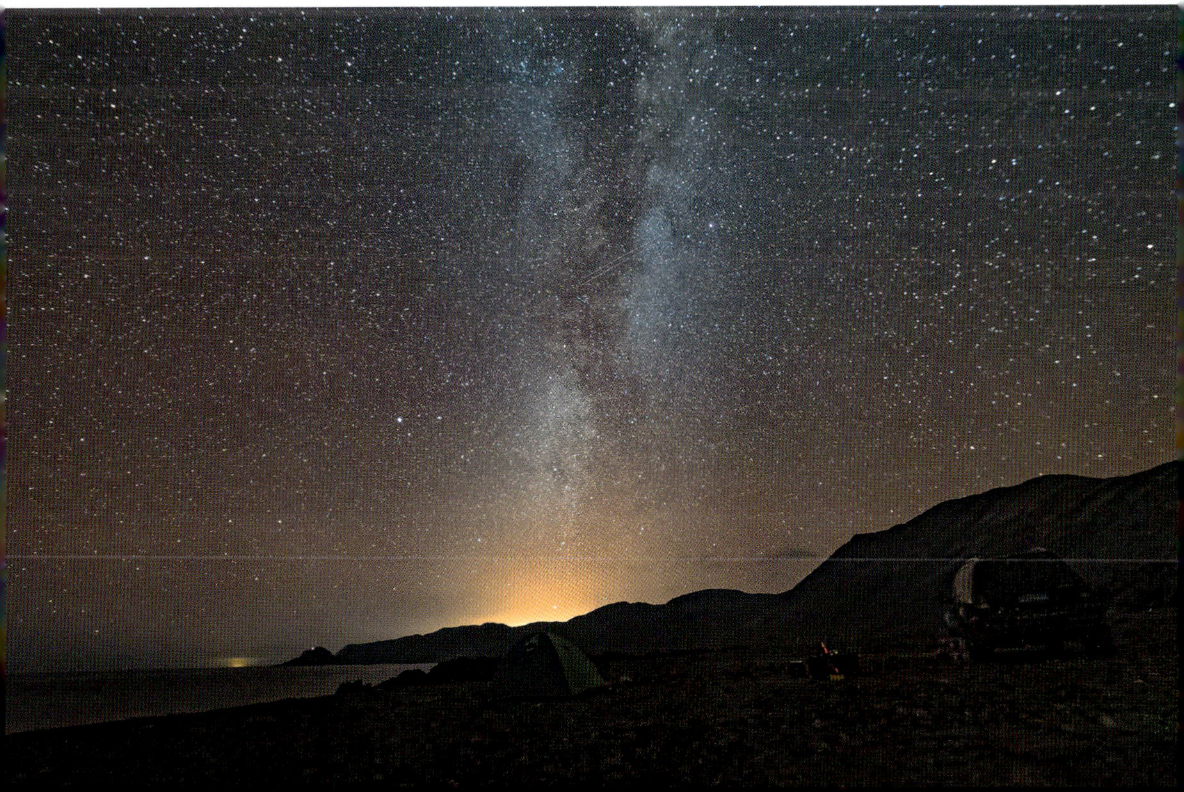

Die Wissenschaft sagt

„Downshifting" – Ruhe und Gelassenheit ist erlernbar.
Unser Leben wird immer schneller, der Alltag hektischer, die Pausen, in denen Sie Energie tanken können, immer kürzer. Daher ist es besonders wichtig, dass diese Zeit effektiv genutzt wird, um sich zu stärken.

Doch wie bei allem muss Gelassenheit erlernt und trainiert werden. Logischerweise spielen die Gene auch hier eine Rolle. Doch wir selbst haben es in der Hand, wie und ob wir die entsprechenden Gene aktivieren. Der Zellforscher und Biologe Prof. Dr. Bruce Lipton hat festgestellt, dass unser Verhalten für die Aktivierung dieser Gene ausschlaggebend ist. Dieses Verhalten ist Ausdruck unseres Denkens, unserer Konditionierungen, die uns anerzogen und beigebracht wurden. Daraus hat sich unsere „persönliche Wahrheit" entwickelt und als Muster eingeprägt. Wenn diese Wahrheit mir immer wieder suggeriert, dass ich ein ständig gestresster Mensch bin, der nie zur Ruhe kommt, so ist die Wahrscheinlichkeit groß, dass schon kleine Anreize genügen, um das Gehirn zu veranlassen, Stresshormone auszuschütten.

Trainiere ich die Gelassenheit, so bilden sich mit der Zeit neue neuronale Strukturen, die bewirken, dass wir auch unter großem Druck ruhig und überlegt reagieren. Gelassenheit ist somit zwar auch eine Frage der Gene, aber diese lassen sich durchaus verändern. Um Gelassenheit zu lernen, müssen wir erst einmal fühlen und erfahren, wie es sich anfühlt, Dinge gelassen anzugehen und zu erledigen. Die Meditation ist laut Gehirnforschung der Königsweg zur Gelassenheit. Seit über 2500 Jahren meditieren die Menschen und erleben hierbei, wie die Stille sich auf geistige und körperliche Leistungen auswirkt, wie die Persönlichkeit sich entwickelt und den Abbau von Stress und Ängsten unterstützt.

Anhand konkreter Messungen liefert die Wissenschaft darauf Antworten, die dies belegen. Meditation wirkt wie ein Schutzprogramm für das menschliche Immunsystem, da sie beispielsweise das Verhältnis zu Stress im positiven Sinn verändert und den Pegel des Stresshormons Kortisol senkt. Ein chronisch erhöhter Kortisolspiegel entsteht bei dauerhafter Überbelastung, ist mitverantwortlich für Herzerkrankungen sowie erhöhten Blutdruck und trägt auch zu Stimmungsschwankungen, Angstzuständen und vielen psychischen Störungen bei. Besonders fatal sind die Auswirkungen auf unsere Hirnzellen. Zuviel Kortisol tötet diese ab, indem es die Zellen buchstäblich zu Tode stimuliert. Eine Studie hat gezeigt, dass bereits nach einem achtwöchigen Meditationstraining der Kortisolspiegel weniger stark ansteigt und nach Testende wieder schneller auf sein ursprüngliches Maß zurückgeht. Nicht zuletzt aus diesem Grund wird Meditation und Achtsamkeitstraining in der Stress- und Burn-out-Prävention eingesetzt.

Im Vergleich zu anderen Menschen geht der Meditierende beispielsweise mit Gefühlen völlig anders um. Meditierende denken weitsichtiger, globaler, da sie in der Lage sind ihr Gehirn auf eine komplett andere Weise zu nutzen. Es werden Ressourcen freigesetzt, die den Meditierenden Dinge schneller sehen und erleben lassen. Durch die bewusste Auseinandersetzung mit dem Unbewussten entsteht meist eine stabilere Persönlichkeit, die in der Lage ist, den manchmal extremen Belastungen des täglichen Lebens besser standzuhalten. Durch das regelmäßige Meditieren in der Stille erlernt der Mensch, mit Gelassenheit und Ruhe auf scheinbar unlösbare Probleme zu reagieren. Die Betonung liegt auf regelmäßig! Meditieren verändert das Gehirn, je länger und öfter wir üben.

Vor allem die Areale im Stirnhirn (Lobus frontalis, wird im Allgemeinen als Sitz der individuellen Persönlichkeit bezeichnet) und in den Schläfenlappen erfahren den größten Einfluss. Es ist das sogenannte „Ruhe-Netzwerk", welches verändert wird. Oft beschäftigen uns ängstigende Gedanken, die unsere Zukunft betreffen, was von uns erwartet wird und ob wir Aufgaben schaffen werden. Doch durch das Meditieren lernt das Gehirn, sich auf den gegenwärtigen Augenblick zu konzentrieren, störende Gedanken an die Vergangenheit und die Zukunft werden „in Ordner gepackt" und haben in diesen Momenten der Stille keinen entscheidenden Einfluss mehr. Indem der Mensch seine Gedanken bewertungsfrei beobachtet, können völlig neue Sichtweisen entstehen, die bei Lösungsfindungen eine überraschende und oftmals entscheidende Rolle spielen. Zudem wird der Umgang mit Emotionen einfacher, die dann nicht mehr so leicht überschießen und Entscheidungen beeinflussen.

Doch nicht jeder sieht sich in der Lage, täglich still auf einem Kissen zu sitzen und in Ruhe zu verweilen. Aus neurobiologischer Sicht muss es etwas sein, das begeistert, etwas das unter die Haut geht. Nur so werden die emotionalen Zentren im Gehirn angesprochen, welche die Botenstoffe aktivieren und somit neue Netzwerke und Synapsen schaffen.
Für welche Methode sich der Mensch letztendlich begeistert, um zur Ruhe zu kommen, ist völlig gleichgültig. Das Ergebnis zählt. Inzwischen stehen uns eine Vielzahl von Methoden und Techniken zur Verfügung. Ob über passive Methoden, wie Akupressur, Aromatherapie, ayurvedische Anwendungen und Rolfing, oder über bewegte Meditation, wie Tai-Chi, Qigong, Feldenkrais, Yoga, meditatives Tanzen, oder ganz normalen Sport, der Markt hat für jeden Charakter das entsprechende Angebot. Wichtig ist die Begeisterung und die Fähigkeit, sich in die entsprechende ausgewählte Methode „versenken" zu können, sich ganz und gar auf den Augenblick einzulassen.

☀ Die Umsetzung im Alltag

Die Ruheinseln im Alltag suchen.
Unsere Brücke der Lebensfreude und des Glücks sollte in einem See stehen, dessen Wellen nicht beständig in Bewegung sind. Schlagen die Wellen dauerhaft hoch, so greifen sie das Fundament der Brückenpfeiler an. Kommt Ihr Denken, Ihr Körper

selten zur Ruhe? Sind Sie geistig und körperlich ständig in Bewegung und gönnen sich kaum Pausen, weil Sie sich unter Druck fühlen? Wenn ja, dann besteht die Gefahr, dass dieser permanent hohe Wellengang Schaden an Ihren Brückenpfeilern anrichtet.

In Krisensituationen oder wenn Sie unter enormem Druck stehen, sollten sie die Situation erst einmal mit einer gewissen Gelassenheit entschärfen. Beobachten Sie mit einer achtsamen Ruhe den gegenwärtigen Augenblick, blenden Sie Vergangenheit und Zukunft für einige Zeit aus und verweilen Sie ausschließlich in der Gegenwart. Wenn wir uns immer auf das fixieren, was nachher kommt, begeben wir uns in einen Zustand permanenter Atemlosigkeit. Das, was jetzt gerade ist, verliert an Wert. Das ist jedoch absurd, weil wir im Hier und Jetzt leben und nicht morgen oder übermorgen. Alles geht uns nicht schnell genug, was zur Folge hat, dass wir nervös und gereizt werden. Wenn wir uns aber gelassen und konzentriert auf den gegenwärtigen Augenblick einlassen, führen wir das, was zu tun ist, sorgfältig und mit Begeisterung aus. Der Weg wird zum Teil des Ziels, der ganze negative Druck verschwindet und wie von selbst stellt sich ein Gefühl der Entspannung ein.

Wichtig ist, dass Sie als Erstes Ihr Gehirn immer wieder in einen Ruhemodus zurückführen. Machen Sie sich immer wieder frei von mentalen Belastungen, wie z. B. Angst, Unsicherheit und Selbstzweifel. Versuchen Sie Ihr Gehirn in eine neutrale Position zu bringen, bewerten Sie Dinge, die Ihnen begegnen nicht, sondern nehmen Sie diese einfach nur wahr. Durch bestimmte Atemtechniken gelangen Sie in diesen Ruhemodus. Neurochemische Prozesse in verschiedenen Hirnregionen erschaffen dann einen Zustand des inneren Gleichgewichts, bei dem Sie sich gelassener und entspannter fühlen. Wenn wir in diesen Gelassenheitszustand kommen, reagieren wir auf Herausforderungen, auch auf Unvorhergesehenes, ruhiger und flexibel. Das Gehirn veranlasst den

Körper, Reparaturen durchzuführen und Energie einzusparen. Sorgen und Reizbarkeit schwinden, Stress, Angst und Frustration haben in diesem anpassungsfähigen Zustand nur wenig Spielraum.

Achten Sie deshalb darauf, dass die Wellen Ihres Sees immer wieder zur Ruhe kommen. Suchen Sie sich Momente, in denen Sie abschalten können, wenn Sie merken, die Wogen schlagen mal wieder zu hoch. Führen Sie regelmäßige Rituale der Stille in Ihren Alltag ein, die Körper, Geist und Seele immer wieder in einen Ruhemodus zurückführen.

Oftmals ist Ihr See vielleicht so aufgewühlt, dass die umherwirbelnden Sedimente das Wasser trüben. Sie haben keinen klaren Blick mehr auf die Dinge. Doch wenn das Wasser sich beruhigt, setzen sich die Partikel, die das Wasser trüben, auf dem Grund ab. Sie sehen wieder den Boden des Sees, erlangen Klarheit, erkennen vielleicht grundsätzliche Dinge, die Sie verändern können und finden Lösungen für Probleme, die sich Ihnen stellen.

Das Morgenritual

Bei vielen Menschen läuft der Morgen folgendermaßen ab: Der Wecker klingelt. Schnell aufstehen, Kaffee machen, Radio oder gar Fernseher anschalten, mit der Kaffeetasse ins Bad, Morgentoilette, Anziehen, zwischendurch ein Biss ins Brötchen, ein Blick auf die Nachrichten im Fernseher, Mantel an, Tasche unter den Arm, im Gehen noch ein paar Worte an Frau und Kinder, Türe zu, ab zur Arbeit.

Kommt Ihnen das irgendwie bekannt vor? Ein ziemlich hoher Wellengang schon am Morgen – oder nicht? Falls der Morgen bei Ihnen so oder so ähnlich abläuft, versuchen Sie es einmal anders. In Ruhe, mit Stille und Achtsamkeit entspannt in den Tag starten ist ein völlig anderes Gefühl. Sie sollten lediglich bereit sein, eine halbe Stunde mehr zu investieren. Glauben Sie mir, auf Dauer zahlt sich das aus.

Wenn Sie aufwachen, legen Sie ihre Hände erst einmal sanft auf den Bauch. Spüren Sie Ihre Atmung ganz bewusst unter Ihren Händen durch das Heben und Senken der Bauchdecke. Lassen Sie den Atem fließen! Die Atmung geht von selbst, ohne dass wir sie beeinflussen. Nehmen Sie die Dinge um sich herum bewusst und achtsam mit allen Sinnen wahr, ohne sie zu bewerten. Spüren Sie die Einzigartigkeit eines jeden Atemzuges. Lassen Sie alles gefühlte zwei bis drei Minuten auf sich wirken.

Dann fangen Sie an, sich ganz spontan und langsam zu bewegen. Ballen Sie die Hände zu Fäusten, ziehen Sie die Fußspitzen an, recken, strecken und räkeln Sie sich. Geben Sie allen Impulsen nach, die Ihr Körper aussendet. Wenn nötig, gähnen Sie aus vollem Hals, wenn Sie wollen auch laut. Befreiendes Gähnen ist eine der ursprünglichsten Entspannungsformen! Dann richten Sie sich langsam auf und bleiben noch ein paar Atemzüge am Bettrand sitzen, bevor Sie aufstehen.

Natürlich können Sie sich auch, falls vorhanden, in Ihre Meditationsecke zurückziehen, um Ihre morgendliche Meditation zu absolvieren oder Ihre Yoga-Übungen auszuführen. Nur ein paar Minuten der Versenkung sorgen für einen gelasseneren Start in den Tag. Es ist oftmals nur eine Frage der Selbstdisziplin und der Wichtigkeit.

» Ich finde für mich heraus, was mir guttut, und baue dies als festes Ritual in meinen Tagesbeginn ein. «

Lassen Sie an solch einem Morgen Radio und Fernsehen bewusst aus und genießen Sie die Stille. Schaffen Sie sich Freiräume, wenn Sie Partner oder Familie haben. Es ist Ihr gutes Recht! Noch besser: Versuchen Sie diese für Ihre Rituale zu begeistern, binden Sie Kinder und Partner in Ihre stille Achtsamkeit mit ein.

Seien Sie ganz bei sich und im Moment bei allen folgenden Tätigkeiten.

Die Reihenfolge, ob Sie nun zuerst ins Bad gehen oder frühstücken, ist nicht von Bedeutung. Entscheidend ist, dass Sie bei allen Tätigkeiten mit liebevoller Aufmerksamkeit bei sich sind. Wenn Sie im Bad sind, schauen Sie sich erst mal im Spiegel freundlich an. Sind Sie sich bewusst, egal wie Sie aussehen, dass Sie schon morgens stets Ihr bester Freund sind. Gehen Sie gut mit sich um, eine freundliche Gesinnung sich selbst gegenüber ist ein Riesenschritt in einen positiven Tag.

Schmecken Sie beim Frühstück ganz bewusst die Marmelade, den Brotaufstrich auf Ihrem Brötchen. Genießen Sie Ihren Tee oder Kaffee, schließen Sie ab und zu die Augen und nehmen Sie auf diese Weise den Geschmack intensiv war. Machen Sie das Frühstück zu einem kleinen kulinarischen Ereignis in der Stille des Morgens.

Wenn Sie zu den aktiven Menschen gehören, die morgens spazieren gehen oder joggen, so gehen Sie hier mit derselben liebevollen Aufmerksamkeit vor. Öffnen Sie Ihre Sinne, freuen Sie sich über das morgendliche Vogelgezwitscher, riechen Sie den Duft von frischem Gras und spüren Sie die wärmenden ersten Sonnenstrahlen des Tages.

Es lohnt sich, ein wenig mehr Zeit am Morgen für sich zu investieren. Sie werden spüren, dass Sie mit mehr Energie und gelassener in den Tag starten.

💡 Top-Tipps

- Trainieren Sie ab und zu das „Nichtdenken". Hierzu eignet sich besonders die Blitz- oder 10-Atemzüge-Meditation. Wenn Sie merken, dass sie „unter Strom stehen", konzentrieren Sie sich voll und ganz auf Ihre Atmung. Gehen Sie mit Ihrem Bewusstsein ganz in jeden einzelnen Atemzug und lassen Sie die Gedanken, die immer wieder kommen, einfach wie Wolken am Berg weiterziehen. Selbst ein tiefer, konzentrierter Atemzug kann Ihr System wieder etwas mehr in Balance bringen und zehn achtsame Atemzüge können den Geist schon enorm beruhigen.
- Führen Sie regelmäßig Tätigkeiten aus, die Sie begeistern und bei denen Sie innerlich zur Ruhe kommen. Ob bei der Gartenarbeit, beim Bogen-

schießen, oder beim Sterne beobachten, es ist völlig gleichgültig, entscheidend ist, dass Sie sich in diese Tätigkeit „versenken" können.
- Probieren Sie neue Dinge aus, die Sie interessieren. Versuchen Sie es doch einmal mit einem Qigong-, Tai-Chi- oder Yoga-Kurs. Vielleicht haben Sie auch einmal Lust, einen Meditations- oder Achtsamkeitsworkshop in einem Kloster zu absolvieren. Haben Sie den Mut, sich auf neues Terrain zu begeben, in den Raum der Stille? Ihr Körper und Ihr Geist werden es Ihnen danken.
- Wenn Sie gerne Musik hören, versuchen Sie dies einmal, ohne sich durch eine andere Tätigkeit ablenken zu lassen. Vor allem langsame Klänge mit 60 Taktschlägen pro Minute bauen Stress ab, da dies dem Herzschlag im Ruhebereich entspricht. Die Muskulatur lockert sich, der Blutdruck sinkt, vor allem aber wird die Konzentrations- und Leistungsfähigkeit gesteigert.
- Wenn Sie sich entschlossen haben, es mit Meditation zu versuchen, buchen Sie einen Einsteigerkurs. Es ist von großem Vorteil, sich von einem erfahrenen und kompetenten Lehrer anleiten zu lassen, um den richtigen Einstieg zu finden.

👟 Der Sport-Tipp

- Bewegen Sie sich regelmäßig, bewusst und öfter ohne Leistungsdruck an der frischen Luft. Ob Rad fahren, walken oder joggen, versuchen Sie es mal meditativ. Die achtsamen gleichförmigen Bewegungen schaffen eine innere Ruhe, lassen Anspannungen und Verkrampfungen schwinden. Schon ab 20 Minuten aktiven Training werden sämtliche Organe intensiv mit Sauerstoff versorgt und es werden zusätzlich Stresshormone abgebaut. Friedrich Schiller hat es sehr schön ausgedrückt: „Strebe nach Ruhe, aber durch das Gleichgewicht in deiner Bewegung, nicht durch den Stillstand deiner Tätigkeit."

Der ruhige Schlaf – die Basis des Leistungsvermögens im Alltag

3. März 2002, 6.00 Uhr morgens.

Es ist noch dunkel, minus acht Grad und wieder umhüllt mich diese absolute Stille, die uns seit mehr als zwei Wochen begleitet. Inzwischen haben wir gelernt, Kraft und Energie daraus zu gewinnen. Trotz der Aufregung und der Höhe haben wir überraschenderweise relativ gut geschlafen, fühlen uns leistungsfähig und sehen dem letzten Teil des Aufstiegs zuversichtlich und ohne Skepsis entgegen. Am heutigen Tag ist dies besonders wichtig.

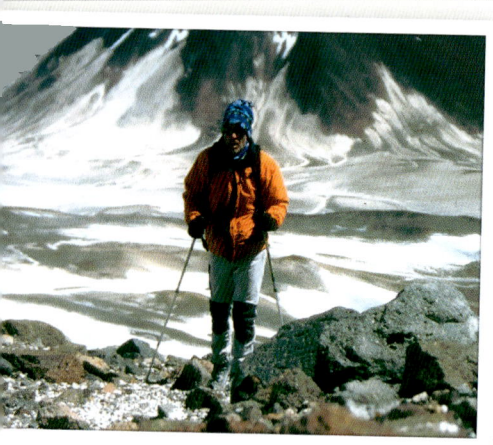

Schritt für Schritt dem Gipfel entgegen

Seit gestern Abend befinden wir uns im obersten Lager am Ojos del Salado in 5800 Meter Höhe. Heute wollen wir die letzten 1100 Höhenmeter bis zum Gipfel bewältigen. Nochmal ein aufmunternder Blick, ein gegenseitiger Händedruck, wir sind bereit zum Aufstieg. Wortlos marschieren wir los. Jeder für sich, man hat zwar die Partner im Blick, jedoch geht in dieser Höhe jeder seinen eigenen Rhythmus. Allein in sich ruhend, steigt jeder für sich Schritt für Schritt über Fels, Schotter, erkaltete Lava, Schnee und Eis in Richtung Krater. Irgendwann geht die Sonne auf und erwärmt unsere Körper in der bis dahin beißenden Kälte. Nur die Stille bleibt.

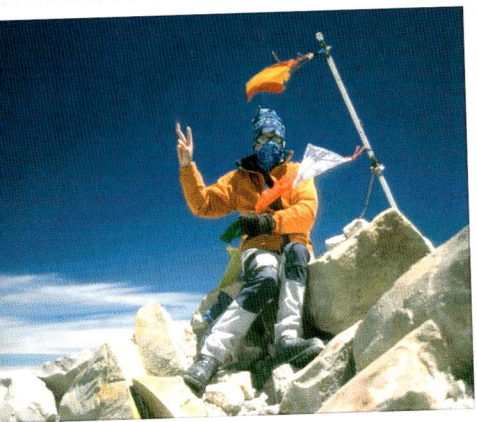

*Gipfelsieg am höchsten Vulkan der Erde.
Ojos del Salado 6893 m*

Ich bin ganz bei mir, höre nur den eigenen Atem, das Pochen des Herzschlages im Ohr und das Knirschen der kleinen Lavasteine unter meinen Schuhen. Ein fast schon meditativer Zustand, wenn es nur nicht so unendlich anstrengend wäre! In dieser Höhe baut der Körper seine Energiereserven Stück für Stück ab. Die Speicher beginnen, sich zu leeren. Doch dieses Ganz-bei-sich-Sein in der Stille scheint eine magische Wirkung zu haben. Im Augenblick ganz und gar präsent zu sein, sich auf das Wesentliche zu konzentrieren, das ist die Zauberformel für Leistungen aller Art.

12.30 Uhr. Ein unfassbares Bild bietet sich mir. Ich habe den Gipfel des höchsten Vulkans der Erde erreicht. Nichts mehr außer dem stahlblauen Himmel ist über mir. Die Atacama-Wüste breitet sich unter mir in ihrer ganzen herben Schönheit aus. Am Horizont glaube ich, die Erdkrümmung ausmachen zu können. Ein bewegender Moment. Ich stehe noch allein auf dem Gipfel, meine Freunde werden mir demnächst folgen. Doch inzwischen hat sich die Stille verabschiedet und dem

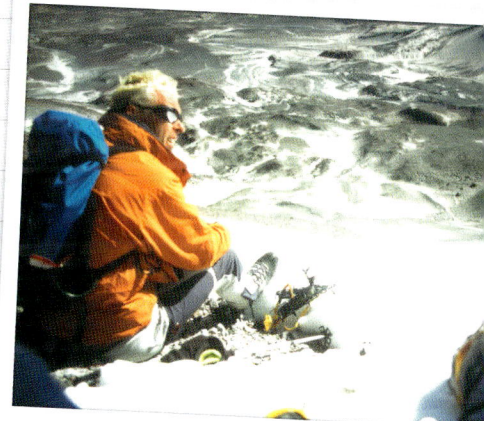

Auch der Abstieg über die Schneefelder erfordert nochmal höchste Konzentration

mittäglich tobendem Wind seinen Raum gegeben. Meine Gebetsfahnen, die ich aus Nepal mitgebracht und am Gipfel fest gebunden habe, flattern im Wind. Ich bin dankbar und glücklich für dieses unwiederbringliche Erlebnis, das ohne die Kraft der Stille und einem erholsamen Schlaf nicht möglich gewesen wäre.

水

Die Wissenschaft sagt

Schlaf ist ein entscheidender Faktor für die Lebensgesundheit.

Schlaf ist ein Zustand der äußeren Ruhe bei Menschen und Tieren. Puls, Atemfrequenz und Blutdruck sinken, die Gehirnaktivität verändert sich. Während wir schlafen, wechseln sich verschiedene Schlafphasen nacheinander ab. Für eine geistige und körperliche Erholung ist die regelmäßige Abfolge von Leichtschlaf, Tiefschlaf und Traumschlaf unentbehrlich. Jede Phase hat ihre eigenen Muster und anhand der Gehirnströme können die Schlafwissenschaftler erkennen, in welcher Phase sich der Schlafende befindet.

Besonders interessant ist die sogenannte REM-Schlafphase (REM = Rapid Eye Movement), in welcher der Mensch besonders intensiv träumt. In dieser Phase, die auch als „paradoxer Schlaf" bezeichnet wird, gibt es Zustände, die dem Wachsein ähneln. Der Blutdruck, Atem- und Herzfrequenz steigen und es wird eine erhöhte Gehirnaktivität festgestellt, dadurch erinnern wir uns am häufigsten an Träume, die in dieser Phase entstehen. Inaktiv in diesem „aktiven Schlafzustand" ist allerdings die Muskulatur, die blockiert ist und motorische Handlungen, die im Traum erlebt werden, ausschließt.

Es ist unrealistisch, wenn man glaubt und erwartet, dass man immer gut schläft. Kurzfristige Schlafstörungen gehören zum normalen Leben. Allerdings können diese Störungen, wenn sie regelmäßig auftauchen, ein wichtiges Signal dafür sein, dass ein wichtiges Problem im Wachzustand noch nicht ausreichend verarbeitet ist. Oft hofft man nachts darauf, die geeignete Antwort für dieses Problem zu finden, das tagsüber nicht gelöst werden konnte.

Die physiologische Schlaftiefe nimmt im Laufe des Lebens immer mehr ab, sodass es wahrscheinlich ist, nachts öfter mal längere Zeiten wach zu sein. Dies ist also völlig normal und stellt noch keine Krankheit dar.

Der Schlafrhythmus ist leicht zu stören – beispielsweise durch Schichtarbeit, häufig wechselnden Schlafzeiten zwischen Wochentagen und Wochenenden oder nach einem Zeitzonenflug (Jetlag). Unter diesen Bedingungen ist ein vorübergehend unruhiger Schlaf völlig normal, aber er sollte sich nicht zu einem Dauerzustand entwickeln.

Durch eine ungünstige Lebensweise sind Schlafstörungen leicht konditionierbar und verselbstständigen sich. Wer beispielsweise nachts um 3 Uhr regelmäßig aufwacht und angsterfüllt auf die Uhr schaut, erzeugt auf Dauer eine Eigendynamik. Dies bedeutet, die innere Uhr ist auf „3 Uhr Aufwachen" programmiert und der Körper wacht allein immer wieder um diese „eingestellte" Uhrzeit auf.

Wir verbringen im Durchschnitt ein Drittel unseres Lebens im Schlaf und dieser wird unbedingt benötigt, um auf Dauer gesund und leistungsfähig zu bleiben. Es ist einer der wichtigsten Bausteine zur Regeneration von Körper, Geist und Seele!

 ## Die Umsetzung im Alltag

Die Top-Tipps

- Gehen Sie erst ins Bett, wenn Sie wirklich müde sind. Jeder Mensch ist anders veranlagt, es gibt „Nachteulen", die morgens eher langsam in Gang kommen, und Menschen, die am Abend schnell einschlafen, aber morgens um sechs ihren Waldlauf machen. Hören Sie auf Ihren Körper, er gibt Ihnen den gesunden Rhythmus vor und lässt sich kaum umerziehen.

» Ich lasse Fernseher und PC aus, wenn ich zu Bett gehe; das Bett ist eine Stätte für Schlaf und Entspannung. «

Die Lichtfrequenz von Fernseher und PC sind ähnlich wie das Tageslicht und können dem Körper das Signal geben, dass es noch nicht Zeit ist zu schlafen, da es ja noch hell ist.

- Falls Sie Probleme mit dem Einschlafen haben, stehen Sie wieder auf und widmen Sie sich einer angenehmen Tätigkeit, beispielsweise einer kleinen Meditation (siehe Abendritual). Hören Sie beruhigende Musik, lesen Sie etwas oder machen Sie sich noch einen Tee.
- Vermeiden Sie den Blick auf die Uhr, wenn Sie nicht einschlafen können. Ein tickender Wecker oder eine digitale Zeitanzeige auf Kopfhöhe könnten Ursachen für einen unruhigen Schlaf sein. Auch die Strahlung eines Smartphones ist nicht gerade förderlich für einen ruhigen Schlaf.
- Versuchen Sie morgens regelmäßig zur gleichen Zeit aufzustehen, wenn Ihr Alltag dies zulässt, unabhängig von der Dauer des Nachtschlafes. Dies schließt natürlich nicht aus, dass Sie ab und zu lange schlafen dürfen.
- Vermeiden Sie kurze Schlafphasen am Tag. Das sogenannte „Powernapping" ist nicht für jeden geeignet.
- Versuchen Sie koffeinhaltige Getränke nach dem Mittagessen zu vermeiden, wenn Sie den Eindruck haben, dass diese Sie aufputschen. Und vor allem: Niemals Alkohol als Schlafmittel einführen.
- Nehmen Sie keine schwerverdaulichen Mahlzeiten am Abend mehr zu sich. Zwischen Abendessen und Bettruhe sollten mindestens zwei Stunden liegen, damit der Körper noch Zeit hat, das zu sich Genommene zu verarbeiten und zu verdauen.
- Schwere körperliche Belastungen am Abend sind auch nicht empfehlenswert, Sex ist erlaubt, da dies das Einschlafen eher fördert.
- Entwickeln Sie Ihr persönliches Ritual vor dem Schlafengehen. Versuchen Sie, regelmäßig eine Entspannungsübung vor dem Zubettgehen zu machen. Und als letztes mein Lieblingstipp: Schreiben Sie drei Dinge auf, für die Sie an diesem Tag dankbar sind oder die Sie positiv berührt haben. So gehen Sie mit einem guten Gefühl zu Bett.

Der Einschlaf-Tipp
Abendritual: Der Spaziergang durch den Seelengarten

Dies ist eine schöne Visualisierung, die beruhigt und sich entspannend auf das Körpersystem auswirkt. Versuchen Sie, sich alles möglichst detailliert vor Ihrem inneren Auge vorzustellen, und Sie werden merken, welche Ruhe sich in Ihnen ausbreitet.

Legen Sie sich bequem auf den Rücken, strecken Sie Ihre Beine aus und legen Sie Ihre Hände auf den Bauch. Spüren Sie Ihre Atmung und wie sich Ihre Bauchdecke beim Einatmen wölbt und beim Ausatmen nach ihnen geht. Lassen Sie Ihre Atmung fließen, ohne diese zu beeinflussen. Wenn Sie merken, dass diese in einem gleichmäßigen Fluss ist, stellen Sie sich eine Treppe mit zehn Stufen vor, die auf- oder abwärts führt. Gehen Sie diese Stufen langsam und ohne Eile, bis Sie an eine verschlossene Türe kommen. Öffnen Sie diese, treten Sie hindurch und vor Ihnen breitet sich ein wunderschöner Garten aus, Ihr „Seelengarten". Dies kann ein wilder oder ein wohl strukturierter Garten sein. Lassen Sie Ihrer Fantasie freien Lauf.

Durch diesen Garten schlängelt sich ein Weg, den Sie nun achtsam und voller Aufmerksamkeit beschreiten. Gehen Sie in aller Ruhe diesen Weg, nehmen Sie alles war, was um Sie herum an Pflanzen, Tieren, Geräuschen und Gerüchen ist. Versuchen Sie, all Ihre Sinne mit einzubinden. Sie können den Weg auch verlassen, streifen Sie durch die Wiese, gehen Sie unter den Bäumen durch, genießen Sie den kühlenden Schatten und die Sonne, die Ihre Haut erwärmt. Halten Sie ab und zu inne und beobachten Sie aufmerksam all die Dinge, die sich in Ihrer Fantasie ausbreiten.

Dann, irgendwann am Ende des Weges, sehen Sie ein schönes Gartenhaus mit einer großen, einladenden Veranda. Auf der einen Seite steht eine Hollywood-Schaukel, auf der anderen ist eine Hängematte. Entscheiden Sie sich spontan, wo Sie sich reinsetzen oder -legen wollen. Machen Sie es sich „innerlich" bequem und lassen Sie Ihre Seele baumeln. Sie haben alle Zeit der Welt, niemand treibt Sie an, es gibt keine Termine – nur den mit sich selbst hier im Seelengarten. Genießen Sie die ruhigen Momente und den Ausblick auf Ihren Garten, der sich Ihnen offenbart. Spüren Sie die ganze Freiheit, das Wohlbefinden, das sich in Ihnen ausbreitet.

Doch so ganz langsam sollten Sie sich wieder auf den Rückweg machen, jedoch wieder in aller Ruhe und ohne Eile. Verlassen Sie Ihr Gartenhaus und gehen Sie den Weg, der durch den Garten führt, wieder zurück. Sie werden andere Dinge wahrnehmen, die sie auf dem Hinweg nicht beachtet oder gesehen haben. Nehmen Sie diese neuen Eindrücke achtsam wahr, verlassen Sie vielleicht nochmal den Weg und genießen Sie die Natur aufmerksam in vollen Zügen. So langsam taucht die offene Türe wieder am Horizont auf. Schreiten Sie in aller Ruhe auf diese zu und wenn Sie dort angelangt sind,

drehen Sie sich noch einmal um. Nehmen Sie alle Eindrücke ein letztes Mal in sich auf, verinnerlichen Sie diese, schließen Sie diese in Ihr Innerstes ein und nehmen Sie diese Bilder mit in den Schlaf. Nachdem Sie die Türe hinter sich geschlossen haben, schreiten Sie Ihre zehn Stufen wieder auf oder ab, bis Sie wieder ganz im Hier und Jetzt angekommen sind. Gleiten Sie nun hinüber in einen wohligen und erholsamen Schlaf.

Wenn Sie eine CD mit angenehmen Naturgeräuschen leise im Hintergrund abspielen, können Sie diese innere Visualisierung noch verstärken.
Wiederholen Sie dieses Ritual öfter, Ihr Garten ist jedes Mal ein anderer und Sie werden merken, dass dieser „Seelengarten" sich wundersam positiv auf Ihr Schlafverhalten auswirkt.

Sobald es Licht wird in dem Menschen, ist auch außer ihm keine Nacht mehr, sobald es stille wird in ihm, legt sich auch der Sturm in dem Weltall, und die streitenden Kräfte der Natur finden Ruhe zwischen bleibenden Grenzen.

Johann Christoph Friedrich von Schiller (1759–1805)
Arzt, Dichter, Philosoph und Historiker.

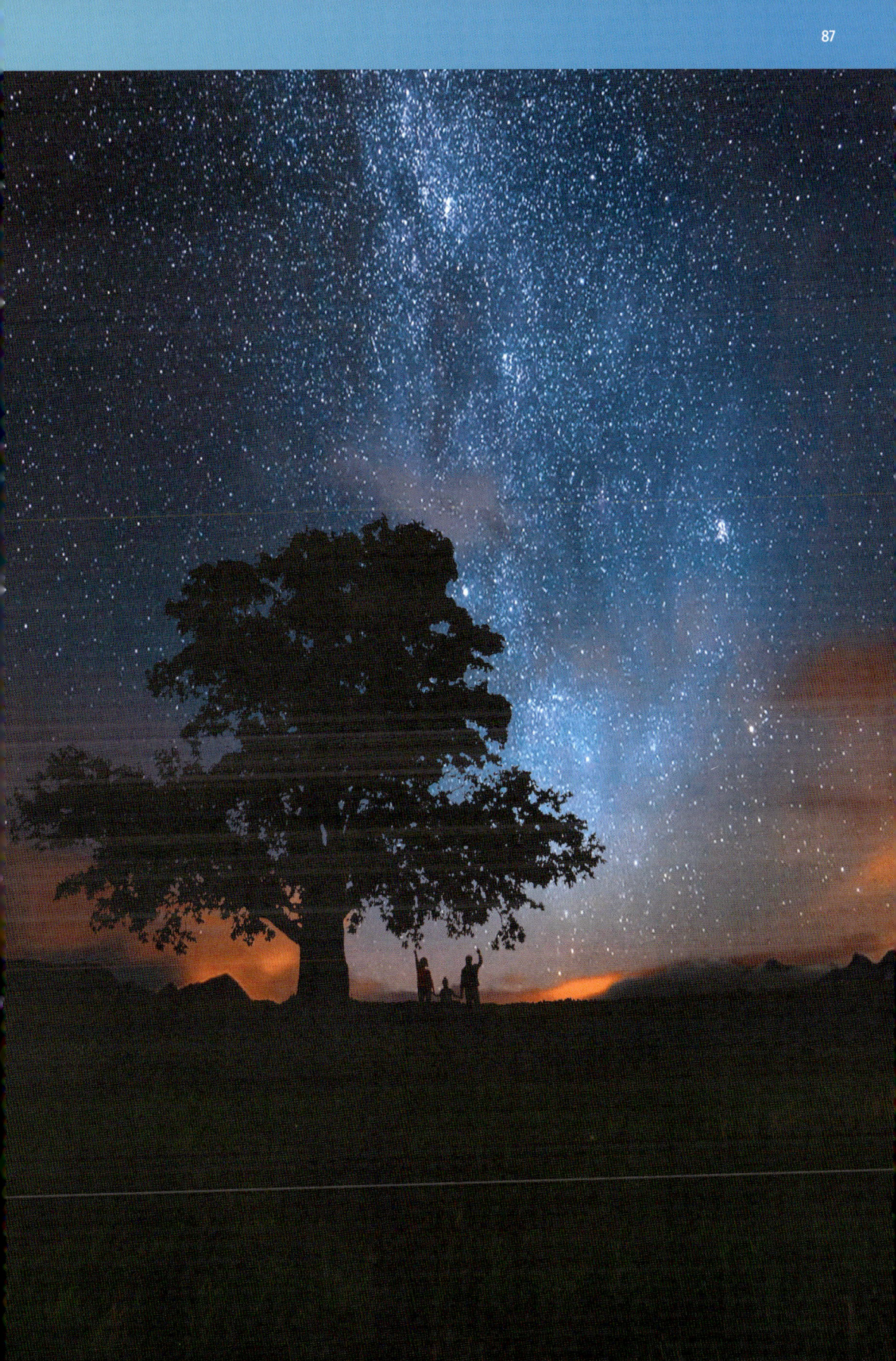

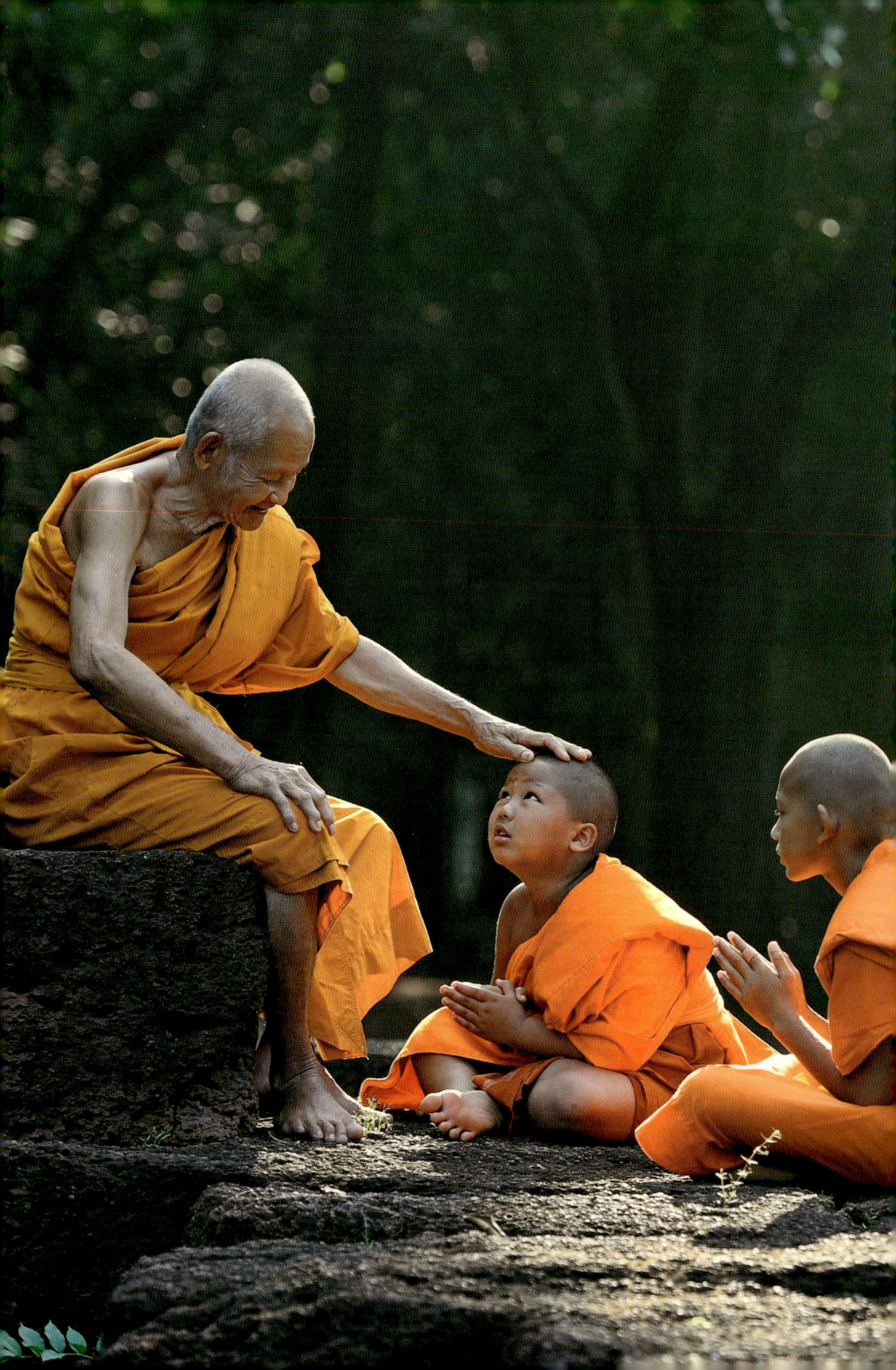

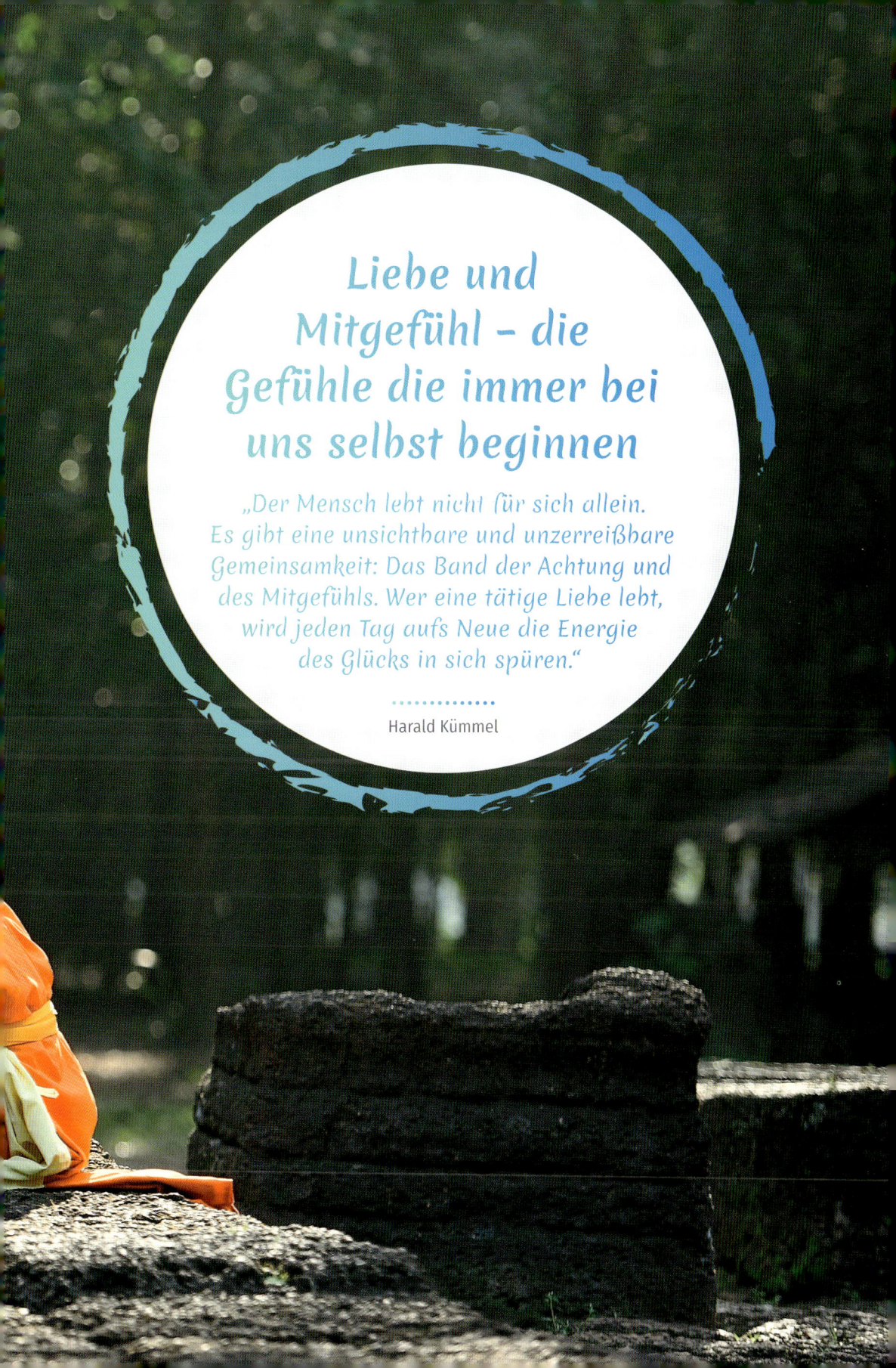

Liebe und Mitgefühl – die Gefühle die immer bei uns selbst beginnen

„Der Mensch lebt nicht für sich allein. Es gibt eine unsichtbare und unzerreißbare Gemeinsamkeit: Das Band der Achtung und des Mitgefühls. Wer eine tätige Liebe lebt, wird jeden Tag aufs Neue die Energie des Glücks in sich spüren."

Harald Kümmel

Es gibt kaum eindrücklichere Zeilen zum Thema Liebe und Mitgefühl als das folgende Gedicht, welches der libanesisch-amerikanische Maler und Philosoph Khalil Gibran in seinem Buch der Prophet veröffentlichte. Aus diesem Grund verzichte ich in diesem Kapitel auch auf eine eigene Geschichte, denn niemals ist die Liebe emotionaler und treffender in der Weltliteratur beschrieben worden:

Von der Liebe

Wenn die Liebe dir winkt, folge ihr,
sind ihre Wege auch schwer und steil.

Und wenn ihre Flügel dich umhüllen,
gib dich ihr hin,
auch wenn das unterm Gefieder versteckte
Schwert dich verwunden kann.

Und wenn sie zu dir spricht, glaube an sie,
auch wenn ihre Stimme deine Träume
zerschmettertn kann,
wie der Nordwind den Garten verwüstetet.

Denn so, wie die Liebe dich krönt,
kreuzigt sie dich.

So wie sie dich wachsen lässt,
beschneidet sie dich.

So wie sie emporsteigt zu deinen Höhen
und die zartesten Zweige liebkost,
die in der Sonne zittern,
steigt sie hinab zu deinen Wurzeln
und erschüttert sie
in Ihrer Erdgebundenheit.

Wie Korngarben sammelt sie dich um sich.
Sie drischt dich, um dich nackt zu machen.

Sie siebt dich,
um dich von deiner Spreu zu befreien.

Sie mahlt dich, bis du weiß bist.

Sie knetet dich, bis du geschmeidig bist;
Und dann weiht sie dich ihrem heiligen Feuer,
damit du heiliges Brot wirst
für Gottes heiliges Mahl.

All dies wird die Liebe mit dir machen,
damit du die Geheimnisse
deines Herzens kennenlernst
und in diesem Wissen ein Teil
vom Herzen des Lebens wirst.

Aber wenn du in deiner Angst nur die Ruhe
und die Lust der Liebe suchst,
dann ist es besser für dich,
deine Nacktheit zu bedecken
und vom Dreschboden der Liebe zu gehen.

In die Welt ohne Jahreszeiten, wo du lachen
wirst, aber nicht dein ganzes Lachen,
und weinen, aber nicht all deine Tränen.

Liebe gibt nichts als sich selbst und nimmt
nichts als von sich selbst.
Liebe besitzt nicht, noch läßt sie sich besitzen;
Denn die Liebe genügt der Liebe.

Und glaube nicht,
du kannst den Lauf der Liebe lenken,
denn die Liebe,
wenn sie dich für würdig hält,
lenkt deinen Lauf.

Liebe hat keinen anderen Wunsch,
als sich zu erfüllen.

Aber wenn du liebst und Wünsche haben mußt,
sollst du dir dies wünschen:

Zu schmelzen und wie ein plätschernder Bach zu sein,
der seine Melodie der Nacht singt.

Den Schmerz allzu vieler Zärtlichkeit zu kennen
Vom eigenen Verstehen der Liebe
verwundet
zu sein;

Und willig und freudig zu bluten.

Bei der Morgenröte
mit beflügeltem Herzen zu erwachen
und für einen weiteren Tag des Liebens
dankzusagen;

Zur Mittagszeit zu ruhen
und über die Verzückung der Liebe nachzusinnen;

Am Abend mit Dankbarkeit heimzukehren;
Und dann einzuschlafen
mit einem Gebet für den Geliebten im Herzen
und einem Lobgesang auf den Lippen.

Khalil Gibran
(* 06.01.1883, † 10.04.1931)

Sehr berührende und weise Worte, die zeigen, dass Liebe und Mitgefühl immer bei jedem von uns selbst beginnt. Und ich bin mir sicher, dass trotz unserer modernen Gesellschaft, die sich immer mehr zum Egoismus hin entwickelt, die Werte Liebe und Mitgefühl auf Dauer mehr Macht haben werden als Gier und Selbstsucht.

Die Wissenschaft sagt

Liebe – die Emotion, die den Verstand verwirren kann.
Ist Liebe überhaupt wissenschaftlich definierbar? Was ist Liebe denn eigentlich, ein unordentliches Gefühl oder eine besondere Art der Geisteskrankheit, wie zwei Autoren ihre Buchbestseller betitelten? Es ist mir klar, dass man über dieses Thema, das zu den wichtigsten in unserem Leben gehört, hunderte von Seiten schreiben könnte, doch ich versuche, mich auf die wichtigsten Fakten zu beschränken.
Ganz einfach gesehen ist Liebe erst einmal nicht mehr als die Zuneigung, ein mehr oder weniger starkes Gefühl, zu Dingen, zu einer Sache oder zu anderen Personen. Sie wird zunächst als psychisch empfunden. Liebe ist somit eine Emotion, die aber durchaus unsere physischen Empfindungen, unsere Gedankenwelt und unsere sinnlichen Wahrnehmungen beeinflussen kann.

Nüchtern betrachtet dient die Liebe der Erhaltung unserer Art. Als Erstes lernen wir normalerweise in unserem Leben die Eltern- und Mutterliebe kennen. Die Liebe innerhalb eines Familienbundes, beispielsweise die Geschwisterliebe, sind die ersten Gefühle tiefer Verbundenheit, die wir empfinden. Es ist die mitfühlende Liebe, die wir normalerweise als Erstes erfahren. Innerhalb von diesem Gefüge findet eine frühkindliche Prägung statt, die später entscheidend dafür ist, wie wir Liebe empfinden, und vor allen Dingen, ob wir mitfühlende Liebe geben können. Hier ist sich die Wissenschaft noch nicht einig, inwieweit die neuronalen und natürlichen Instinkte, die jeder Mensch in sich hat, von Erlebnissen, Erziehung usw. überschrieben werden.

Eigentlich existiert der Begriff Liebe in der Biologie nicht, da es schwierig ist, emotionale Prozesse naturwissenschaftlich zu untersuchen. Gesichert ist jedoch, dass Liebe und Verliebtheit durchaus wesentliche neurobiologische Prozesse in Gang setzen. Untersuchungen von Hirnströmen haben ergeben, dass die Bereiche, die auch für die Triebe zuständig sind, bei Verliebtheit zum Beispiel eine besonders hohe Aktivität zeigen. Insbesondere in der Zeit des Verliebens geht man davon aus, dass die Instinkte durch ein hochkomplexes Zusammenspiel von neuronalen Vorgängen gesteuert werden.

Verantwortlich dafür sind die chemischen Botenstoffe wie Dopamin (der Glücksbringer), Adrenalin (das Aufputschmittel) und Endorphine (das körpereigene Opiat). Die Aktivierung und Verbindung dieser Botenstoffe sorgen für das euphorische Glücksgefühl, das wir als frisch Verliebte oft empfinden. Letztendlich sorgen Testosteron und vermutlich auch verschiedene Pheromone (Geruchsstoffe) dafür, dass die Lust auf eine körperliche Vereinigung steigt. Und somit sind wir wieder bei der Anfangsbotschaft angelangt. Die Liebe spielt eine wesentliche Rolle zur Arterhaltung der Menschheit.

Doch wie ist es mit der Liebe zu Dingen, Leidenschaften für Hobbys und dem Beruf? Auch hier ist die Erhaltung unserer Spezies mit im Spiel. Leicht nachzuvollziehen ist es beispielsweise, wenn sich ein Mensch für die Umwelt und die Natur engagiert. Hier wird klar, dass ein leidenschaftlicher Mensch der die Natur liebt, im Gefüge von Gleichgesinnten dafür Sorge trägt, dass auch die folgenden Generationen eine einigermaßen intakte Umwelt vorfinden, was letztendlich auch zur Arterhaltung beiträgt.

Die Liebe birgt allerdings auch eine große Gefahr in sich. Was passiert, wenn wir das was wir beispielsweise Begehren und Lieben nicht erreichen, nicht verwirklichen, nicht genießen können? Wenn wir diese Emotionen nicht ausleben können oder gar durch Trennung, Verlust oder andere widrige Umstände verlieren? Die Gefühle schlagen ins Gegenteil um, aus großer Liebe kann Liebeskummer werden, je nach Umständen schlimmstenfalls auch Wut, Hass, Resignation und Unzufriedenheit. Die Grenzen von

„himmelhoch jauchzend" bis „zu Tode betrübt" sind auf dem Feld der Liebe ganz enge Nachbarn.

Diese Emotionen sind unberechenbar, tief in uns verankert und resultieren aus den vererbbaren Veranlagungen, Instinkten und Verhaltensweisen aus grauer Vorzeit. Die Liebe war nicht schon immer da, sie hat sich im Laufe der Evolution immer weiterentwickelt, und jeder kann für sich beurteilen, welche große Rolle die Liebe in der heutigen Gesellschaft und im eigenen Leben spielt. Haben wir uns wirklich weiterentwickelt? Schauen Sie sich unsere Welt, mit der wir tagtäglich konfrontiert werden, einmal in Ruhe an und ich bin mir sicher, Sie werden erkennen, dass wir noch viel Entwicklungspotenzial im liebevollen Umgang miteinander haben.

Und somit kommen wir zum Thema Mitgefühl.
Mitgefühl bedeutet, sich in andere Menschen hinein zu fühlen und dies in tätige Nächstenliebe, Unterstützung und Wohltätigkeit umzusetzen. Mitgefühl äußert sich im Zuhören, im Vergeben von kleinen Unfreundlichkeiten und Kränkungen. Mitgefühl drückt sich aus in tröstenden Worten, Umarmungen und dem Wunsch, anderen helfen zu wollen.

Wissenschaftler haben sich die Frage gestellt, ob Mitgefühl und Empathie trainiert werden können. Die Professorin Tania Singer hat bei Untersuchungen festgestellt, dass sich bereits nach einer Woche Training von Mitgefühl mehr Aktivitäten in den relevanten Hirnarealen feststellen lassen. Diese Veränderung in den Netzwerken des Gehirns wird, wie bereits erwähnt, als neuronale Plastizität bezeichnet. Diese Ergebnisse zeigen eindeutig, dass Mitgefühl und Empathie trainierbar sind, vergleichbar mit dem Muskelwachstum, das entsteht, wenn wir im Fitnessstudio trainieren.

Oftmals wird Mitgefühl mit Mitleid verwechselt oder gleichgesetzt. Die sind jedoch zwei grundverschiedene Begrifflichkeiten. Am besten ist dies am Beispiel der Mutterliebe erklärbar: Wenn ein Kind leidet, dann geht die Mutter nicht in dieses Leiden hinein, sondern empfindet so etwas wie Fürsorge und Wärme, es entsteht normalerweise eine Motivation, dem Kind zu helfen. Wenn das Kind weint, stimmt die Mutter in das Weinen nicht ein, sondern reagiert mit besonderer Zuwendung – und tut dadurch etwas, um den Grund für Schmerz oder Traurigkeit zu beheben.

Mitgefühl ist also im Normalfall eine angeborene Fähigkeit, sich in andere einzufühlen. Wenn jemand in unserem Umfeld Schmerzen, Sorgen oder Angst empfindet, haben wir als empathischer Mensch bei normaler emotionaler Prägung ähnliche Empfindungen. Das ist universell. Fast jeder reagiert so. Untersuchungen haben bestätigt: Wenn man neuronale Netze aktiviert, die auch der eigenen Empfindung dieser Gefühle, wie beim Schmerz, zugrunde liegen, dann ist das wie eine Spiegelung. Natürlich gilt das nicht nur bei negativen Empfindungen, sondern auch für Lachen und Freude. Es sind dieselben Hirnstrukturen, die hier in Gang gesetzt werden, und das ist eine sehr erfreuliche Erkenntnis.
Und nicht zuletzt haben Forscher festgestellt, dass mitfühlende Menschen, die aus dem Herzen heraus leben, zufriedener sind und im Schnitt einige Jahre älter werden.

☀ Die Umsetzung im Alltag

Den Dingen im täglichen Leben mit Liebe begegnen.
Tja, das ist so eine Sache mit der Liebe und der Wissenschaft. Entstehen Herzensentscheidungen wirklich nur in unseren neuronalen Schaltkreisen im Gehirn?
Im Grunde genommen müssen Sie das von Ihrem Gefühl und Ihrer Intuition abhängig machen, was Sie nun glauben oder besser gesagt fühlen. Mit Sicherheit mag der Verstand gut darin sein, zu organisieren, technische Probleme zu analysieren und zu lösen, zu delegieren oder Dinge zu kritisieren. Aber ist er auch in der Lage, uns die Liebe von einer Mutter zu ihrem Kind oder die Zuneigung eines Menschen zu seinem Haustier zu erklären? Warum helfen wir wildfremden

Menschen, obwohl wir keinen materiellen Vorteil davon haben, und warum tun wir Dinge aus dem Gefühl heraus, die rationell gesehen keinen Nutzen für uns persönlich haben? Vielleicht weil es sich gut anfühlt und unser Herz berührt.

Es ist unbestritten, dass Liebe und Mitgefühl im täglichen Leben bei Entscheidungen eine wesentliche Rolle spielt. Finden Sie für sich heraus, indem Sie achtsam in sich hineinfühlen, bei welchen Entscheidungen der Verstand die tragende Rolle spielt und wo sie „aus dem Herzen" heraus entscheiden. Es ist eine Sache des täglichen Trainings, denn je öfter Sie die Liebe und das Mitgefühl in Ihre täglichen Entscheidungen miteinbeziehen, desto stärker wird Ihre „Power of Compassion" (die Kraft des Mitgefühls).

» Ich mache mir immer wieder bewusst, dass das Gehirn mein verstandesmäßiger Ratgeber und ein liebendes und mitfühlendes Herz meine emotionale Instanz ist. «

Wenn Sie beides zusammen in Balance bringen, werden Sie zum Beispiel bei Fragen der Menschlichkeit nie falsch liegen. Vertrauen Sie Ihrem inneren Kompass, der Ihnen die Wege aufzeigt, die Sie gehen können, wenn Sie achtsam in sich hineinhören und wahrnehmen, was Ihr Herz Ihnen sagt. Ergänzend ist es nicht von Nachteil, den Verstand zu einem gewissen Anteil als Ratgeber miteinzubeziehen.

Liebe ist nicht immer einfach und Sie sollten sich bewusst sein, dass Liebe und Glück keine Dauerzustände sind. Wie so oft passt auch hier der Vergleich mit dem Bergsteigen oder Wandern, es geht beständig auf und ab und es liegt an Ihnen, wie groß Ihr Einsatz „Liebe" ist, um an Ihr Ziel zu gelangen. Sehr treffend hat es die Bergsteigerin Gerlinde Kaltenbrunner, die als erste deutsche Frau alle vierzehn Achttausender unserer Erde ohne künstlichen Sauerstoff bestiegen

hat, beschrieben. Auf die Frage, was Liebe für Sie bedeutet, antwortete sie mit folgenden Worten: „Da ist vor allem das Wort liebevoll, was mir sehr wichtig erscheint. Ich versuche liebevoll zu sein: zu meinen Mitmenschen, auch, oder gerade, wenn sie mir grantig begegnen, Tieren gegenüber, der Natur ebenso. Liebe … sie ist das größte Wunder und das größte Geheimnis für mich. Ich liebe Ralf, meinen Mann, er ist Bergsteiger wie ich. Wir sind oft gemeinsam auf Tour – und doch trifft jeder seine eigenen Entscheidungen am Berg. Diesen Freiraum lassen wir uns, das musste ich erst lernen: Vertrauen in Ralfs Fähigkeiten zu entwickeln. Darauf zu vertrauen, dass er die richtige Entscheidung trifft. Liebe heißt vertrauen. Liebe heißt auch: Ruhe zu bewahren. Nicht losbrüllen, wenn der andere nicht deiner Meinung ist. Das ist unser oberstes Gesetz am Berg: der kennt nämlich keine Gnade. Handle in jedem Moment so, als wäre es dein letzter."

Diese Worte beschreiben sehr treffend was Liebe im Leben und in Grenzsituationen bedeutet. Gehen Sie mit allem, was Ihnen im Leben begegnet liebevoll um, auch wenn es nicht immer ganz leichtfällt. Ihr Beruf, Ihre sozialen Kontakte, die Natur, alles hat ein gewisses Quantum an Liebe verdient. Öffnen Sie immer wieder voller Vertrauen Ihr Herz, aber dies ist, wie so oft, ein Entwicklungsprozess, der tägliches „Training" benötigt. Wie am Berg besteht logischerweise auch hier ein gewisses Risiko, die falsche Entscheidung zu treffen. Hier kommt dann wieder die Achtsamkeit und Ihre Intuition mit ins Spiel! Wenn Sie diese beiden Wesensmerkmale gut trainiert haben, vermindern Sie das Risiko einer Enttäuschung erheblich. Eine hundertprozentige Sicherheit werden Sie nie haben, das ist eine Illusion. Doch wenn Sie mit einer liebvollen Achtsamkeit die Dinge aufmerksam betrachten und dann aus dem Herzen heraus handeln, können Sie sich ziemlich sicher sein, dass diese liebevolle Energie, wenn nicht sofort, aber irgendwann zu Ihnen zurückkehrt. Dies ist das ewiggültige Prinzip der Resonanz.

Top-Tipps

- Selbstliebe ist der Anfang der Liebe. Dies hat nichts mit Egoismus zu tun! Seien Sie sich selbst Ihr bester Freund/Ihre beste Freundin. Gerade in schwierigen Momenten ist es besonders wichtig, sich selbst zu umarmen und mitfühlend mit sich zu sein.
- Beginnen Sie den Tag damit, dass Sie sich selbst zulächeln, auch wenn es nicht immer leichtfällt. Es ist ein wunderbares Gefühl, liebevoll zu seiner Seele, zum eigenen Körper und zu seinem Geist zu sein. Beschließen Sie den Tag ebenso, lassen Sie die schönen Momente nochmal an sich vorbeiziehen und gehen Sie mit einem Lächeln in den Schlaf.
- Gehen Sie liebevoll mit Ihrem Körper um, belasten Sie ihn mit Umsicht, achtsam und mit Sorgfalt. Gönnen Sie sich immer wieder Pausen, in denen Sie sich auf Ihr Herz konzentrieren und sich ganz in Gedanken liebevoll auf das besinnen, was sie gerade tun.
- Machen Sie sich auch bei Ihrer Ernährung Gedanken darüber, dass Ihr Körper das Beste, was ihm Energie gibt, verdient hat. Nehmen Sie sich immer wieder Zeit, wenn Sie sich Ihr Essen zubereiten oder auch wenn Sie für andere kochen. Tun Sie beides mit Liebe.
- Beruflicher Erfolg ist nur möglich, wenn Sie das, was sie tun, auch lieben. Eine Langzeitstudie hat ergeben, dass Bildung und Qualifikation nicht an erster Stelle stehen, wenn es um Erfolg geht. Nur 20 Prozent beruhen auf Wissen, 80 Prozent beruhen auf der Sicht von uns selbst und darauf, ob wir den Job mit Liebe und Hingabe machen. Aus diesem Grund sollten Sie ehrlich zu sich selbst sein, und wenn sie erkennen, dass Ihre Arbeit Sie unglücklich macht, dann gibt es nur eine Alternative: Wechseln Sie Ihren Job! Denn auf Dauer macht dieser Sie krank!
- Öffnen Sie Ihr Herz bei den Begegnungen mit anderen Menschen, ein liebvolles Lächeln ist meist schon der Auslöser für eine freundliche Gegenreaktion. Versuchen Sie es beispielsweise einmal in einem gut besuchten Einkaufszentrum. Lächeln Sie die Menschen freundlich an und Sie werden sehen, welch wunderbare Zauberkraft solch eine kleine Geste hat. Und vielleicht bescheren Sie ja einem anderen Menschen den einzigen glücklichen Moment des Tages.
- Zeigen Sie besonders den Menschen, denen Sie nahestehen, dass Sie sie lieben. Lieben Sie Ihren Partner, Ihre Familie und die eigenen Kinder aus vollem Herzen. Seien Sie mitfühlend und empathisch – gerade in schwierigen Situationen. Lieben Sie vorbehaltlos und ohne Erwartungen. Sie können sich ziemlich sicher sein, dass diese Liebe irgendwann zu Ihnen zurückkommt, gerade dann, wenn Sie es nicht erwarten.

Der Sport-Tipp

Beim Sport verhält es sich genauso wie im alltäglichen Leben und im Beruf. Wenn Sie den Sport betreiben, den Sie lieben, dann sind Sie erfolgreich. Die meisten Spitzensportler antworten auf die Frage, warum Sie so viel Erfolg haben mit den Sätzen: „Weil ich das liebe, was ich tue, an mich glaube und mit Begeisterung und Beharrlichkeit dabei bin." Dies gilt für Sie als Freizeitsportler genauso. Machen Sie Ihren Sport mit Liebe und Begeisterung. Glauben Sie in erster Linie an das, was sie tun und „sporteln" Sie nicht nur aus dem Grund, weil irgendjemand sagt, dies müsse man tun – der Gesundheit wegen. Ein fester Glaube an sich und an die eigenen Fähigkeiten ist der Schlüssel für Ihren persönlichen sportlichen Erfolg. Wenn Sie bei Ihrem Tun, dann noch den Aspekt Liebe in ausreichendem Maß „beherzigen", dann erschaffen Sie sich die besten Voraussetzungen für eine nachhaltige Gesundheit.

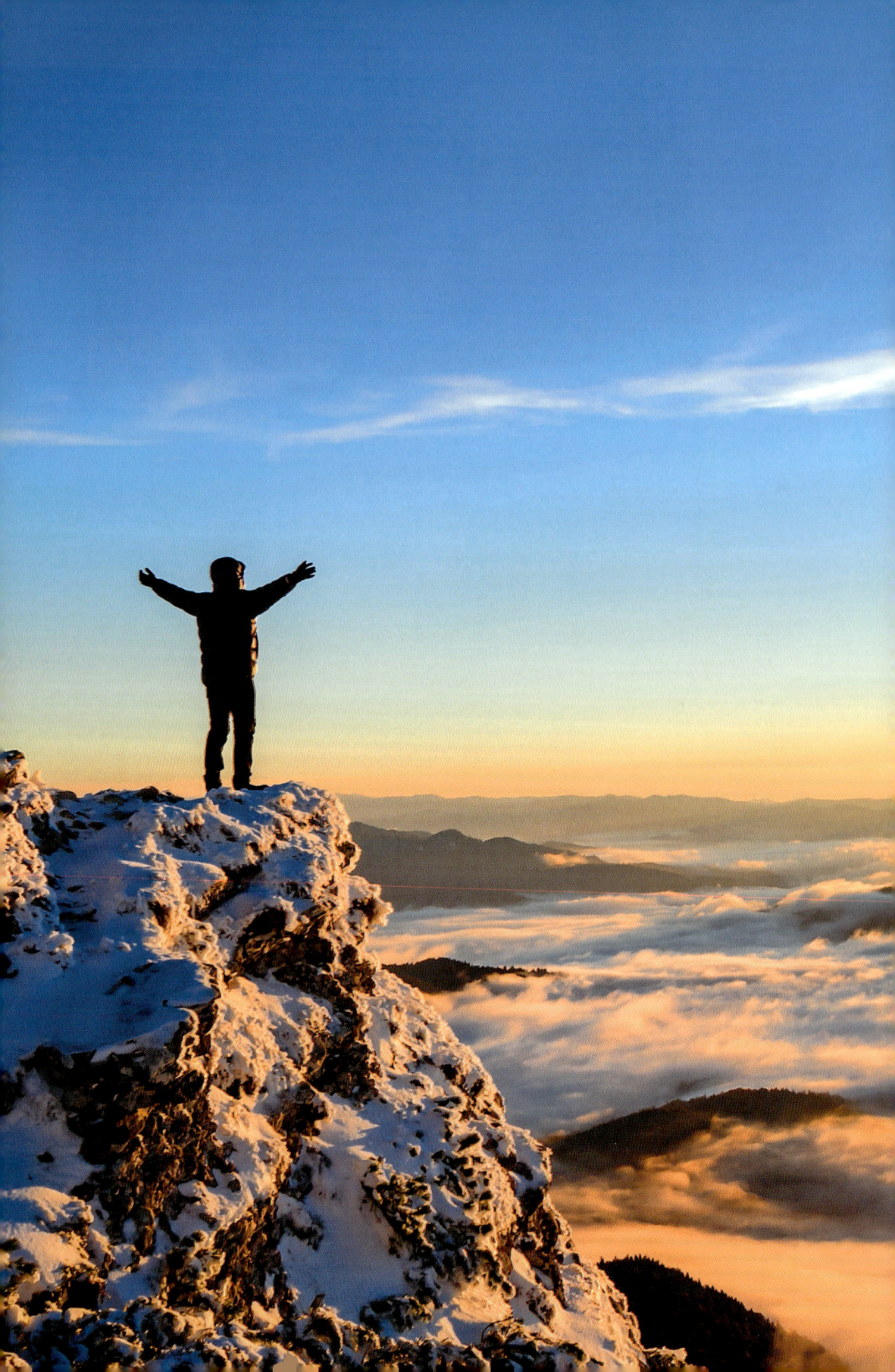

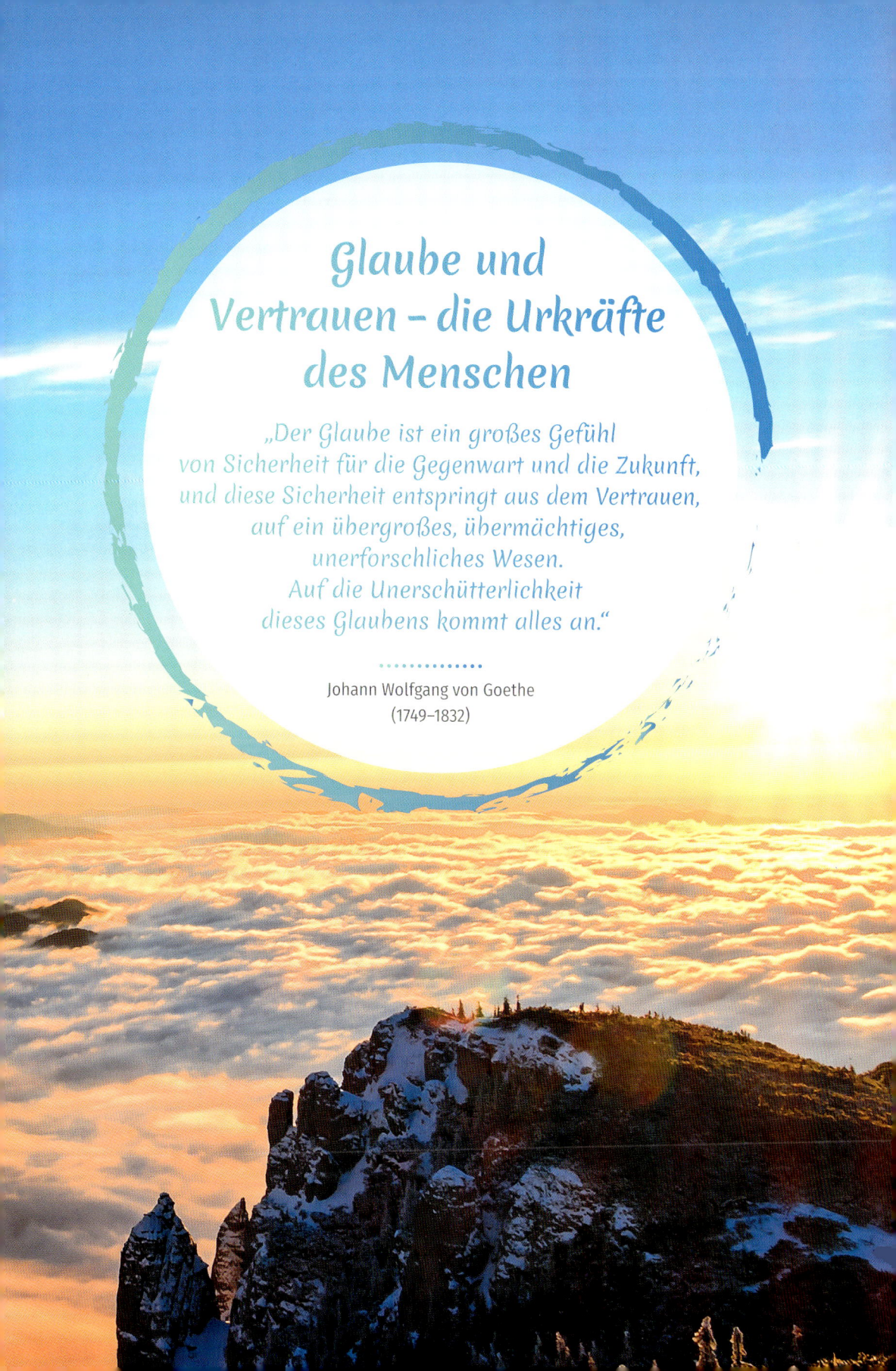

Glaube und Vertrauen – die Urkräfte des Menschen

„Der Glaube ist ein großes Gefühl
von Sicherheit für die Gegenwart und die Zukunft,
und diese Sicherheit entspringt aus dem Vertrauen,
auf ein übergroßes, übermächtiges,
unerforschliches Wesen.
Auf die Unerschütterlichkeit
dieses Glaubens kommt alles an."

Johann Wolfgang von Goethe
(1749–1832)

Durch Schmerz, Verzweiflung und Hoffnung den Weg von Glauben und Vertrauen finden

Dies ist nicht meine Geschichte, es ist die Geschichte einer Leistungssportlerin, die vor drei Jahren völlig verzweifelt zu mir kam, nachdem sie eine erfolglose Odyssee durch alle medizinischen Institutionen hinter sich hatte. Ihr Vater hatte mich bei einem Gesundheitstag in seiner Firma kennengelernt und dort meine Sichtweisen zu Krankheit und Heilung gehört. Dies motivierte ihn, seine Tochter, die am Rande einer Depression stand, zu mir zu bringen. Und dies ist ihre Geschichte:

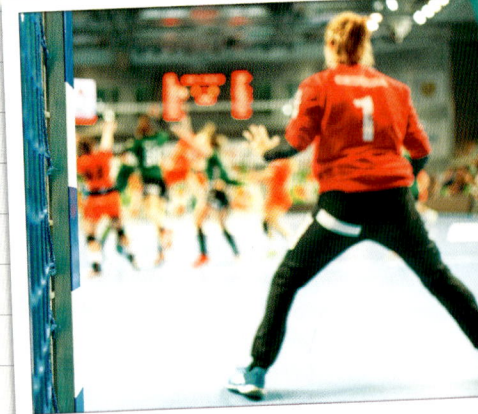

Stets konzentriert im Tor

Es ist so eine Sache mit dieser Hoffnung. Manche geben sie, manche haben sie, manche verlieren sie. In Bezug auf meinen körperlichen Zustand hatte ich sie definitiv verloren.

Seit ich denken kann, habe ich mich mit Leib und Seele dem Handballsport verschrieben. Meine größte Leidenschaft ist es, zwischen den Pfosten zu stehen und mich mit Absicht in die Flugbahn der Harzkugel zu schmeißen.

Mit 14 wurde man als „Top-Talent" betitelt. Mit 18 unterschreibt man den ersten Vertrag zu einem Semi-Profi-Dasein. Mit 19 wird der erste Bandscheibenvorfall in der Lendenwirbelsäule diagnostiziert. Man realisiert in diesem Alter noch nicht so richtig, was für Auswirkungen eine solche Verletzung haben kann. Physiotherapie und viel Training bringen einen wieder in die Spur, zumindest vorerst.

Mit 23 Jahren dann der Super-GAU. Während einer Sprungübung im regulären Trainingsprogramm passiert es. Nach dem Landen kann ich mich nicht mehr aufrichten, ein stechender Schmerz durchzieht meinen kompletten unteren Rückenbereich. Ein Jahr schleppe ich mich so durch die Saison. Dann die Diagnose: doppelter Bandscheibenvorfall in der LWS. Zitat des Radiologen: „Ich verstehe überhaupt nicht, wie Sie noch normal laufen können." Boom. Vorerst das Ende meiner aktiven Handballkarriere. Zahllose Stunden in diversen Arztpraxen auf der Schönbuchlichtung, unzählige Stunden auf der Liege eines Physiotherapeuten, Osteopathie. Viele Meinungen, doch keine Besserung.

Und genau da kommt wieder diese Hoffnung ins Spiel. Denn auch die Hoffnung kann sich wandeln und ihre Ansprüche nach unten schrauben. Zunächst hat man die große Hoffnung, doch noch einmal das Parkett einer Sporthalle zu betreten. Dann die kleinere, dass man vielleicht eine andere, schonendere Sportart ausüben kann. Bis hin zum absoluten Minimalanspruch, schmerzfrei Socken anzuziehen. Und langsam aber sicher verliert man den Glauben an eine Besserung komplett. Der Schmerz wird zu einem stetigen Begleiter.

Mit verheerenden Folgen: Man lässt sich gehen und wird bequem. Von mindestens viermal Training die Woche auf null. Das konnte mein Körper natürlich nicht verkraften, Zunehmen ist die Folge. Auch nicht gerade förderlich mit einer vermeintlich kaputten Lendenwirbelsäule. Und so merkte auch mein Umfeld, wie ich mehr und mehr in ein Tal von Schmerzen und Hoffnungslosigkeit versank.

Durch Zufall lernte mein Vater im Rahmen einer Gesundheitsaktion bei der Daimler AG Harald Kümmel kennen. Ich weiß nicht genau wie, aber irgendwann kam das Gespräch auf mich. Ein paar Wochen später dann das erste Treffen. Schon dort merkte ich: Das könnte der richtige Weg sein, denn was ich brauchte, war vor allem eine Art „Guide".

Und dies nicht nur auf sportlicher Ebene. Ich brauchte jemand, der mir (Entschuldigung!) in den Arsch tritt! Von Nichts kommt Nichts. Das war mir schon bewusst, aber auf eine verschrobene Art auch egal. Und da wären wir wieder ... hoffnungslos eben.

Harald schaffte eine neue Hoffnung für mich. Psychologisch und körperlich ging er äußerst sensibel auf mich ein, so bauten wir uns zu Beginn eine gute Basis auf. Dies führte zu einer Ernährungsumstellung und einer stetig steigenden Intensität in den Trainingseinheiten. Am Anfang noch ziemlich hart, ich merkte mit der Zeit aber doch, dass es einfacher wurde.

Die Pfunde purzelten, die Muskulatur kam wieder. Optimal war für mich, dass Harald mich neben dem Personal-Training auch muskulär behandeln konnte. Mein rechtes Bein kann dabei gerne als Symbol dienen. Durch die Bandscheiben-vorfälle total lädiert, hatte ich bis Anfang November 2015 Schmerzen bis in die Zehen. Ich bekam das Bein kaum in die Streckung. Durch die wöchentlichen Dehnübungen wurde es besser. Woche für Woche wich der Schmerz ein wenig und die Beweglichkeit kam zurück. Heute bin ich fast so beweglich wie vor vier Jahren noch.

Sechs Monate nach dem ersten Treffen kann ich behaupten, schmerzfrei zu sein. Und ich meine wirklich komplett schmerz-frei! Ein Zustand, den ich schon fast nicht mehr kannte. Ein wenig paradox für mich, sodass ich am Anfang bei speziellen Bewegungen sogar auf den Schmerz wartete. Doch er kommt nicht wieder.

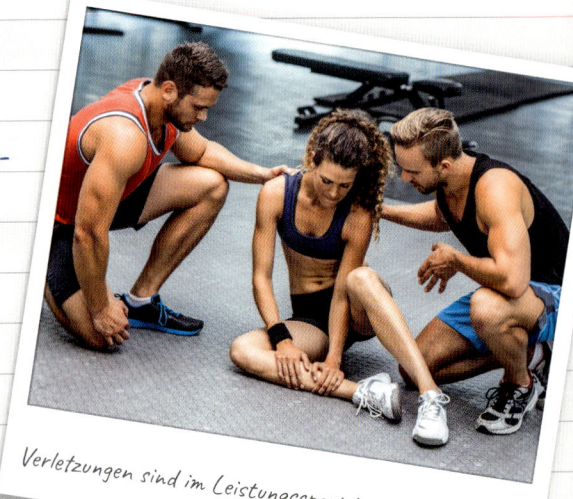

Verletzungen sind im Leistungssport leider nicht selten

Harald hat es geschafft, dass ich ein neues Selbstverständnis für mich entwickelte. Schritt für Schritt. Denn für die Hoffnung muss man arbeiten und einen festen Glauben an den Erfolg haben. Und siehe da: Mittlerweile stehe ich schon wieder in einem Handballtor. Ob ich es jemals wieder auf Leistungsebene ausführen kann

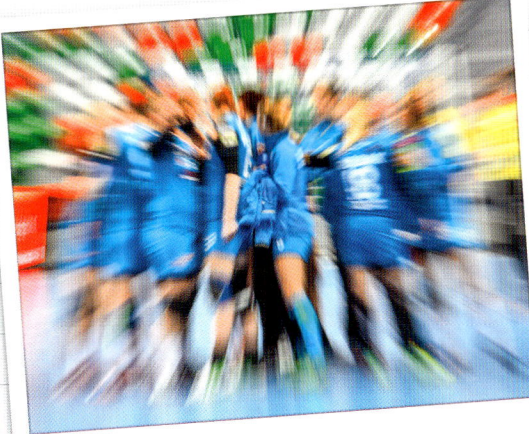

Gesund und wieder zurück im Team!

beziehungsweise will, sei einmal dahingestellt. Aber ich werde weiter daran arbeiten, nie wieder solche Schmerzen in mein Leben zu lassen. „Denn der Schmerz entsteht im Kopf", wie Harald mir im Training verinnerlicht hat.

So bleibt mir am Ende nur, Danke zu sagen. Danke Harald für einen schmerz-freien Alltag! Danke Harald für ein schmerzfreies Training! Danke Harald für eine neue Hoffnung! Und Danke, dass die einzigen Schmerzen, die ich heute noch habe, vom Muskelkater kommen ...

Diese Geschichte zeigt, dass der steinige und schmerzhafte Weg oftmals oder eigentlich immer einen Sinn hat, um zu einer neuen Erkenntnis zu kommen. Durch die Hoffnung, die entstand, durch Glauben und Vertrauen, die Vanessa in mich setzte, konnten wir diesen Weg der Heilung gehen. Doch nur mit Einsicht und letztendlich durch harte mentale und körperliche Arbeit ist Erfolg möglich. Dies sollte man nie vergessen.

水

⚛ Die Wissenschaft sagt

Glaube braucht Vertrauen.
Glaube und Vertrauen bedingen sich gegenseitig und sind untrennbar miteinander verbunden. Die Basis des Glaubens ist das Vertrauen – in andere, in sich selbst, beispielsweise bei der Zuversicht auf die eigenen Fähigkeiten.

Vertrauen ist oft zukunftsbezogen und beruht zugleich auf Erfahrungen in der Vergangenheit. In der Praxis sind Handlungen, die auf Vertrauen beruhen zu einem gewissen Prozentsatz immer ein Wagnis und sind nur eingeschränkt antizipierbar. Es ist ein Zustand zwischen Wissen und Nichtwissen und birgt durch den Verzicht auf Kontrolle immer ein Restrisiko des Scheiterns in sich.

In der Psychologie ist die frühkindliche Beziehung zwischen Mutter und Kind ein relevanter Aspekt für die Heranbildung des Ur-Vertrauens und damit die Grundlage einer gesunden Persönlichkeitsentwicklung. Eine instabile Kindheit, in der Unzuverlässigkeit, Drohungen und Entsagungen an der Tagesordnung sind, verhindert den Aufbau von Vertrauen. Diese Erlebnisse, ob positiver oder negativer Natur, bleiben für die ganze Lebensspanne bedeutsam. Alles, was wir erleben, wird unterbewusst abgespeichert und ein großer Teil dieser Erfahrungen ist kognitiv nicht abrufbar und kann unser Leben trotzdem entscheidend beeinflussen. Ein Mensch, der in seiner Kindheit wenig Bestätigung und Lob für sein Tun erfahren hat, hat in der Regel kein allzu großes Selbstvertrauen und wagt wenig in seinem Leben. Andererseits hat ein Mensch, der in den ersten Lebensjahren Vertrauen, Sicherheit und Bestätigung erfahren hat, meist eine weitaus gefestigtere Persönlichkeit. Dies bedeutet, dass diese Menschen auf ihr Wissen, ihr Können vertrauen und bei riskanten Entscheidungen sich sicher sind, dass sie diese Aufgabe bewältigen können. Selbst Fehlschläge werden nicht als Niederlage eingestuft, sondern als Lernprozess für die Zukunft.

Misstrauen kann sich durchaus auch auf unseren Körper auswirken. Ein Mangel an Berührung in der Kindheit hinterlässt eine Lücke im sogenannten Körpergedächtnis. Der Tastsinn beispielsweise, der bereits im Mutterleib entwickelt ist, bleibt lange der wichtigste unserer Sinne. Tastend, greifend, zappelnd und durch Hautkontakt erspürt der Säugling die Welt und baut dadurch sein Körperbild auf. Berührungen geben ihm Halt, Geborgenheit und Vertrauen, setzen Wachstums- und Bindungshormone frei, reduzieren Botenstoffe, die Stress auslösen können, stabilisieren den Herzschlag, die Atmung und den Blutdruck. Diese wohltuenden, vertrauensvollen Erfahrungen werden gespeichert und erwachen im Erwachsenenalter immer wieder, wenn wir berührt werden. Normalerweise. Wenn wir jedoch negative Erfahrungen wie Ablehnung oder gar körperliche Gewalt abgespeichert haben, dann kann es schlimmstenfalls passieren, dass wir Körperkontakt kaum ertragen können, unseren Körper ablehnen oder gar Ekel empfinden, weil jegliches Vertrauen in das Gefühl der Berührung fehlt.

Ähnlich verhält es sich mit dem Bewegungsverhalten der Menschen. Auch hier ist es entscheidend, was uns unsere Eltern vorleben oder was wir in unserem nächsten Umfeld erfahren. Wenn wir schon in der Kindheit vermittelt bekommen, dass Bewegung eigentlich nur anstrengend ist und keinen Nutzen hat, so prägt dies unsere Meinung und unser Verhalten. Wir glauben, dass sportliche oder überhaupt Bewegung an sich keine Freude macht, und dies kann sich letztendlich auch auf unsere Gesundheit auswirken. Die Gefahr, übergewichtig zu werden, an koronaren Herzkrankheiten oder an Diabetes zu erkranken, ist um ein Vielfaches erhöht.

Sehr treffend hat es der US-Mediziner Vincent Felitti auf den Punkt gebracht: „Negative Erfahrungen der frühesten Kindheit sind nicht verloren, sondern bleiben, wie Fußabdrücke im Zement, oft ein Leben lang erhalten. Zeit heilt nicht die Wunden der ersten

Jahre; Zeit konserviert sie. Sie sind nicht verloren, sie sind verkörpert."

Und so kann es passieren, dass wir ein Leben lang glauben, dass körperliche Ertüchtigung sich nicht lohnt und keinen positiven Effekt auf unsere Gesundheit hat. Der Glaube ist ein Akt des Vertrauens, der immer subjektiv und individualisiert ist. Glaube hat eine Vielzahl von Facetten, vom Wahn über distanzlose Leichtgläubigkeit, kritikloser Vertrauensseligkeit bis hin zu sicherem Wissen.

Ein Mensch, der die Bausteine der Sicherheit und Anerkennung in seiner Erziehung mit auf den Lebensweg bekommen hat, baut im Laufe der Jahre Selbstvertrauen auf, indem er aus diesem Vertrauen heraus zielstrebig handelt, weil er an das glaubt, was er tut. Meine gemachten Erfahrungen, ob positiver oder negativer Natur, schulen meine Intuition, stärken meinen Glauben an mich selbst, bauen mein Vertrauen ins Leben auf.

☀ Die Umsetzung im Alltag

Der Glaube an uns selbst und das Vertrauen ins Leben macht uns jeden Tag zu Gewinnern.
Wir haben an jedem Tag von Neuem die Freiheit, unser Selbstvertrauen zu steigern, zu festigen und dementsprechend zu handeln. Um privat und geschäftlich glücklich und erfolgreich zu sein, ist ein fester Glaube an seine eigenen Fähigkeiten notwendig. Werfen Sie immer wieder einen analytischen Blick auf Ihr jetziges Leben, gehen Sie liebevoll mit sich um, aber durchaus auch selbstkritisch.

Sie sind nicht unfehlbar oder unverwundbar; dies zu glauben wäre größenwahnsinnig. Gehen Sie mit Umsicht und Augenmaß an Ihre Selbstanalyse, erkennen Sie Ihre Grenzen und Defizite. Welche Stärken haben Sie und wie können Sie diese am sinnvollsten einsetzen? Vertrauen ist eine ähnliche spirituelle Kraft wie die Liebe. Wenn Sie sich selbst und das Leben lieben,

trainieren Sie Ihr Selbstvertrauen, können damit tiefeingeprägte Urängste überwinden, beispielsweise die Angst, zu versagen oder abgelehnt zu werden.

Machen Sie sich immer wieder bewusst, alle Menschen haben starke und liebenswerte Seiten, auch Sie! Wenn Sie sich dessen bewusst sind, dann haben Sie schon einmal die Basis für ein stabiles „emotionales Immunsystem", das mit Kränkungen und Niederlagen gut umgehen kann.

Ganz wichtig ist es, dass Sie Ihre kritischen Stimmen im Kopf immer wieder zum Schweigen bringen. Wenn Sie sich in einer Versagenssituation befinden, in der Sie sich elend fühlen, üben Sie als Allererstes Nachsicht mit sich. Als Nächstes betrachten Sie diese Situation, die Ihnen immer wieder begegnen wird, ohne Sie sofort zu bewerten. Einfach nur still beobachten. Stellen Sie sich dann vor, diese Situation wäre einem guten Freund passiert, und betrachten Sie das Ganze erst einmal aus einer gewissen Distanz. Kehren Sie wieder zu sich selbst zurück und reflektieren Sie das Ereignis mit dieser objektiven Haltung, die Sie einem anderen Menschen gegenüber entgegengebracht hätten. Dann beschreiben Sie noch einmal ganz genau, was passiert ist (am besten schriftlich). Nehmen wir einmal an, Sie haben bei einer sportlichen Aufgabe Ihr Ziel nicht erreicht, beispielsweise sind Sie beim letzten 10-Kilometer-Stadtlauf weit unter Ihren Vorgaben geblieben oder Sie haben beim Klettern die sicher geglaubte Route nicht bewältigt, dann machen Sie sich durch diese Technik bewusst, welche Fehler Sie gemacht haben. Aber vor allem wird Ihnen dadurch automatisch bewusst:

„Jeder macht Fehler, ich darf Fehler machen! Ich muss mir dies nicht so zu Herzen nehmen, denn ich lerne daraus!"

Seien Sie empathisch mit sich und stärken Sie somit Ihren Selbstwert.

Besinnen Sie sich auf Ihre liebens- und bewundernswerten Seiten, vergegenwärtigen Sie sich immer wieder Ihre Stärken und die damit verbundenen Erfolge. Diese Selbstaffirmationen sollten aber auf tatsächlichen und vorhanden Fähigkeiten basieren, denn ein einfaches „Ich bin toll, ich schaffe das, ich bin stark" entspricht meist nicht der Realität, ist nicht handlungsorientiert und zu unspezifisch.

Auch hier ist die schriftliche Variante das Mittel der Wahl: Schreiben Sie regelmäßig, mindestens einmal pro Woche, auf, wo Ihre Stärken liegen, was das Besondere an Ihnen ist, was Sie liebenswert macht und was Sie in den letzten Tagen gut hinbekommen haben. Wenn sich gelegentlich negative Aspekte einschleichen, so ist das völlig normal, notieren Sie diese Gedanken auch – allerdings auf einem gesonderten Blatt. Das Ziel hierbei ist, dass Sie sich immer wieder Ihrer besonderen Fähigkeiten bewusst werden und sich diese vor Augen führen. Dies bestärkt Sie auch bei Rückschlägen, an sich zu glauben.

Ein starker Baustein für Ihr Selbstvertrauen sind positives Feedback und Komplimente anderer Menschen. Wenn Sie allerdings selbst nicht so recht an das glauben, was Sie tun, und an einem erfolgreichen Abschluss zweifeln, dann wird es nahezu unmöglich, positive Rückmeldungen anzunehmen. Auch hier ist eine Schreibübung äußerst hilfreich. Notieren Sie die Begebenheiten, in denen Sie von Kollegen, Familienmitgliedern oder Freunden für das gelobt oder gar bewundert wurden, was Sie geleistet haben. Rekapitulieren Sie dann, wie Sie auf diese positive Rückmeldung reagiert haben. Haben Sie das Lob annehmen können oder nicht? Oder haben Sie das Ganze gar entwertet? Es ist sehr wichtig, dass Sie durch diese Selbstanalyse erkennen, dass Ihr Selbstwertgefühl darunter leidet, wenn Sie nicht in der Lage sind, positives Feedback ohne Wenn und Aber anzunehmen. Durch jedes ehrliche Lob von anderen wird Ihr Vertrauen als Ganzes und der Glaube an die eigene Persönlichkeit gestärkt. Ob

Sie ein Lob von Familienmitgliedern, Kollegen oder von Freunden erhalten haben, gehen Sie grundsätzlich davon aus, dass Sie es sich verdient haben und zu Recht gelobt wurden, so erarbeiten Sie sich Ihr „Empowerment".

Sich selbst seiner Stärken bewusst zu sein und sich selbst als kompetent erleben, das ist Empowerment. Durch diese Kraft wird Ihnen aufgezeigt, dass Sie aufgrund Ihrer Kompetenz und Ihrem selbstbewussten Auftreten den unterschiedlichsten Situationen nicht ausgeliefert sind und sich entsprechend behaupten können. Visualisieren Sie Situationen, in denen Sie sich behaupten wollen, und bereiten Sie sich innerlich sorgfältig darauf vor. Sie sollten die wichtigsten Aspekte der Aufgabe erkunden, möglichst viele Informationen sammeln und dann strategisch Ihr Vorgehen planen. Ob es eine sportliche, partnerschaftliche oder eine berufsbezogene Aufgabe ist, die Vorgehensweise ist stets die gleiche: Sie müssen sich nur immer wieder Ihrer Kompetenz bewusst sein. Mit dieser Bewusstheit trainieren Sie Ihr „Empowerment", festigen den Glauben an sich selbst und gehen gut vorbereitet mit viel Vertrauen Ihren Lebensweg.

Top-Tipps

- Sagen Sie sich täglich: „Ich kann etwas! Ich darf einen eigenen Willen haben! Ich liebe mich selbst und werde geliebt!" Meine Erfahrung hat gezeigt, wenn Sie sich dies in Ihren stillen Momenten oder während einer Meditation verinnerlichen, dann manifestieren Sie diesen positiven Glaubenssatz tief in Ihrer Persönlichkeit.
- Verbannen Sie den „inneren Kritiker", der beständig an Ihnen herummäkelt aus Ihrem Leben. Er versucht ständig, Ihr Selbstwertgefühl zu sabotieren, und kann, wenn man ihm zu viel Raum gibt, sehr erfolgreich sein. Setzen Sie an seine Stelle eine aufbauende und aufmunternde Stimme. Lernen Sie, sich selbst aufzubauen, und werden Sie sich

Ihrer Kompetenzen bewusst. Ihr „Empowerment" ist die beste Waffe, um den inneren Kritiker verstummen zu lassen. Denn von allen Urteilen, die wir im Leben fällen, ist keines so wichtig wie das, das wir über uns selbst fällen.

- Richten Sie Ihre Aufmerksamkeit auf Ihre Stärken und gehen Sie nachsichtig mit sich und Ihren Schwächen um. Wir können positive Dinge nur erkennen, wenn wir auch das Gegenteil sehen und daraus lernen. Akzeptieren Sie Ihre Schwächen, nehmen Sie diese als Herausforderung und als Chance an, sich zu verbessern.

- Achtsam und bewusst leben. Dies bedeutet, dass Sie schonungslos ehrlich mit sich und der Realität, die Ihnen täglich begegnet, umgehen. Verschließen Sie nicht Ihre Augen vor unangenehmen Tatsachen. Akzeptanz und das Anerkennen unglücklicher Umstände ist ein Training der Achtsamkeit. Dieses Training bewirkt, dass Sie zukünftig Signale, die im Vorfeld anzeigen, dass etwas schieflaufen könnte, früher erkennen und Sie rechtzeitig handeln können.

- Lassen Sie Wünsche zu Zielen werden. Klare Ziele fokussieren Ihre Energie und strukturieren Ihre Existenz. Entwerfen Sie bei jedem Ihrer Ziele einen strukturierten Handlungsplan, beobachten Sie sich selbst und Ihre Zwischenergebnisse, die Sie bei Bedarf korrigieren können. Dies schafft Eigenkompetenz in allen Lebenslagen, Sie bekommen das Gefühl, die Kontrolle über das eigene Leben zu haben und erschaffen sich von Mal zu Mal mehr Selbstvertrauen.

- Lassen Sie jeden Abend den Tag Revue passieren und lenken Sie Ihre Aufmerksamkeit auf die positiven Dinge, die Ihnen widerfahren sind. Handlungen, die ihnen gelungen sind, schöne Begegnungen, neue Erfahrungen usw. Es muss nichts Weltbewegendes sein, manchmal ist es vielleicht auch nur die Freude, den Schweinehund besiegt zu haben. Wenn Sie beispielsweise trotz Kälte und Regen in die Laufklamotten gesprungen sind und Ihre Joggingrunde durch den Wald gemacht haben.

Der Sport-Tipp

Wenn Sie vor der Entscheidung stehen, sich in einer neuen Sportart zu versuchen oder wieder beginnen zu wollen, dann schätzen Sie Ihre Fähigkeiten ruhig ein wenig höher ein, als Sie denken. Meist denken wir zu klein und sind zu vorsichtig. Seien Sie mutig in Ihrer Vorstellungskraft. Malen Sie sich in Gedanken aus, was Sie erreichen wollen und auch können. Versuchen Sie, sich vorzustellen, wie es sich anfühlt, wenn Sie Ihr gestecktes Ziel erreichen. Dieses Gefühl gibt Ihnen das Vertrauen und den Glauben, dass Sie es schaffen werden.

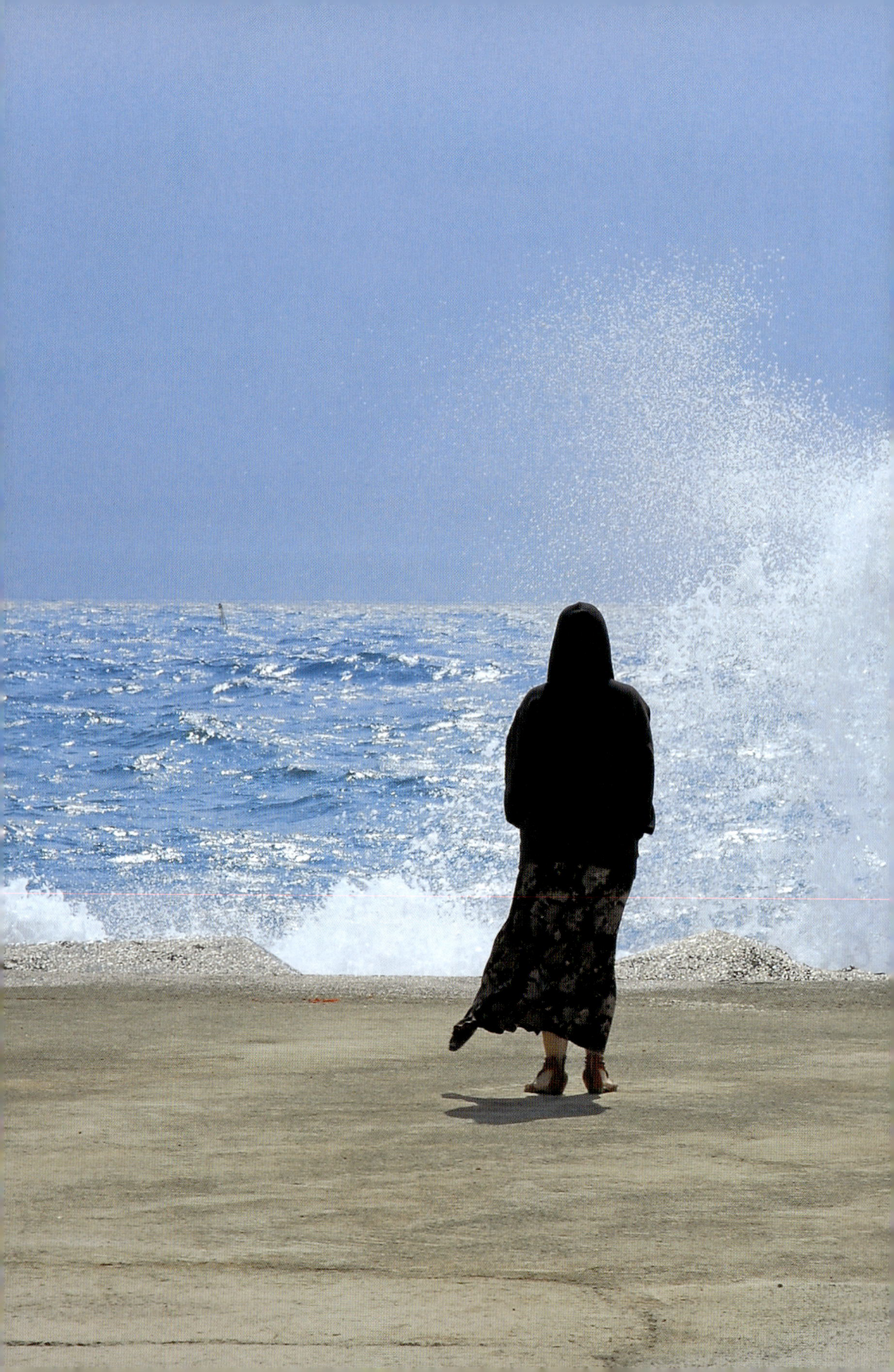

Intuition – die innere Stimme des Erfolgs

„Die Intuition gleicht einem
Navigationssystem, das in der Lage ist,
uns sicher an der Baustelle Verstand
vorbei zu leiten und uns
an unser Ziel bringt."

Harald Kümmel

Südtirol im Juni 1982. Ein scheinbar schöner Sommerabend im weitläufigen Tal bei Brixen. Seit einer Woche sind ein Freund und ich in den Alpen unterwegs, um mit unseren Hängegleitern das herrliche Wetter für schöne Flüge in der Thermik des Frühsommers zu nutzen. An diesem Abend beschließen wir, auf eine 800 Meter höher gelegene Anhöhe zu fahren, um die allabendliche, aus dem Tal aufsteigende Warmluft für einen ruhigen Abendflug auszunutzen. Meistens die angenehmste Art mit dem Drachen einen schönen Flugtag zu beschließen.

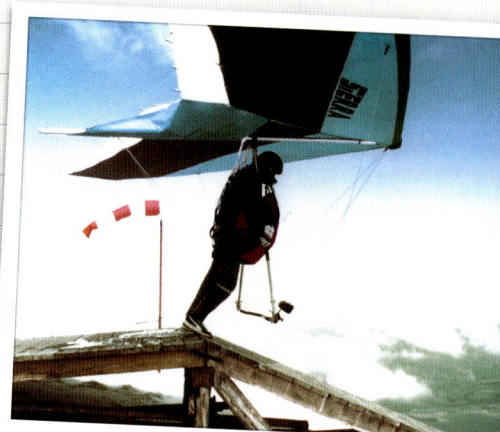

Start über den Wolken am Tegelberg im Allgäu

Doch an diesem Abend sollte sich alles auf dramatische Weise anders entwickeln. Nachdem wir gut gelaunt und voller Vorfreude unsere Geräte aufgebaut haben, starten wir in den (noch) blauen Abendhimmel. Schon nach wenigen Flugminuten spüre ich, dass etwas nicht stimmt. Der sonst so ruhige Abendflug entwickelt sich zu einer ruppigen Angelegenheit. Immer wieder wird das Fluggerät wie von Geisterhand durchgerüttelt. Absolut untypisch für einen Flug um diese Uhrzeit, die abendliche Thermik ist normalerweise sanft und gleichmäßig. Als ich den Blick auf Höhenmesser und Variometer (Gerät, das anzeigt, wie schnell man steigt oder fällt) richte, stelle ich zuerst mit Freude fest, dass ich bereits ca. 300 Meter über der Starthöhe bin und kontinuierlich fünf Meter in der Sekunde steige.

Die Freude weicht relativ schnell einem unguten Gefühl. Nachdem ich bereits wenige Minuten später 1000 Meter über dem Startplatz kreise, beschließe ich, dem Ganzen auf den Grund zu gehen, und fliege eine Steilkurve, um so freien

Blick zum Himmel über mir zu haben. Als ich nach oben schaue, bleibt mir fast das Herz stehen. Eine riesige, dunkelgraue, fast schwarze Gewitterwolke steht über mir, ich befinde mich in ihrem Sog und bin nicht mehr sehr weit von der Wolkenbasis entfernt.

Von einer Gewitterwolke eingesaugt zu werden, bedeutet den fast sicheren Tod. Minustemperaturen im zweistelligen Bereich, zuckende Blitze, die dazugehörigen elektrischen Spannungen und höllische Windgeschwindigkeiten würden in Sekunden den Drachen in seine Einzelteile zerlegen und den sicheren Absturz aus ca. 3000 Meter Höhe bedeuten. Wie konnten wir das am Start übersehen! Das Gewitter hatte sich wahrscheinlich in unserem Rücken hinter dem Berg gebildet und war dann mit der westlichen Strömung Richtung Tal gedriftet. Ein fataler Fehler, vor dem Start nicht noch mal die Wetterlage genau zu checken. Ein klassisches Beispiel der Unachtsamkeit.

Es nützt alles nichts, ich muss einen Weg suchen, um aus dieser inzwischen sehr brenzligen Situation herauszufinden. Mein Flugkollege ist weit unter mir, hat die Situation erkannt und ist bereits auf der Flucht in Richtung Landeplatz. Das erste Mittel der Wahl ist Geschwindigkeit aufnehmen, steile Kurven fliegen und somit Höhe abbauen. Gesagt, getan. Leider steige ich bei höchster Geschwindigkeit und steilen Kurven immer noch ein Meter pro Sekunde in Richtung Wolkenbasis. Langsam macht sich Panik in mir breit. Die dunkle Wolke kommt immer näher. Nun spiele ich mit dem Gedanken, mich aus dem Drachen auszuklinken und mit dem Rettungsschirm abzuspringen. Nur leider bin ich noch nie mit einem Fallschirm abgesprungen.

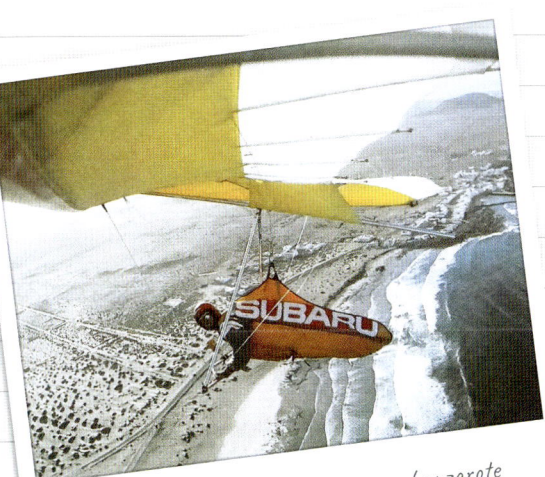

Über der Sand-und Lavalandschaft von Lanzarote

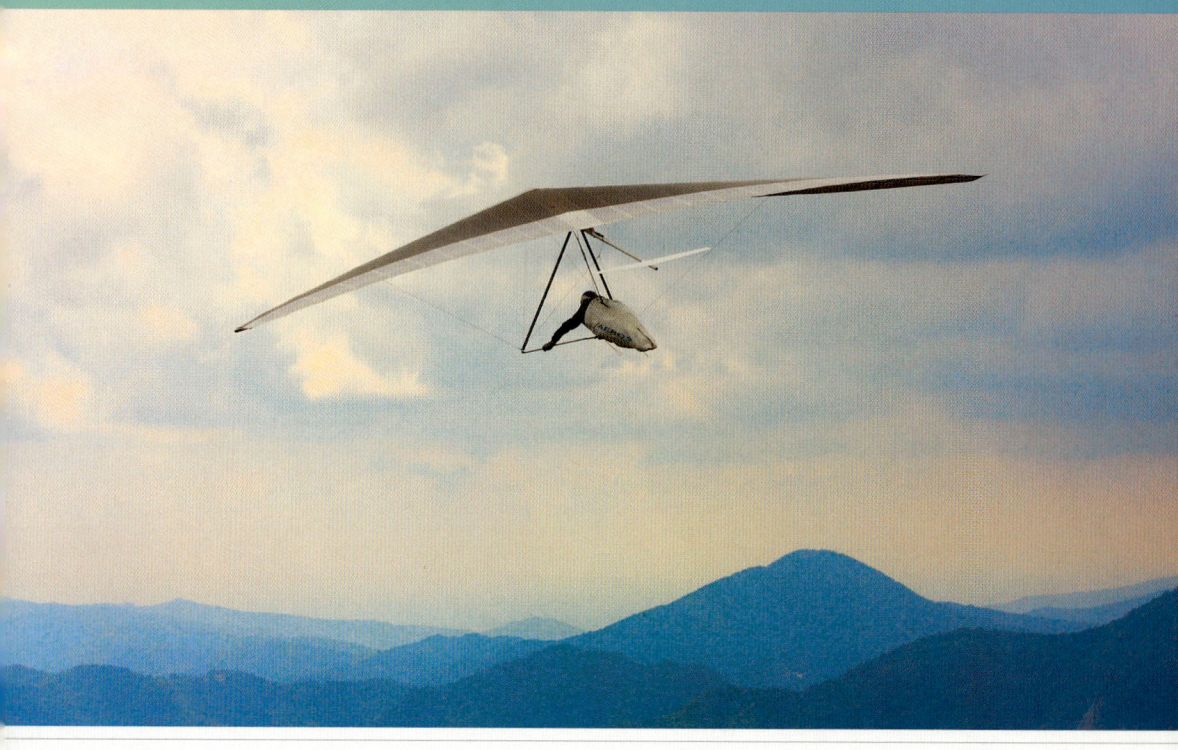

Zudem weiß ich nicht, ob der Rettungsschirm die Belastung einer Öffnung nach freiem Fall standhält. Ich verwerfe diese Idee recht schnell, denn ich muss sofort handeln, um dieser Todesgefahr zu entfliehen. Ich durchdenke verschiedene Möglichkeiten, wobei keine dabei ist, die mich aus dieser misslichen Situation befreien kann. Urplötzlich sagt eine Stimme tief in mir drin: „Mach etwas, dass du dich noch nie getraut hast. Nimm die höchst mögliche Geschwindigkeit auf und fliege Loopings!" Ohne lang zu überlegen, beschleunige ich den Drachen auf über 100 km/h und leite den Überschlag ein. Ein fast unwirkliches Bild und Gefühl, mit dem Bauch nach oben zur schwarzen Wolke, fast schwerelos zu stehen, um dann abrupt in den Sturzflug überzugehen. Ich nehme die hohe Geschwindigkeit aus dem Sturzflug mit in den nächsten Looping. Ein Looping folgt dem anderen. Der Drachen und ich bewegen uns an der absoluten Belastungsgrenze. Die Flügelrohre biegen sich bedenklich durch, alles knackt in der Gerätekonstruktion, bitte kein Flügelbruch! Zudem dreht sich mir mein Magen bei jedem Sturz in die Tiefe nach oben.

Dies alles spielt sich ohne Zeitgefühl ab, und als ich beim „ich weiß nicht"-wie-vielten Looping in Rückenlage noch mal bewusst Richtung Wolke schaue, weiß ich, ich habe es geschafft und bin dem Tod noch mal von der Schippe gesprungen. Ich leite den Gleitflug Richtung Tal ein. Der Wind hat allerdings inzwischen so aufgefrischt, dass ich kaum noch vorwärts komme, in der Luft stehe und schließlich aber doch wohlbehalten kurz hinter der Stadt auf einem Acker weitab des Landesplatzes sicher lande.

Was hat mich gerettet? Meine Intuition, aktiviert durch den Überlebenstrieb. Das im Bewusstsein abgespeicherte Wissen, verbunden mit einer intuitiven Entscheidung, war der Schlüssel dazu, um diese äußerst gefährliche Situation, erfolgreich zu bewältigen. Der Verstand wusste, hohe Geschwindigkeit in Verbindung mit Looping und Sturzflug bedeutet immensen Höhenverlust, also schneller Abstand zur gefährlichen Wolke. Der Verstand wollte aber auch sagen: „Das hast du noch nie gemacht, wer weiß, ob der Drachen und du diesen Belastungen gewachsen sind." Hier kommt dann die Intuition ins Spiel und antwortet: „Es ist die einzige Möglichkeit, hier lebend davonzukommen. Du weißt durch die vielen Tests, das Material hält das aus und du bist im Leben so viele haarsträubende Achterbahnen gefahren, du packst das!" Und so wurde die Entscheidung innerhalb weniger Sekunden gefällt und sie erwies sich als die richtige.

Auch hier musste ich mich, wenn auch auf einem gefahrvollen Level, zwangsläufig aus meiner Komfortzone verabschieden und bewegte mich zwischen Panik- und Lernzone. Dieses Erlebnis hat sich tief in mein Innerstes eingebrannt. Spätestens nach solch einer Erfahrung, lernt man, das Leben als sehr wertvoll zu schätzen, und viele Dinge des Alltags relativieren sich dadurch. Kleines wird wieder größer, Dankbarkeit nimmt einen größeren Stellenwert ein und die positiven Aspekte des Lebens stehen wieder öfter im Vordergrund. Vor allem aber habe ich gelernt, meiner Intuition zu vertrauen!

Die Wissenschaft sagt

Die Intuition entscheidet über Sieg und Niederlage.
Intuition (lat.: intueri = betrachten, erwägen). Dieses oft als Eingebung bezeichnete Gefühl ist ein irrationales Verstehen, Erkennen oder Einsehen, das durch Betrachtung zustande kommt, ohne der Zuhilfenahme des Verstandes.

Die Wissenschaftler gehen inzwischen davon aus, dass wir ein intuitives, emotional gesteuertes Gedächtnis haben. Dort sind alle Ereignisse und Erfahrungen gespeichert, die wir mit einem Gefühl verknüpft haben und von Bedeutung für uns waren. Die Erklärung ist relativ simpel: Positive Erlebnisse lösen angenehme Empfindungen aus, während negative Erfahrungen mit Unwohlsein verknüpft werden. Jeder kennt den Ausdruck: Das schlägt mir auf den Magen. Anderseits kann sich bei schönen Erlebnissen eine wohlige Wärme in der Bauchgegend ausbreiten. In unserem Verdauungstrakt formieren sich 100 Millionen Nervenzellen, diese sind der Auslöser für unser intuitives Bauchgefühl.

Es ist aber auch die Fähigkeit, Sachverhalte, Eigenschaften und Emotionen in Sekundenbruchteilen unbewusst oder bewusst komplex, instinkthaft zu erfassen, um eine Entscheidung herbeizuführen. Besonders wichtig ist dies im Spitzensport in den letzten Jahren geworden. Oft entscheiden intuitive schnelle Reaktionen über Sieg oder Niederlage. Studien beweisen inzwischen: „Intuition ist die wichtigste Grundlage für Entscheidungen. Analyse und Logik kommen nur unterstützend dazu."

Intuition und Erfolg – der „Messi-Scan" und andere intuitive Spitzenleitungen.
Er zählt seit vielen Jahren zu den besten Fußballspielern der Welt: Lionel Messi vom FC Barcelona. Was macht den Unterschied zu anderen Spitzenfußballern aus? Neben der technisch perfekten Ballbehandlung, Laufbereitschaft und absolutem Leistungswillen, Attribute, die die anderen „Elite-

kicker" ebenfalls auszeichnet, hat Lionel Messi die Gabe, einer nahezu perfekten Intuition. Er trifft im entscheidenden Moment unbewusst, quasi im Affekt, „aus dem Bauch heraus" die optimale Entscheidung, um den „tödlichen Pass" zu spielen oder das entscheidende Tor zu erzielen. Sehr anschaulich ist dies bei den Aktionen zu sehen, in denen der Spieler mit dem Ball allein auf das Tor zuläuft und nur noch den Torwart als letztes Hindernis vor sich hat. Die meisten Spitzenspieler haben hier eine Torerfolgsquote von 40–60 %. Die Quote bei dem argentinischen Superstar liegt bei über 80 %!

Die Erklärung ist recht einfach. Vier bis fünf Möglichkeiten hat ein Spieler, der aufs Tor zuläuft, um den Torwart zu überwinden, oft trainiert und technisch meist perfektioniert. Für eine dieser Möglichkeiten entscheidet sich der Spieler im Allgemeinen schon auf dem Weg zum Tor. Vielleicht ändert er seinen Plan kurz vor dem Abschluss noch, wenn der Torhüter eine eindeutige Bewegung macht und sich eine andere Lösung, die besser scheint, anbietet.
Bei dem kleinen Argentinier ist der Ablauf ein anderer. Neben dem Wissen über die Eigenarten, Stärken und Schwächen des Torhüters, die Messi vermutlich abgespeichert hat, scannt er die Bewegungsabläufe und andere Details des Gegenübers, um dann intuitiv den richtigen Ball zu spielen, der in den meisten Fällen zum Torerfolg führt. Nur so entstehen, die kleinen, oft an Kreativität kaum zu überbieten den Fußball-Kunstwerke, die aus der Intuition heraus geboren werden. Ich nenne dieses Phänomen den „Messi-Scan". Der kleine, aber entscheidende Unterschied!

Ein anderes Beispiel ist der deutsche Weltklasse Tischtennisspieler Timo Boll, einer der wenigen Spieler, der gegenüber der chinesischen Übermacht in diesem Sport bestehen kann. Er hat die Gabe, die Aufschläge seiner Gegner in einer blitzschnellen Momentaufnahme „lesen" zu können.

Nachdem der Ball nach dem Aufschlag den Schläger des Gegners verlässt, erkennt Boll an der Drehrichtung und Geschwindigkeit des Balles, wie er den Ball annehmen muss, um ihn wieder gefährlich zu retournieren. Wie ist das in Sekundenbruchteilen möglich? Boll erkennt dies an der Schrift (oder dem Markenzeichen) des Balles, die sich in eine bestimmte Richtung mit einer für ihn erkennbaren Geschwindigkeit dreht. Ebenfalls eine Gabe, die unfassbar ist.

Auch im Tennis sind die erfolgreichsten Schläge nicht von verstandesmäßiger Natur. Sie entstehen aus der Intuition heraus und sind an Genialität kaum zu überbieten. Oder glauben Sie der erste „Becker-Hecht" war vom Verstand geplant? So eine aberwitzige Aktion, zumal teilweise auf Sand, nach einem Ball zu hechten, mit anschließendem Überschlag auf dem Boden, entbehrt jeder Logik – zumindest was den Tennissport betrifft. Dies war eine intuitive Handlung, die sich im Laufe der Jahre gefestigt hat und zu einem der Markenzeichen von Boris Becker wurde. Sie zeigt den unbändigen Kampfeswillen eines Sportlers, der immer wieder in der Lage war, intuitiv die sogenannten nicht willentlich mobilisierbaren Energien abzurufen.

⚙ Die Umsetzung im Alltag

Intuition, der trainierbare „Muskel" des Unterbewusstseins.

„Der „Muskel der Intuition" ist einer der wichtigsten in unserem Leben. Je öfter wir ihn beanspruchen, desto stärker und verlässlicher wird er."

Harald Kümmel

Machen Sie sich zuerst einmal Folgendes bewusst: Eine Intuition ist Urteil, Idee, Erkenntnis, Eingebung o. Ä.,
- das unvermittelt im Bewusstsein auftaucht,
- dessen Ursprung uns meist nicht bewusst ist,
- das stark genug ist, um eine Handlung auszulösen.

Im Labyrinth der Intuitionen.

Immer wieder im Leben geraten wir in Situationen, in denen wir Entscheidungen treffen müssen, die uns nicht leichtfallen und uns vor Probleme stellen. Wir können uns dies als großes, unüberschaubares Labyrinth der Möglichkeiten vorstellen, mit vielen Kreuzungen, Abzweigungen und Weggabelungen. An diesen Punkten müssen wir uns jedes Mal entscheiden, welche Richtung wir einschlagen wollen. Es gibt keine Hinweise, welcher Weg der Beste sein könnte. Uns bleibt nur die Intuition, die uns weiterhelfen kann, der Verstand hat scheinbar keinen Einfluss. Zweifel und Angst vor Fehlern können sich in solchen Situationen Raum verschaffen und uns lähmen. Vertrauen ist unser verlässlichster Partner bei solchen Entscheidungen.

» Ich vertraue mir und meinem Bauchgefühl! «

Es besteht selbstverständlich die Möglichkeit, dass Sie falsch entscheiden und in einer Sackgasse landen. An dieser Stelle gibt es kein Weiterkommen, nur den Weg zurück. Ein Fehler? Vielleicht schon, aber ein Fehler mit Lerneffekt. Bleiben Sie nicht frustriert sitzen, sondern werden Sie aktiv und korrigieren Sie den Irrtum. Gehen Sie an die Kreuzung zurück und entscheiden Sie sich für eine andere Variante, der falsche Pfad wird für die Zukunft als unpassierbar in Ihrem Bewusstsein abgespeichert.

Besonders unsere Intuition lernt aus diesen Fehlern, unser Gespür für die richtige Entscheidung wird dadurch trainiert und wir fühlen uns bei Lösungsfindungen von Mal zu Mal sicherer.
Wir lernen dadurch, ausdauernd und beharrlich zu sein, vertrauensvoll neue Wege zu erforschen, selbstverständlich immer wieder mit dem Risiko, in einer Sackgasse zu landen.

Bleiben Sie bei Fehlern gelassen und analysieren Sie, warum Sie so entschieden haben. Mit diesen Erfahrungswerten haben Sie den bestmöglichen

Trainingserfolg für Ihre Intuition. Verbinden Sie Ihr Bauchgefühl mit Ihrem Herz und Ihrem Verstand. Mit einer gut funktionierenden Verbindung können wir scheinbar Unmögliches erschaffen.

 ## Top-Tipps

- Intuitive Gefühle kurz mit dem Verstand analysieren (nicht grübeln), dann entscheiden.
- Die Erfahrungen unserer Entscheidungen analysieren, abspeichern (auch die Fehlentscheidungen) und überdenken.
- Immer in Möglichkeiten und Szenarien (mentale Simulation) vorausschauend denken, bevor Sie sich entscheiden.
- Einfache pragmatische Lösungen finden! Hier kann weniger schiefgehen.
- Die Wiederholung ist die Mutter der Intuition. Je öfter Sie die Dinge wiederholen, desto eher perfektionieren Sie beispielsweise Bewegungsabläufe.
- Beim Versuch einer Lösungsfindung ist es zunächst wichtig, dass Sie aus der „Grübelschleife" aussteigen und nicht in Aktionismus verfallen. Dies macht uns taub für intuitive Botschaften.
- Legen Sie das Problem, wenn Sie keine Lösung finden erst einmal beiseite und beschäftigen Sie sich mit anderen Dingen. „Die Erleuchtung" kommt meistens, wenn Sie gar nicht damit rechnen.
- Durch Bewegung bringen Sie Ihr intuitives System auf Touren. Manch hartnäckiges Problem wurde schon bei einem Waldspaziergang gelöst.

 ## Der Sport-Tipp

Verlassen Sie sich bei Ihren sportlichen Betätigungen immer auf ihr Bauchgefühl. Niemand setzt verlässlichere Signale als Ihr Körper. Sie müssen nur genau hinhören und sich einfühlen. Natürlich können Sie technische Hilfsmittel wie Herzfrequenzmesser zu Rate ziehen, vielleicht ab und zu einen Fitness-Check machen, wenn Sie sich nicht ganz sicher sind, ob Sie Ihrer Wahrnehmung trauen können. Trotz allem: Trainieren Sie, so oft es geht, Ihre Intuition und Sie werden erkennen, dass dieser „Unterbewusstseinsmuskel", je öfter sie ihn beanspruchen, immer stärker und verlässlicher wird.

Die Intuition entsteht im
„Gewahrsein" der Stille. Daraus schöpfen
wir unsere Kreativität.

Harald Kümmel

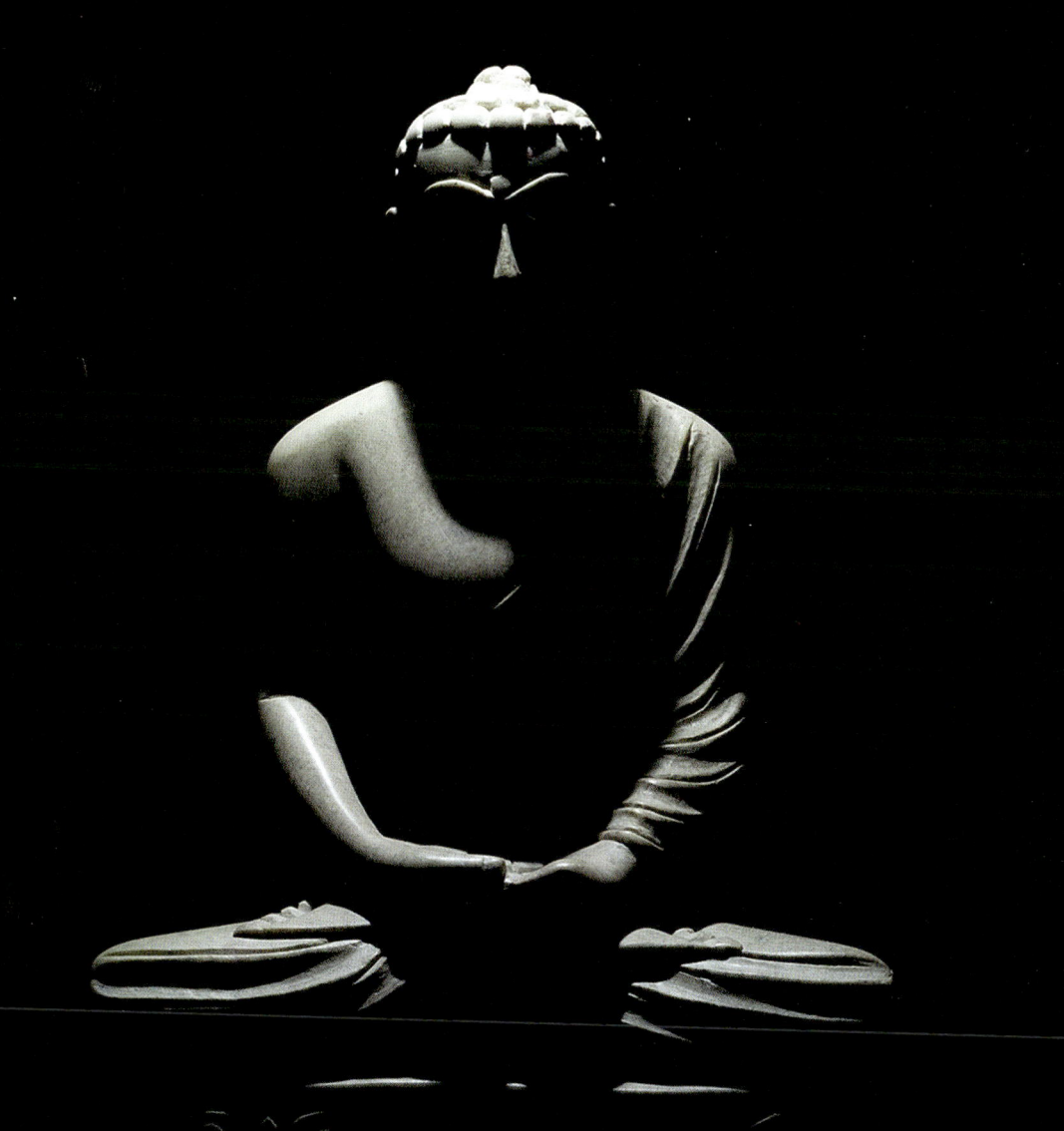

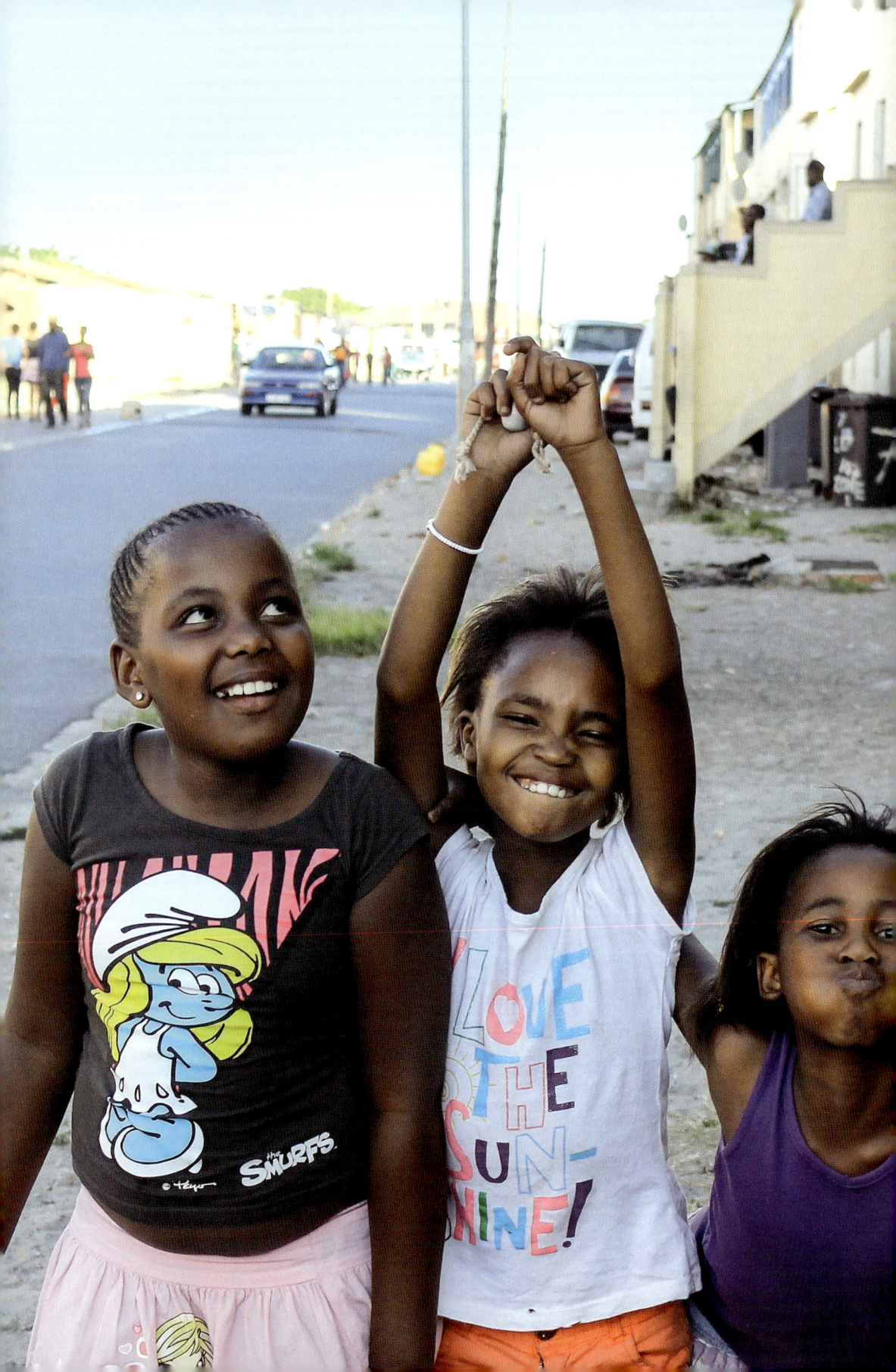

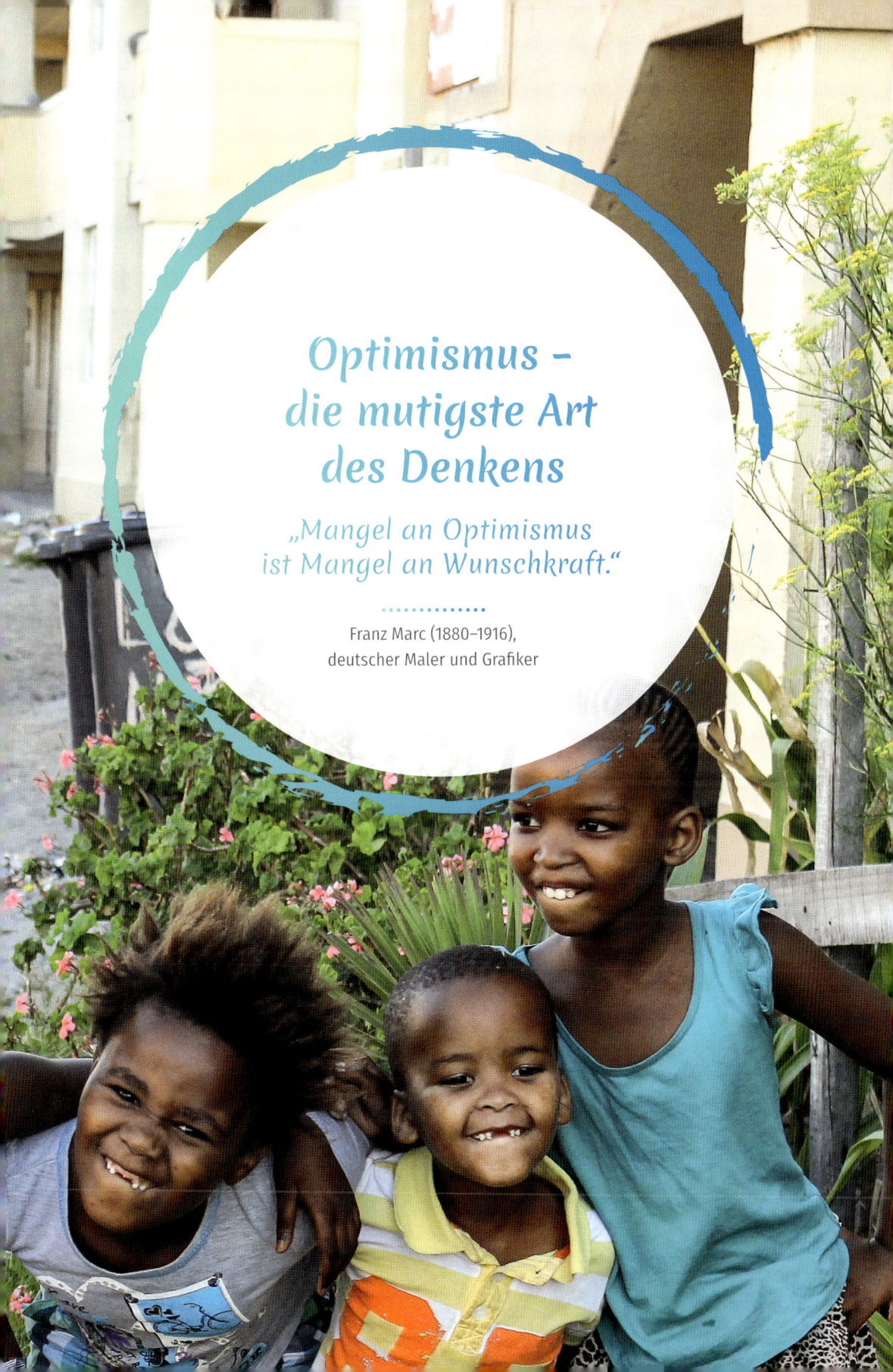

Optimismus – die mutigste Art des Denkens

„Mangel an Optimismus ist Mangel an Wunschkraft."

Franz Marc (1880–1916),
deutscher Maler und Grafiker

Der optimistische Tanz um die Pferdeäpfel

Es war einmal ein Vater, der hatte eineiige Zwillinge als Söhne. Die Brüder glichen sich äußerlich wie ein Ei dem anderen, waren aber in ihrem Charakter grundverschieden. Der eine von den beiden war tagein tagaus fröhlich, optimistisch und zuversichtlich, der andere hingegen beständig schlechter Laune und pessimistisch. Am Geburtstag der beiden beschloss der Vater, ein Experiment zu wagen. Als beide in tiefen Schlaf versunken waren, stapelte er in das Zimmer des pessimistischen Sohnes eine Vielzahl von Geschenken, Spielzeug, Bücher und viele andere Dinge schön und liebevoll eingepackt. In das Zimmer des Optimisten legte er aber nur eine Schaufel stinkender Pferdeäpfel auf den Boden. Sonst nichts.

Am nächsten Morgen öffnete er voller Spannung das Zimmer des Pessimisten. Dieser saß laut heulend auf dem Boden, inmitten der ganzen wundervollen Geschenke, die er lieblos aufgerissen hatte. Der Vater fragte irritiert, was den los sei. Der Sohn schluchzte: „Ich bin totunglücklich, weil meine ganzen Freunde nun ganz bestimmt neidisch auf mich sind. Die ganzen Dinge können kaputt-gehen, viele brauchen auch noch ständig neue Batterien und bei den meisten muss ich auch noch die Gebrauchsanweisung lesen."

Der Vater ging zum Zimmer des Optimisten und war auf dessen Reaktion gespannt. Dieser hüpfte voller Freude um die stinkenden Pferdeäpfel herum. Überrascht fragte der Vater: „Ja warum bist du denn so fröhlich?" Der Sohn antwortete: „Das ist doch klar, ich weiß ganz genau, dass hier im Haus noch ein Pony versteckt ist."

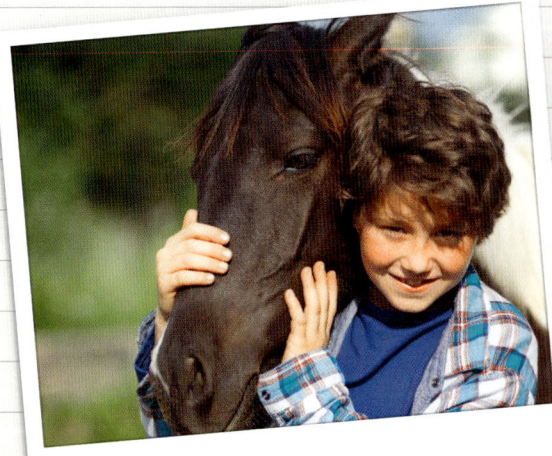

Optimismus wir belohnt!

Die Z.E.N.-Strategie

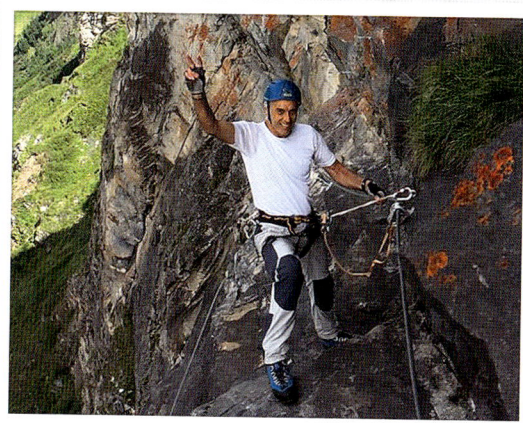

Eine optimistische Einstellung kann jeden Gipfel bezwingen

Was zeigt uns diese Geschichte? Sie zeigt, dass Optimismus und Pessimismus eine Sache der inneren Einstellung sind. Wir können nahezu alle Dinge, die wir erleben und anschauen, als positiv oder negativ empfinden. Es sind die Gedanken, die beurteilen, bewerten und Ereignisse oder Dinge als negativ oder positiv einordnen. Es gilt, die Dinge des Lebens erst einmal wahrzunehmen, bevor wir unser Urteil fällen. Es gibt unzählige Betrachtungsweisen, es gibt meine Wahrheit, es gibt die Wahrheit der anderen, aber vielleicht gibt es ja auch „DIE WAHRHEIT". Wer weiß das schon?

Bei meinen ganzen Unternehmungen, ob beim Bergsteigen, beim Marathonlaufen oder bei meiner täglichen Arbeit, habe ich mir zum Ziel gesetzt, von Beginn an eine grundsätzlich optimistische Einstellung zu entwickeln. In den ganzen Geschichten aus meinem Leben, die Sie bisher gelesen haben, ist diese positive Sichtweise klar erkennbar. Auch wenn zwischendurch bei Schwierigkeiten leichte Zweifel aufkamen, war doch der Grundtenor des positiven Denkens immer stärker. Im Rückblick kann ich sagen, dass Aufgeben nie eine Option war. Diese optimistische Grundeinstellung hat mir beispielsweise das Leben beim Drachenfliegen gerettet, mich erfolgreich viele Marathons laufen lassen und auf die Gipfel vieler hoher Berge gebracht. Und nicht zuletzt kann ich heute sagen, ich mache meine Arbeit mit Hingabe, Begeisterung und viel Optimismus.

水

Die Wissenschaft sagt

Optimismus stärkt das Herz und lässt unser länger leben.

Optimismus – das Gegenteil von Pessimismus – ist eine Geisteshaltung oder Weltanschauung, die Situationen und Ereignisse von ihrer besten Seite betrachten. Das Konzept wird erweitert mit der Vorstellung, dass künftige Bedingungen sich besser darstellen werden.

Aus vielen Studien geht hervor, dass negative mentale Zustände wie Depression, Wut, Angst und Feindseligkeit ungesund für das Herz sein können.

Die Harvard School of Public Health stellte mit mehr als 200 Studien fest, dass positive Gefühle das Risiko von Herz-Kreislauf-Erkrankungen und Ereignissen wie Herzinfarkt und Schlaganfälle offenbar erheblich reduzieren.

Ganz besonders für die kardiovaskuläre Gesundheit ist eine hoffnungsvolle und zuversichtliche Sichtweise von Vorteil, dies bestätigt eine Studie der Universität Illinois, USA. Hier stellten die Forscher fest, dass optimistisch eingestellte Menschen eine doppelt so hohe Wahrscheinlichkeit für ideale kardiovaskuläre Gesundheit haben wie pessimistische Zeitgenossen. Bei dieser Studie wurden Daten von mehr als 5100 Erwachsenen zu Rate gezogen. Die Gesundheit der Teilnehmer wurde unter folgenden Aspekten beurteilt: Blutdruck, BMI, nüchterner Blutzucker, Serumcholesterolspiegel, Ernährung, physische Aktivität und Tabakkonsum. Die gleichen Kennzahlen werden auch vom amerikanischen Herzverband zur Definition der Herzgesundheit verwendet.

Aus der Studie ergaben sich die folgenden Erkenntnisse:
- Optimisten waren mit ihrem totalen Gesundheitspunktestand im oberen Mittelbereich.
- Sie hatten einen bedeutend besseren Blutzucker- und Gesamtcholesterinwert als pessimistische Teilnehmer.
- Sie waren physisch aktiver, hatten einen gesünderen Body-Mass-Index und waren wenig anfällig für Süchte wie z. B. das Rauchen.

Zusammenfassend konnten die Wissenschaftler feststellen, dass dieser kardiovaskuläre Unterschied für deutlich geringere Sterblichkeitsraten bei den positiv denkenden Menschen sorgt.

Andere Studien zeigen ebenfalls deutliche Unterschiede zwischen Optimisten und Pessimisten im Hinblick auf ihren Genesungsverlauf bei Krankheiten und ihr Gesundheitsverhalten, beispielsweise nach einer Bypass-Operation. In einer Studie, an der 51 Männer mittleren Alters teilnahmen, zeigte sich, dass Optimisten schon vor der Operation Pläne schmiedeten und sich konkrete Ziele für den Heilungsprozess setzten. Im Gegensatz dazu achteten die Pessimisten stärker auf ihren augenblicklichen Zustand und ließen die Zukunft außen vor. Ferner zeichneten sich Optimisten durch eine signifikant schnellere Genesung aus. Anders als die Pessimisten begannen sie früher damit, sich körperlich zu bewegen und aktiv zu sein, und verbesserten dadurch zusätzlich noch ihren Gesamtzustand.

In einer zweiten Studie, an der 309 männliche und weibliche Patienten teilnahmen, zeigte sich, dass Optimisten nach einer Operation weniger häufig stationär nachbehandelt werden mussten.

Die beiden Wissenschaftler Michael F. Schleier und Charles S. Carver, Pioniere in der Forschung über das positive Denken, konnten bereits 1985 beweisen, dass Optimismus und Pessimismus eine entscheidende Auswirkung auf die körperliche und psychische Gesundheit des Menschen hat. Im Laufe der Jahre ist dieser Effekt auf die ganzheitliche Gesundheit immer offensichtlicher geworden und wurde von anderen Studien bestätigt. In einem Interview des US Magazins „The Atlantic" sagte Schleier: „Menschen, die positiv denken, haben keine naive Weltanschauung. Sie sind

Problemlöser, die versuchen, eine Situation zu verbessern. Und wenn sie nicht zu ändern ist, sind sie eher als Pessimisten in der Lage, die Realität zu akzeptieren und weiterzumachen."

Was im Geist abläuft, hat die renommierte Psychologin Barbara Fredrickson von der University of North Carolina in mehreren Studien erforscht.
Ihre Arbeit basiert auf der Erkenntnis, dass negative Gedanken und Gefühle wie Angst einen Zweck erfüllen, der nur in den wenigsten Situationen sinnvoll ist. Dies bedeutet: Solche Gedanken sollen eine bestimmte Handlung auslösen. Wenn im Wald ein gefährliches Tier auf uns zugestürmt kommt, wäre der erste Gedanke: Renn um dein Leben. Das Gehirn fokussiert sich völlig auf diese Handlung und blendet alle anderen Möglichkeiten aus. In anderen Worten: Negative Gedanken verengen den Geist.
Menschen mit Selbstvertrauen und einer optimistischen Einstellung, erhöhen in gefährlichen Situationen ihre Handlungsmotivation und erkennen mehrere Lösungsmöglichkeiten, dieser Unterschied kann eventuell lebensrettend sein.

Um zu beweisen, was positive Gedanken mit dem Gehirn anstellen können, führte Fredrickson ein viel beachtetes Experiment durch.
Die Forscherin bildete Gruppen, denen sie verschiedene Filmausschnitte zeigte. Eine Gruppe bekam Videos zu sehen, die keine oder neutrale Emotionen hervorrufen. Die andere sahen Clips, die negative Gefühle auslösen.
In einem anschließenden Test fielen den Probanden, die durch die Videos negativen Gefühlen ausgesetzt waren, bei einer gestellten Aufgabe weitaus weniger Handlungsmöglichkeiten ein als den anderen Teilnehmern.

Das Experiment zeigt: Erleben wir positive Emotionen wie Freude oder Zufriedenheit und haben wir optimistische Gedanken, sehen wir mehr Möglichkeiten im Leben. Frederickson stellte außerdem fest, dass der Einfluss des positiven Denkens nicht sofort wieder verschwindet, sondern dazu führt, dass wir längerfristig mehr ausprobieren. Wir können dann Fähigkeiten entwickeln, von denen wir ein Leben lang profitieren. Kinder beispielsweise, die unbeschwert draußen spielen können, mit anderen Kindern interagieren, Dinge ausprobieren und von ihren Eltern in ihrem Tun bestärkt werden, erlangen Kompetenzen, die ihnen im ganzen weiteren Leben zur Verfügung stehen. Deshalb gilt hier der Grundsatz: Je früher wir Dinge wagen und darin unterstützt werden, desto optimistischer ist unsere Lebenseinstellung mit allen daraus resultierenden, zuvor beschriebenen Konsequenzen.

Die Umsetzung im Alltag

Die wahren Abenteuer sind im Kopf!
Wie Sie in der Geschichte zu Anfang des Kapitels und in den wissenschaftlichen Studien erkennen können, hat Optimismus viel mit positivem Vorstellungsvermögen und unserer inneren Einstellung zu tun. Und diese entsteht aufgrund unserer Erfahrungen und den damit erlernten Lebensmustern, ganz allein in unseren Gedanken. Wenn Sie wieder einmal glauben, die Welt hätte sich gegen Sie verschworen und in Ihrem Geburtstagskuchen wartet keine versteckte Stripperin, sondern eine Atombombe aus Nordkorea, dann machen Sie sich bewusst, dass dies ganz allein an Ihrer Denkweise liegt. Sie ganz allein sind der Schöpfer dieser vermeintlichen Realität.

» Wie lerne ich, die Dinge optimistisch anzugehen? «

Wenn Sie bisher eher zum Pessimismus tendierten und es Ihnen schwerfällt, die Zukunft positiv zu sehen, heißt das nicht, dass Sie das nicht ändern können. Sätze wie „Ich bin halt so ..." streichen Sie ab jetzt am besten aus Ihrem Wortschatz. Eine lebensbejahende Einstellung ist trainierbar und wie beim Fitnesstraining können Sie mit Übungen erlernen, die schönen Dinge im Alltag wahrzunehmen und so Ihre Sichtweise zum Positiven verändern.

Fangen Sie klein an, ihren Optimisten-Muskel zu trainieren: Legen Sie sich ein kleines „Optimismus-Trainingsbüchlein" zu, dass Sie immer bei sich tragen. Notieren Sie alles, was Ihnen Freude bereitet oder Sie positiv gestimmt hat. Es sind die kleinen Dinge, die wir oft übersehen, das Lächeln eines Menschen, ein schönes Musikstück im Radio oder das wunderbare Müsli am Morgen. Es genügt, wenn Sie Stichpunkte eintragen und am Abend vor dem Schlafengehen noch einmal darüber schauen. Sie werden feststellen, dass es eine ganze Menge positiver Momente in Ihrem täglichen Leben gibt. Wenn ein Augenblick Ihnen besondere Freude gemacht hat, dann beschreiben Sie diesen noch einmal etwas ausführlicher. Die Dinge, über die Sie sich geärgert haben, lassen Sie weg! Und machen Sie keine Zwangsübung daraus: An manchen Tagen gibt es vielleicht nur eine Sache, die Sie toll fanden – ganz egal. Es kommt nicht auf die Masse an! Wenn Sie dann noch abends vor dem Schlafengehen über Ihre tägliche „Dont worry be happy"-Liste schauen, werden Sie mit Sicherheit mit einem Lächeln auf den Lippen einschlafen.

Optimismus ist keine allumfassende Lebensversicherung. Darüber sollten Sie sich auch im Klaren sein und kein Optimist ist davor gefeit, auch einmal harte Zeiten in seinem Leben durchzumachen. Auch ein Mensch mit optimistischer Grundeinstellung kann gelegentlich ins Strauchein kommen und stürzen. Der Unterschied ist nur, dass der Pessimist das Ganze meist als Niederlage und sowieso als selbstverschuldet ansieht. „Das passiert natürlich nur mir", sagt er sich und bleibt erstmal deprimiert liegen. Der Optimist schüttelt sich kurz, analysiert die Situation im positiven Sinne, sieht das Ganze als Lernprozess und geht dann weiter.

Auch wenn Ihre Lebensumstände gelegentlich temporär etwas herausfordernder wirken, nehmen Sie diese Herausforderungen an, um daraus zu lernen und stärker zu werden.

Ihr Fokus bestimmt die Realität! Wenn Sie den ganzen Tag darüber nachgrübeln, was heute wieder alles schiefgehen könnte, dann fokussieren Sie sich auf diese Gedanken und erschaffen sich somit die allseits bekannte selbsterfüllende Prophezeiung, die dann Ihre Realität erschafft. Wir ignorieren dann die Menschen, die offen auf uns zugehen und mit denen wir uns gut unterhalten haben, und konzentrieren uns auf den einen aus hundert, der uns respektlos behandelt hat. Die Evolution hat uns aus Selbstschutzgründen so geprägt, dass wir erst die gefahrvollen, negativen Momente wahrnehmen. Deshalb tendieren wir Menschen oft dazu, mit Scheuklappen durch die Welt zu laufen. Wir sehen das Negative, die Gefahr und blenden alles systematisch aus, was nicht in unser pessimistisches Weltbild passt. Legen Sie diese Scheuklappen ab, öffnen Sie Ihren „Zoomblick" und Sie werden die vielen glücklichen und erfolgreichen Momente erkennen und in Ihr Leben holen.

Top-Tipps

- Entwickeln Sie Bewusstheit und erkennen Sie, welches die Auslöser Ihrer Gedanken sind. Die große Mehrzahl unserer Gedanken läuft vollkommen unbewusst und automatisch ab. Wenn wir jeden Tag genau die gleichen pessimistischen Gedanken denken, fühlen wir uns jeden Tag gleich pessimistisch. Es geht aber auch in die andere Richtung, wenn Sie diese Gedanken in Frage stellen und sich eine optimistischere Denkweise zu eigen machen.
- Ersetzen Sie Ihre negativen Gedanken durch positive Muster, die in Ihrer Vorstellung entstehen. Sind Sie sich bewusst, dass alles, was Sie denken, fühlen und empfinden, durch Botenstoffe in Ihrem Gehirn ausgelöst wird. Wenn Sie sich immer wieder um ihre Zukunft sorgen und nur die Schwierigkeiten sehen, löst dies natürlich kaum positive und motivierende Gedanken aus. Manifestieren Sie hingegen den Satz: „Ich blicke mit Zuversicht in die Zukunft und gehe meistens vom Besten aus." Dann halten Sie schon die Abwärtsspirale des negativen Denkens an.

- Entwickeln Sie die sogenannte „Ich kann!"-Einstellung. Machen Sie sich Ihre Stärken bewusst und erkennen Sie, dass Sie die Fähigkeiten besitzen, die anstehenden Aufgaben zu meistern.
- Sehen Sie sich niemals als Opfer, sonst begeben Sie sich von Beginn an auf die Verliererstraße. Wenn andere Menschen Ihnen Steine in den Weg legen, sagen Sie sich: „Ich akzeptiere diese Steine als Hindernisse, die ich aus dem Weg räumen kann, ich habe die Kontrolle über mich und sonst niemand." Entsprechend selbstbewusst können Sie Ihre Reaktion und Handlung steuern.
- Und ganz wichtig! Meiden Sie die Gesellschaft von Pessimisten, Schwarzmalern und den ewigen Nörglern. Denn unter diesem Einfluss fällt es schwer, eine optimistische Grundhaltung zu bewahren. Letztendlich ist es doch so, wie Harry S. Truman es treffend ausgedrückt hat: „Ein Pessimist macht aus einer Chance ein Problem, ein Optimist aus einem Problem eine Chance."

 # Der Sport-Tipp

Wenn Sie sich ein sportliches Ziel setzen, dann machen Sie sich als Allererstes Ihre Stärken bewusst. Fokussieren Sie sich dann auf das Ziel, beispielsweise auf die Zielankunft Ihres ersten Marathons oder auf die Ankunft in Meran bei Ihrer Alpenüberquerung mit dem Rad oder zu Fuß. Es muss aber nicht immer so leistungsbezogen sein. Sich vorzustellen, nach einem halben Jahr gesundheitsorientiertem Herz-Kreislauf-Training zehn Kilo abgespeckt zu haben, ist auch eine funktionierende Motivation. Mit diesem positiven Ziel im Blick und im Gefühl trainiert es sich leichter und man übersteht auch die Tiefs, die immer mal wiederkommen, und bleibt beharrlich bei der Sache. Neben dem großen Ziel gibt es auch die Etappenziele zwischendurch. Hier gehen Sie in gleicher Weise vor und Schritt für Schritt nähern Sie sich dem erfolgreichen Abschluss Ihrer ganz persönlichen Herausforderung.

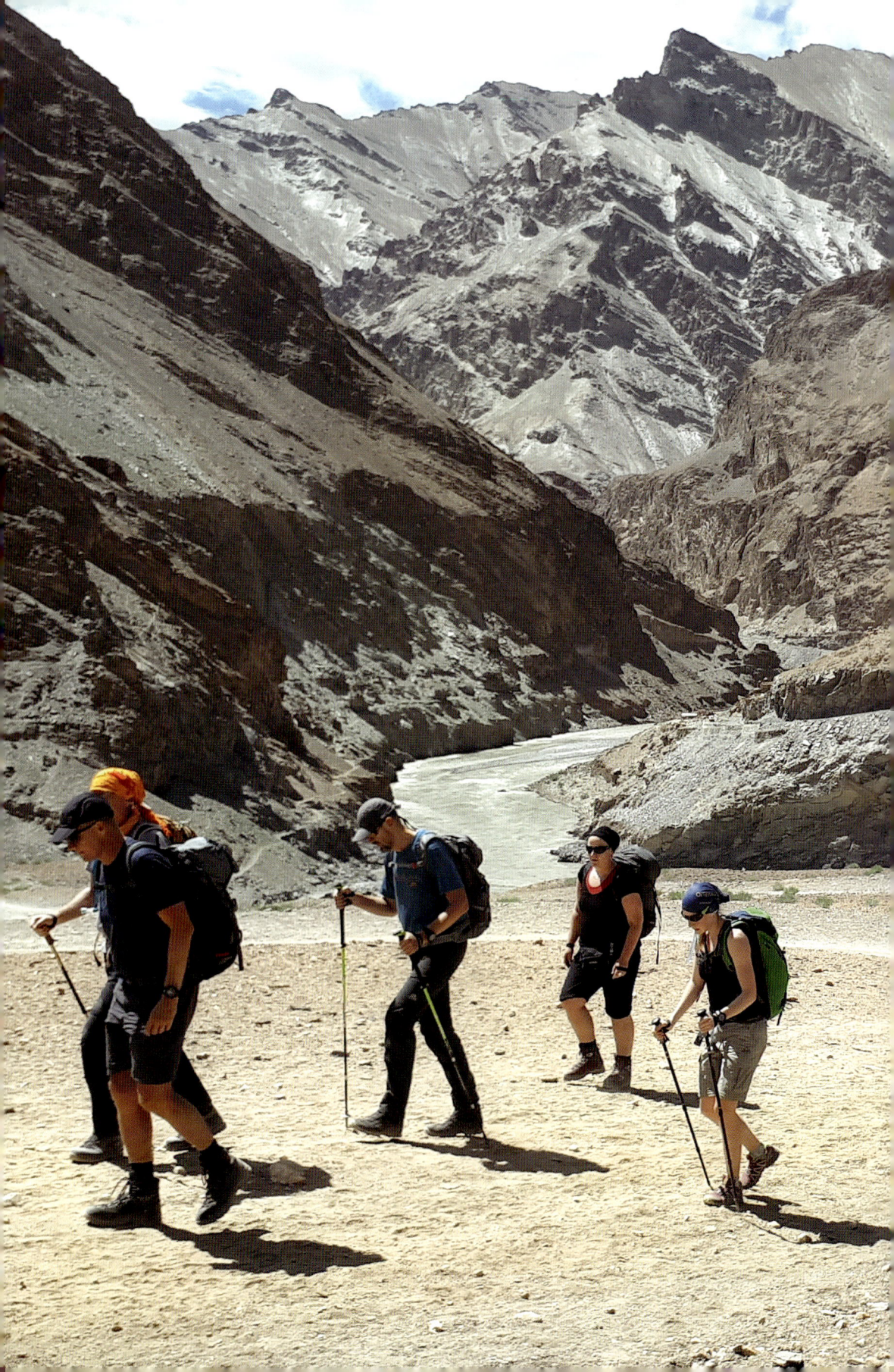

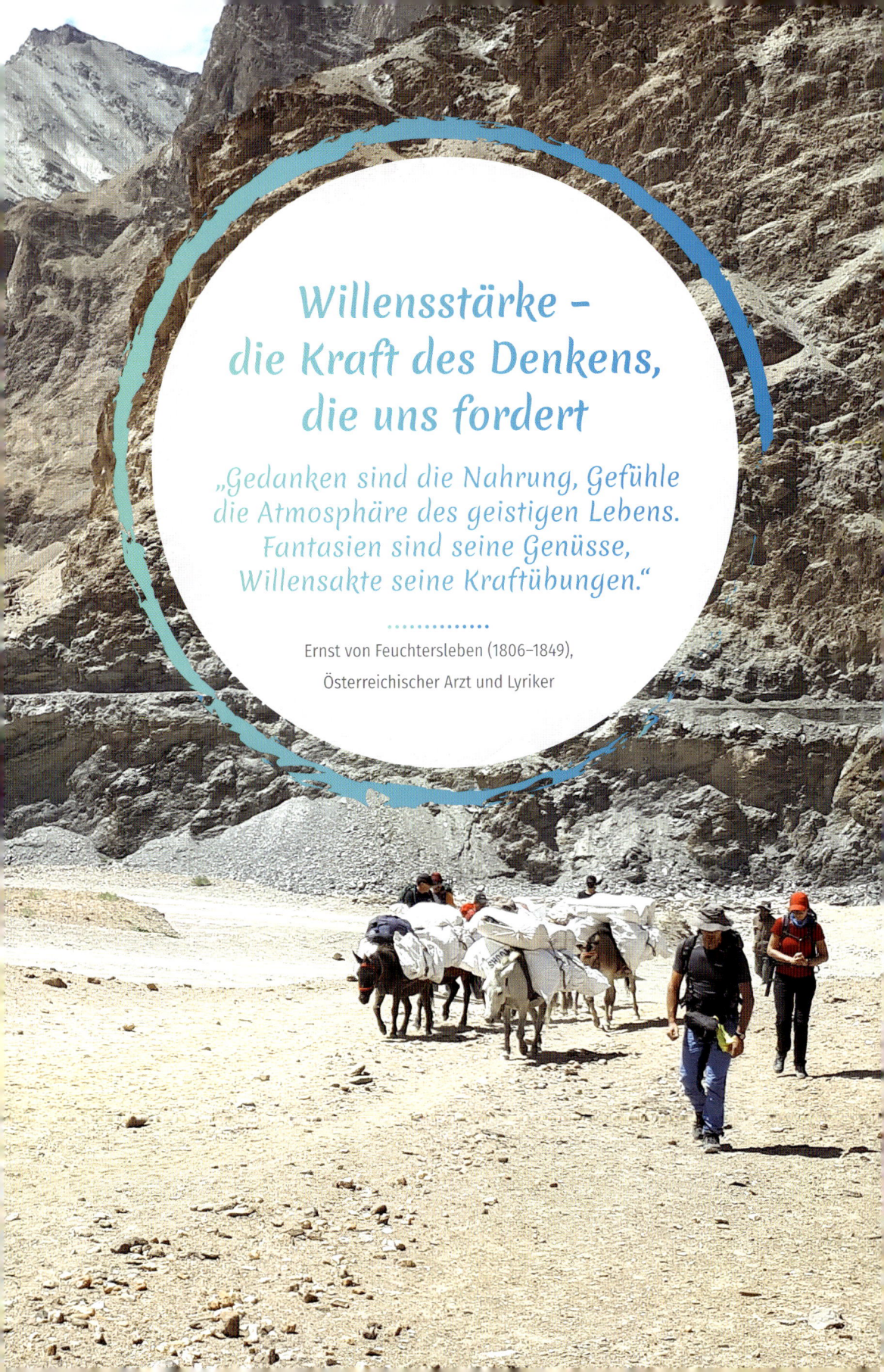

Willensstärke –
die Kraft des Denkens,
die uns fordert

„Gedanken sind die Nahrung, Gefühle
die Atmosphäre des geistigen Lebens.
Fantasien sind seine Genüsse,
Willensakte seine Kraftübungen.“

Ernst von Feuchtersleben (1806–1849),
Österreichischer Arzt und Lyriker

Als meine Sportkarriere im Volleyball zu Ende ging, war ich 38 Jahre alt. Zweimal in der Woche Training, Spiele am Wochenende, eine ständige Belastung durch die vielen Sprünge, mein Rücken gab mir das Zeichen, dass diese Art von Leistungssport nicht mehr möglich war. Als Mensch, der sein Leben lang immer Sport betrieben hatte, machte ich mich auf die Suche nach einem neuen sportlichen Ziel. Da die Schnellkraft in diesem Alter so langsam nachlässt, die Ausdauer aber durchaus noch ausbaufähig und trainierbar ist, entschloss ich mich, in diesem Bereich eine ansprechende Aufgabe zu suchen.

Was lag da näher, als einen Marathon ins Visier zu nehmen. Realistisch und machbar? Ich analysierte meinen aktuellen körperlichen Zustand. Es war für mich damals problemlos, eine Stunde ausdauernd zu laufen. Eine gute Basis für das Vorhaben. Jetzt musste ich mit Augenmaß einen Plan erstellen, der realistisch war und zu einem erfolgreichen Abschluss führen konnte. Ich besorgte mir die entsprechende Literatur zum Thema Ausdauersport, machte mich erst theoretisch fit, um dann das Ganze in die Praxis umzusetzen. Dann ging es um die Zielsetzung: Nach einem Jahr Training wollte ich den Berlin-Marathon laufen. Zwischenziele waren zehn Kilometer unter einer Stunde zu laufen und spätestens nach einem halben Jahr einen Halbmarathon zu absolvieren.

Ich richtete Beruf und Familienleben dementsprechend aus, stellte meine Ernährung etwas um und trainierte drei- bis viermal in der Woche. Erfolgsgarant für solch ein Vorhaben ist neben gesunder Beharrlichkeit nicht zuletzt ein gewisses Maß an Willensstärke. Gerade in den Wintermonaten war es nicht einfach, bei ungemütlichen Bedingungen mit Schnee, Regen und Kälte den Schweinehund zu überwinden. Doch mit der richtigen Einstellung und dem Bild vor Augen, zwischen Tausenden von Zuschauern auf dem Berliner Kurfürstendamm ins Ziel zu laufen, war dies möglich.

Das Training lief prächtig und die Etappenziele wurden problemlos erreicht. Nach drei Monaten lief ich die zehn Kilometer unter einer Stunde und nach fünf Monaten den ersten Halbmarathon. Aber es gab auch Stillstand und Rückschläge. Durch die anfangs schnell erzielten Erfolge steigerte ich den Umfang des Trainings etwas zu beherzt und bekam dadurch Probleme mit der Achillessehne. Stillstand. Ich hatte nicht berücksichtigt, dass Knochen, Sehnen, Bänder und Muskeln sich nicht so schnell an die Belastung gewöhnen wie das Herz-Kreislauf-System. Nach einer kurzen Regenerationsphase und einer Änderung der Trainingsbelastung konnte ich weiter an dem Projekt Marathon arbeiten.

Exakt ein Jahr nach Trainings-beginn stand ich dann mit 20000 anderen Läufern am Start in Berlin. Ich hatte zwar schon mehrere Läufe mit mehr als drei Stunden Laufzeit hinter mir – aber 42,195 Kilometer war ich noch nie gelaufen. Es war eine völlig neue Erfahrung, die ich in den nächsten gut drei Stunden machte, im Prinzip war es eine Kurzversion des ganzen

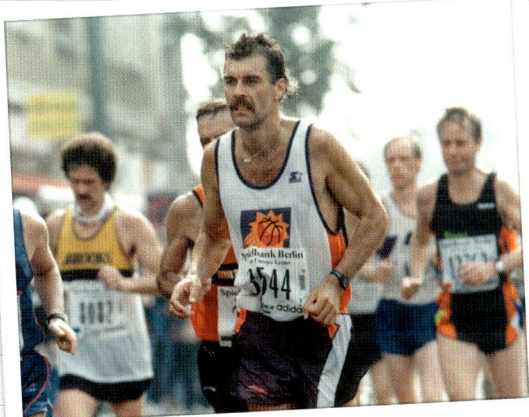

Noch sechs Kilometer bis zum Ziel. Jetzt ist Willenskraft besonders gefordert.

Trainingsjahres. Ein reibungsloser Auftakt, einfacher als gedacht. Nach der Halbmarathondistanz merkte ich, dass ich zu schnell lief und es so nicht ins Ziel schaffen würde. Ich reduzierte mein Tempo und änderte meinen Plan unter drei Stunden ins Ziel zu kommen.

Sechs Kilometer vor dem Zielstrich wurden Willenskraft und Beharrlichkeit auf eine harte Probe gestellt. Die Energiespeicher waren leer und die Beine wurden immer schwerer, doch ich sagte mir: „So kurz vor dem Ende des Rennens

aussteigen geht gar nicht, dafür hast
du dich nicht ein Jahr lang vorbereitet."
Ich mobilisierte meine letzten Reserven,
lief wie in Trance, stoisch mit Tunnelblick zwischen den Menschenmassen
hindurch, die den Kurfürstendamm
säumten und die Läufer anfeuerten.
Als ich die Ziellinie überquerte, blieb die
Uhr bei drei Stunden und zehn Minuten
stehen, eine passable Zeit für eine
Marathonpremiere. Völlig erschöpft,

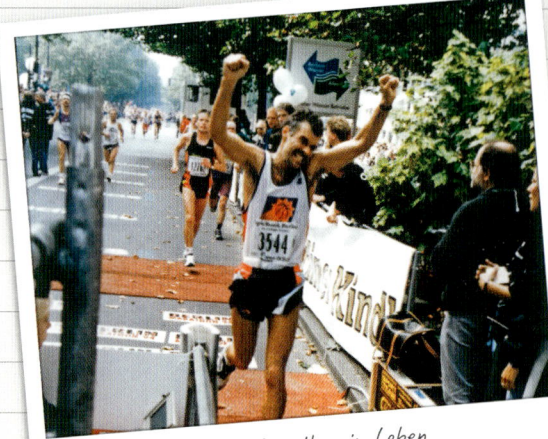

Geschafft. Der erste Marathon im Leben
in 3 Stunden und 10 Minuten.

aber unendlich glücklich machte ich mich auf den Weg ins Hotel, um den Schlaf
nachzuholen, der mir aufgrund der Aufregung in der Nacht zuvor nicht gegönnt war.

Und so ist das Leben ab und zu auch wie ein Marathonlauf, mit Höhen und
Tiefen, mit Rückschlägen und Zweifeln. Es lohnt sich aber, beharrlich an seinen
Aufgaben und den entsprechenden Zielen zu arbeiten. Nicht zu schnell aufgeben,
aus Fehlern lernen und den Plan neu strukturieren, Willenskraft und eine
realistische Einschätzung des eigenen Könnens sind die Garanten für eine
erfolgreiche Ziel- oder Etappenankunft.

⚛ Die Wissenschaft sagt

Willensstärke stärkt den Menschen als Ganzes.
Die Psychologie bezeichnet die Willensstärke auch als Volition und setzt Sie mit Durchsetzungsvermögen, Zähigkeit, Hartnäckigkeit und Entschlossenheit gleich. Willensstärke spielt eine gewichtige Rolle in allen Bereichen des täglichen Lebens: in Familienbeziehungen, im Freundeskreis, im Berufsalltag und im Erreichen von persönlichen Zielen. Zu den Merkmalen willensstarker Menschen gehört unter anderem beharrliches, diszipliniertes und zielorientiertes Handeln.

Mit dem Willen können wir Gewohnheiten durchbrechen und Hindernisse überwinden, die uns von unserem Ziel abhalten. Durch zielbewusstes, vom Willen gesteuertes Verhalten kann der Mensch ungeahnte Energien freisetzen. Es entsteht eine Bewusstheit der eigenen Fähigkeiten, die zu wiederholten Erfolgserlebnissen führt, und diese Erfahrungen erzeugen neues Wissen, das wir in uns abspeichern. Mit einem festen Willen manifestieren wir immer wieder von Neuem, dass wir die Kraft und die Freiheit haben, eigenständig zu handeln, und dadurch unsere gesteckten Ziele erreichen können.

Eine empirische Studie hat gezeigt, dass Menschen mit ausgeprägter Willensstärke über ein stärkeres Selbstbewusstsein verfügen und wesentlich besser mit Stress oder anderen emotional belastenden Situationen umgehen können. Zudem haben diese Menschen meist bessere persönliche Beziehungen und sind weniger anfällig für den Missbrauch von Alkohol, Nikotin und anderen Suchtmitteln. Des Weiteren kamen die Forscher zu dem Ergebnis, dass Sportler mit der größten Willenskraft meist auf dem Treppchen ganz oben stehen.

Andere Studien belegen, dass Willenskraft erfolgreicher und glücklicher macht. Wenn der Mensch eine Herausforderung annimmt und ein zielgerichtetes Vorgehen plant, so bestimmt der Grad der Willensstärke, wann und ob der Erfolg eintritt. Die Ressource der Willensstärke steht uns allerdings nicht dauerhaft zur Verfügung, denn Trägheit und Unlust versuchen immer wieder, den Weg zum Erfolg zu sabotieren. Doch mit Selbstdisziplin und Durchhaltevermögen lassen sich diese Saboteure vertreiben.

Die Willenskraft charakterisiert sich durch folgende Merkmale:
- Umsetzung von Vorhaben erfolgt zeitnah und ohne Zweifel,
- Energie wird zielgerichtet eingesetzt,
- Achtsamkeit, Konzentration auf das Wesentliche und geschärfte Wahrnehmung,
- Hindernisse werden als Aufgabe angenommen und steigern die Motivation,
- Aufgeben ist nur im äußersten Notfall eine Option.

Oft wird Willenskraft mit Ehrgeiz gleichgesetzt, da beide dem Erreichen eines Zieles dienen. Allerdings gibt es hier einen wesentlichen Unterschied. Ehrgeiz ist ein Persönlichkeitsmerkmal, welches das Streben nach Erfolg und das Übertrumpfen anderer anstrebt. Im Gegensatz dazu entsteht Willensstärke aus einem inneren Bedürfnis heraus und ist eine Kompetenz, die der Mensch erlernen kann, um seine Vorstellungen durch Handlungen zu verwirklichen.

Mit der Gedanken- und Willenskraft ist es heute schon möglich, Maschinen, Computer oder Prothesen zu steuern. Viele der vor einigen Jahren noch als Zukunftsmusik geltenden Projekte konnten mit den Mitteln der modernen Hirnforschung bereits umgesetzt werden. Die Entwicklung sogenannter BCI (Brain-Computer-Interface oder Gehirn-Computer-Schnittstelle) ermöglicht eine Kommunikation, die nicht über Sprache oder Muskelkraft erfolgt, sondern über Willenskraft. So ist es möglich, mit Gedanken Prothesen zu bewegen oder Schlaganfall-Patienten die Interaktion mit ihren Mitmenschen zu ermöglichen. Auch das Bewegen von Gegenständen ist durch reine Willensstärke und

Geisteskraft möglich. Was uns in Zukunft hier noch an unerschöpflichen Möglichkeiten offensteht, wird sich in den nächsten Jahren zeigen, denn unergründlich ist die Macht des Geistes und dem daraus entstehenden Willen.

Die Umsetzung im Alltag

Willenskraft – die Energie, die im Kopf entsteht.
Mit Willensstärke konzentrieren Sie Ihre Kraft, sammeln Energien und gehen jede Herausforderung strategisch an. Bevor Sie Ihre Vorstellungen in die Tat umsetzen, definieren Sie das Ziel und erstellen einen durchdachten „Angriffsplan". Es gibt Strategien, um Selbstdisziplin, Entschlossenheit und Hartnäckigkeit zu trainieren. Machen Sie sich bewusst, dass der Prozess zur Steigerung der Willensstärke seine Zeit braucht – ähnlich wie beim Sporttraining.

Mit speziellen Trainings wie Verhaltensmodifikation lassen sich Ihre inneren Kräfte freisetzen und festigen. Ganz wichtig ist die Stärkung des Selbstwertgefühls. Betrachten Sie sich im Spiegel und überlegen Sie, was Sie an sich verändern möchten. Sind Sie mit Ihrem Gewicht nicht zufrieden? Dann sagen Sie sich jeden Tag, dass Sie es schaffen werden, abzunehmen. Entschlossene Menschen versuchen immer, das Optimum zu erreichen. Nehmen Sie Rückschläge als Chance, verfolgen Sie beharrlich Ihr angestrebtes Ziel, auch wenn sich Erfolge erst später einstellen.

Starker oder schwacher Wille – Standhaftigkeit ist situationsabhängig und kann schwanken!

Durchhaltevermögen, Selbstdisziplin und Rückgrat sind nicht in jeder Situation gleich stark ausgeprägt. Wenn Sie mit einer Bedrohung konfrontiert werden oder sich Ihr Leben in Gefahr befindet, dann können Sie ungeahnte Kräfte freisetzen. Ein klarer Verstand, Instinkt, ein unbeugsamer Wille und eine gewisse Kaltschnäuzigkeit haben schon manche Gefahr bezwungen und Leben gerettet.

Wenn dagegen Süchte mit ins Spiel kommen, ist Ihre Entschlossenheit oft eingeschränkt. Um sich das Rauchen abzugewöhnen, bedarf es meist großer Willensstärke. Nikotin sorgt für ein angenehmes Gefühl im Gehirn. Dieses angenehme Gefühl verursacht das Verlangen nach einer neuen Dosis Nikotin. Der Körper gewöhnt sich auch an eine bestimmte Menge Nikotin im Blut. Durch den Abbau von Nikotin bekommt der Körper immer wieder das Verlangen nach einer neuen Dosis Nikotin. Diese zwei Vorgänge sind verantwortlich dafür, dass ein Raucher zigarettenabhängig und süchtig wird. Auch wenn der Verstand weiß, dass sich im Tabak mehr als 40 krebserregende Stoffe befinden und es demnach sinnvoll für die Gesundheit wäre, das Rauchen einzustellen, können die wenigsten Menschen das Rauchen von jetzt auf nachher aufgeben.

Ähnlich verhält es sich bei regelmäßigem Alkohol- oder Kaffeegenuss, da hier ebenfalls Botenstoffe im Gehirn freigesetzt werden, die dem Menschen ein positives Gefühl vermitteln. Bei allen Süchten ist ein erhöhtes Maß an Willensstärke nötig, um die Entscheidung zu treffen, damit aufzuhören. Meist sind schon nach wenigen Tagen die guten Vorsätze dahin, da der Körper nicht auf diese positiven Gefühle verzichten möchte, die uns unser Gehirn durch das Suchtmittel vermittelt. Es ist die Sucht, sich permanent glücklich zu fühlen, was letztendlich nur eine Illusion des Geistes ist, die den Körper auf Dauer gesehen schädigt.

» Wenn ich Willensstärke trainiere und mich selbst anfeuere, erreiche ich auch hochgesteckte Ziele. «

Stellen Sie sich vor, wie es sich anfühlt, frei von Süchten zu sein, und visualisieren Sie Ihr Ziel in Gedanken, dann haben Sie die besten Voraussetzungen, auch da anzukommen. Generell lässt sich sagen, dass Sie umso mehr Willenskraft aufbringen müssen, je stärker die Gegenkraft ist.

Natürlich sollten die Ziele, die Sie sich im Leben setzen auch realistisch und machbar sein. Ob nun die Ziele großer Natur sind oder nur kleine Etappen auf dem Lebensweg, spielt keine Rolle, Sie sollten nur mit einer gewissen ausdauernden Beharrlichkeit verfolgt werden. Es wird bei allen Projekten, die Sie angehen, immer wieder Stillstand oder gar Rückschläge geben. Lassen Sie sich dadurch nicht verunsichern, bleiben Sie ausdauernd am Ball und verlieren Sie nicht Ihr Ziel aus den Augen. Verwechseln Sie aber Beharrlichkeit nicht mit Sturheit! Sturheit ist eine unflexible Haltung, die oft realitätsferne Ziele verfolgt, die nicht zu bewältigen sind.

Analysieren Sie immer wieder auf Ihrem Weg die Zwischenergebnisse und optimieren Sie dann Ihre weitere Vorgehensweise. Augenmaß ist hier gefragt, um den Grad der Beharrlichkeit zu bemessen. Mit Achtsamkeit und Realitätssinn den Willen, den Weg und das Ziel anschauen, dann haben Sie die größten Chancen Ihre gesteckten Ziele zu erreichen.

Top-Tipps

- Wenn Sie sich einer Aufgabe stellen, visualisieren Sie Ihr Ziel. Stellen Sie sich vor, wie es sich anfühlt, wenn Sie das, was Sie vorhaben, erfolgreich abschließen.
- Planen Sie genügend Zeit für Ihr Vorhaben ein und manifestieren Sie den Gedanken, dass Aufgeben keine Option ist, auch wenn die Vorzeichen nicht optimal sind.
- Lassen Sie sich auf Ihrem Weg von Misserfolgen nicht abschrecken und visualisieren Sie immer wieder von Neuem Ihr Ziel.
- Sehen Sie Fehler als neue Chance, etwas zu ändern

und besser zu machen. Unter Umständen müssen Sie Ihr „mentales Willensnavi" auf eine Umleitung umprogrammieren, doch mit starkem Willen macht es Ihnen nichts aus, ein paar Kilometer mehr zu gehen.
- Durch Verzicht lernen Sie, Geist und Willen zu stärken. Fokussieren Sie sich auf das Wesentliche und bündeln Sie Ihre Kräfte und entwickeln Sie immer wieder diesen „Tunnelblick", der Ihre Sicht auf das Wichtige schärft.
- Der Endspurt ist meist das anstrengendste! Doch hier gilt es, das Zusammenspiel von Visualisierung, starker Willenskraft und den Rückblick auf das bisher Erreichte zu verbinden, um auch die letzten Meter zu schaffen und erfolgreich die Ziellinie zu überqueren.

Der Sport-Tipp

Wenn Sie sich vornehmen, eine neue Sportart anzufangen, Nordic Walking, Radfahren oder Laufen, um beispielsweise Ihr Körpergewicht zu reduzieren, dann ist es wichtig, erst einmal herauszufinden, welche Form der Bewegung für Sie die optimalste ist, um Ihr Ziel zu erreichen. Ihre ganze Willensstärke wäre sinnlos, wenn Sie unbedingt joggen wollen, aber bedingt durch Ihr erhöhtes Körpergewicht die Gelenke geschädigt werden. Hier müssen Sie achtsam auf Ihren Körper hören, der Ihnen signalisiert, was Ihnen guttut und was nicht. Sturheit ist hier fehl am Platz, gefragt ist die flexible Willensstärke des Geistes, die sich auf den Körper übertragen lässt. Verbinden Sie die Vision des Erfolges mit einem realistischen Blick auf das Mögliche, denn das ist der Schlüssel, um das gesteckte Ziel zu erreichen.

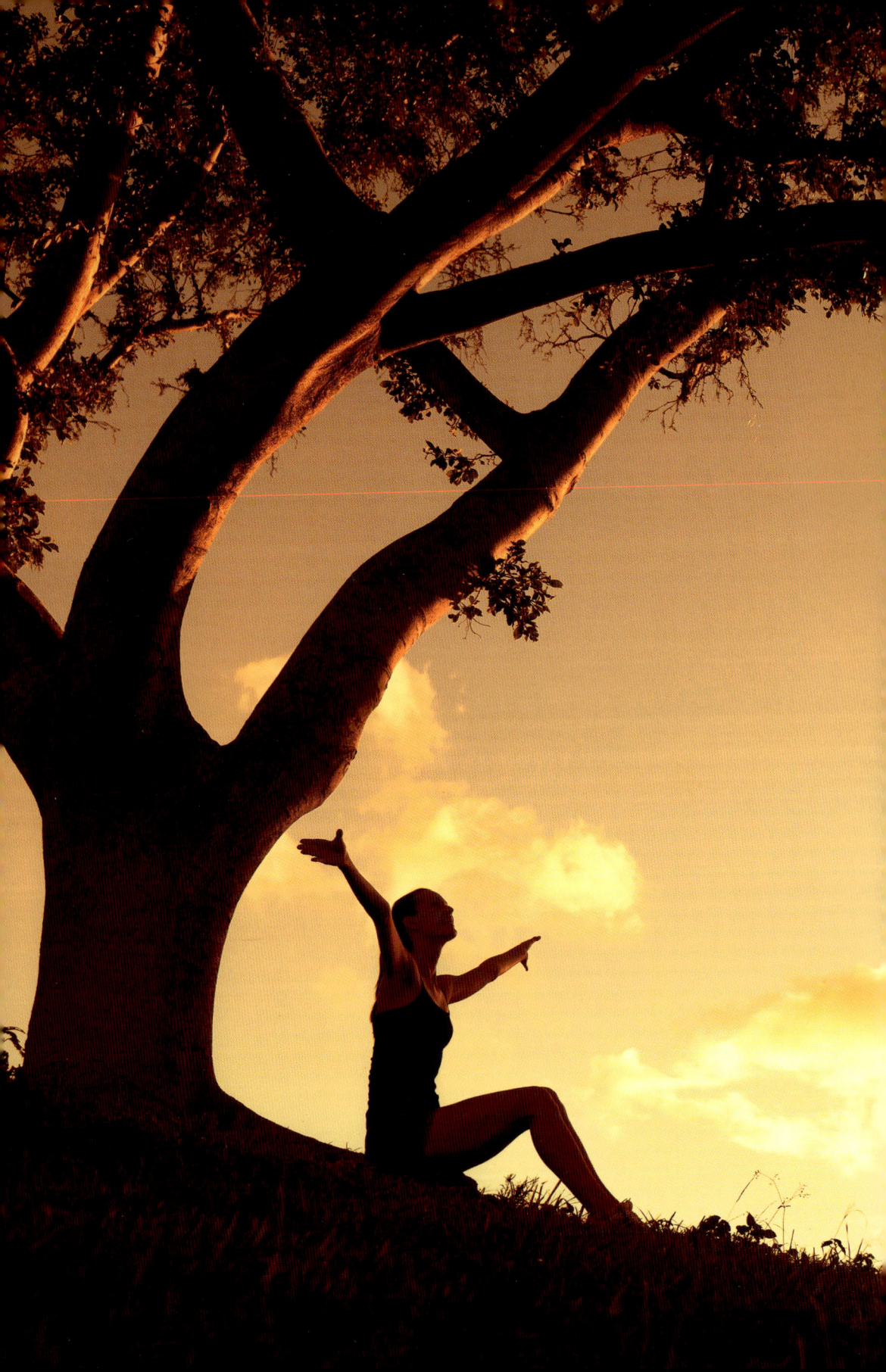

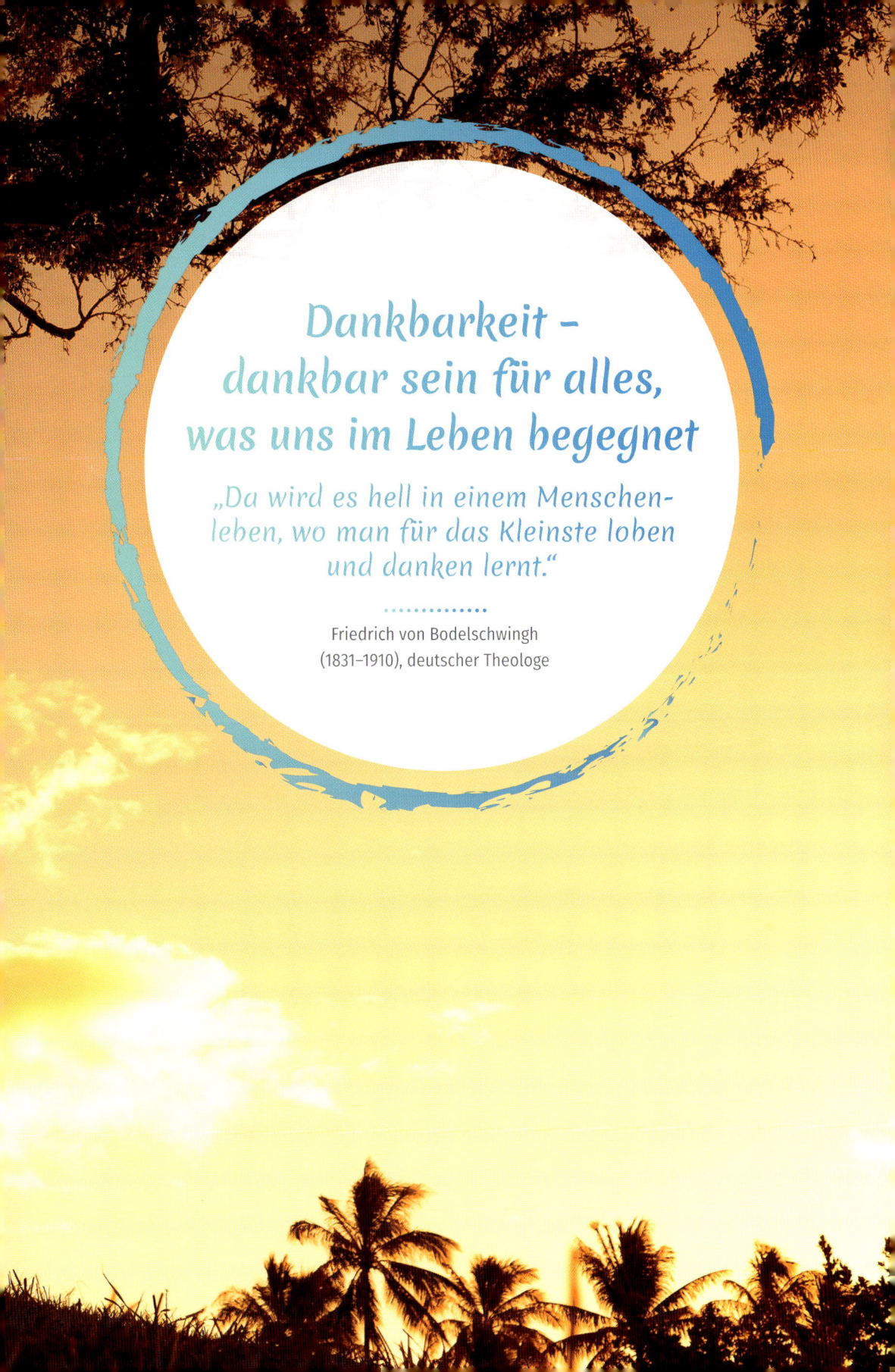

Dankbarkeit – dankbar sein für alles, was uns im Leben begegnet

„Da wird es hell in einem Menschenleben, wo man für das Kleinste loben und danken lernt."

Friedrich von Bodelschwingh
(1831–1910), deutscher Theologe

Januar 2001, Solo Khumbu-Gebiet, Nepal. Ein Jugend- oder, besser gesagt, Lebenstraum ist endlich wahr geworden. Ich befinde mich noch fünf Tagesetappen vom höchsten Punkt der Erde entfernt, dem Mount Everest. Um es von vornherein klarzustellen, mein Ziel war nicht der 8850 Meter hohe Gipfel, sondern „nur" der knapp 6000 Meter hohe Aussichtsgipfel des Kala Patthar. Von diesem Punkt aus kann man das Panorama des Dreigestirns Everest, Lothse und Nupste in all seiner majestätischen Pracht am besten genießen. Ich wollte einmal im Leben direkt vor dem Sitz der Götter, dem Sargamatha, wie die Sherpas den Everest nennen, stehen.

Vor gut einer Woche war ich mit der zehnköpfigen Reisetruppe in Kathmandu gelandet. Zwei Tage hatte ich Zeit, mich mit dieser ungewohnten Welt anzufreunden. So viel Chaos, Menschen, Müll und wunderschöne historische Bauten hatte ich auf so engen Raum noch nie erlebt. Das Erste, was einem westlich geprägten Mensch auffällt, ist diese Armut, die allgegenwärtig ist und mit der man nahezu an jeder Straßenecke konfrontiert wird. Hier dachte ich mir zum ersten Mal: „Mein Gott geht es dir gut und wie dankbar kannst du sein, in einem solch beschützten und sicheren Land wie dem unsrigen leben zu können." Trotz alledem fühlte ich mich in der nepalesischen Hauptstadt niemals unsicher oder bedrängt. Im Gegenteil die Menschen, die mir hier begegneten, waren stets freundlich und zuvorkommend.

Nach dem spektakulären Flug und der gewöhnungsbedürftigen „Bergauf-Landung" auf der Schotterpiste in Lukla ging es dann

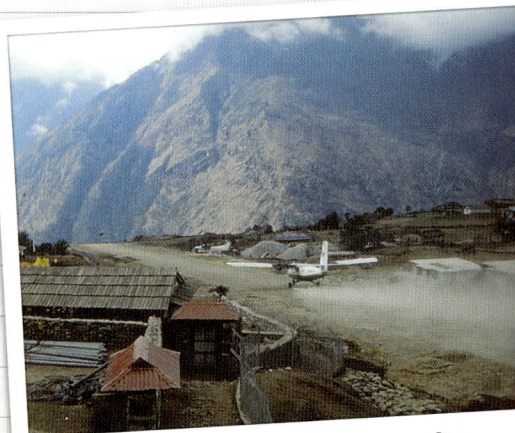

Starten und Landen auf der gefährlichsten Piste der Welt. Lukla am Fuße des Mount Everests.

gleich weiter Richtung Sargamatha-Nationalpark, zu Fuß versteht sich, zum legendären Everest-Treck. Es ist einer der spektakulärsten und eindrucksvollsten Trecks unserer Erde und ist in den Monaten außerhalb der Monsunzeit stark von Wanderern aus aller Welt frequentiert, mit Ausnahme der Wintermonate Dezember und Januar. Daher hatte ich mir diese Monate als Reisezeit ausgesucht. Aufgrund der etwas kälteren Temperaturen reduziert sich in dieser Zeit die Zahl der Wandertouristen erheblich. Zum Großteil hatten wir bisher Glück mit dem Wetter, viel Sonne, ein Tag mit stärkerem Schneefall, aber alles noch ohne Probleme und gut wanderbar. Inzwischen sind wir in Kunde knapp 3800 Meter über Meereshöhe. Hier wollen wir das Hillary Hospital besichtigen, welches 1966 mit der finanziellen Unterstützung von Sir Edmund Hillary erbaut wurde. Hillary stand als erster Mensch gemeinsam mit dem Sherpa Tensing Norgay am 29. Mai 1953 auf dem Gipfel des Mount Everest.

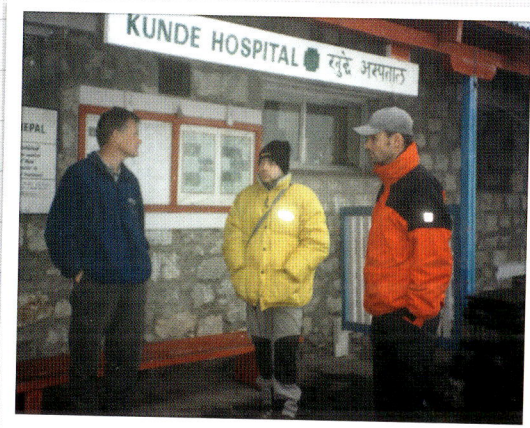

Erschütternde Erkenntnisse im Hillary Hospital in Kunde

Als wir an dem länglichen, flachen Natursteingebäude ankommen, werden wir bereits von dem kanadischen Arzt, der zurzeit das Krankenhaus leitet, erwartet. Das Hospital wird von Ärzten aus Neuseeland und Kanada betreut, die sich meist alle zwei Jahre abwechseln. Wir werden durch die Räumlichkeiten geführt und in einem Vortrag erfahren wir, unter welchen minimalistischen Bedingungen hier gearbeitet wird. Es fehlt an allem, an Medikamenten, den benötigten ärztlichen Instrumenten und vor allem an qualifiziertem Personal. Der kanadische Arzt ist auf die Unterstützung seiner Ehefrau und auf die Hilfe Einheimischer angewiesen, um die Fälle, die hier landen, einigermaßen fachgerecht zu versorgen.

Im Moment hat das kleine Hospital mit den vier Zimmern und den zwei
Behandlungsräumen zwei Patienten. Meist sind es Bauern, die sich bei der
Arbeit verletzt haben, manchmal schwangere Frauen, die ihr Kind mit Hilfe
eines Arztes auf die Welt bringen wollen. Mir wird bewusst, dass dieses
Krankenhaus nur zu Fuß erreicht werden kann, da es hier oben keine
Fahrstraßen mehr gibt. Dies bedeutet, dass ein Patient oftmals eine lange
Wegstrecke per pedes auf sich nehmen muss, wenn er eine ärztliche Behandlung
benötigt. Der junge Bergbauer beispielsweise, der im Moment mit seinem
gebrochenen Fuß hier liegt, wurde auf einer selbstgebauten Trage mühsam hier
hoch gebracht. Der Marsch dauerte vier Tage. Ich bin ziemlich erschüttert und
innerlich sehr berührt. Man muss sich einfach mal folgende Fakten vor Augen
führen: Nur 10 % der Bevölkerung haben hier
Zugang zu ärztlicher Betreuung.
Ein Arzt kommt hier auf 25 000
Einwohner, in Deutschland sind es
gerade mal 335 pro Arzt.

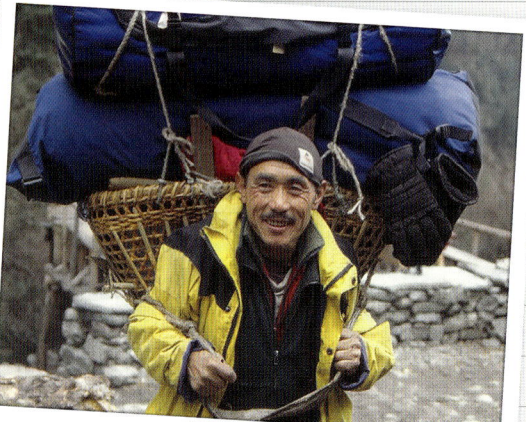

Die treuen Helfer der Bergsteiger,
die Sherpas aus Solo Khumbu.

Noch vor Ort schwöre ich mir, sobald
ich wieder zurück in meiner Heimat
bin, werde ich was auch immer unternehmen, um Projekte in Nepal zu
unterstützen. Dies war ein sehr
nachdenklicher und berührender Tag
auf meinem Everest-Trip, der mir nochmal aufzeigte, wie dankbar ich für das
Leben sein kann, das ich in unserer westlichen Wohlstandsgesellschaft führen
darf und kann. Als ich wieder nach zwei Wochen zurück in Deutschland war,
setzte ich mich mit der Hillary Stiftung Deutschland in Verbindung, für die ich
in den folgenden Jahren mehrere Projekte startete und einige Tausend Euro
sammeln konnte. Dieser ehrenamtlichen Arbeit bin ich bis heute treu geblieben

und unterstütze weiterhin soziale
Projekte, wie z. B. die Waisenhilfe
Kathmandu aus Böblingen,
Organisationen, bei denen ich weiß,
dass das Geld zu 100 % da ankommt,
wo es hingehört. Für alles,
was ich bei dieser Arbeit
erleben durfte, und den
Begegnungen mit außer-
gewöhnlichen Menschen bin
ich bis heute sehr dankbar.
Unter anderem lernte ich
den Sohn von Edmund
Hillary kennen und
konnte mich auch mit
Reinhold Messner
einmal näher
unterhalten.

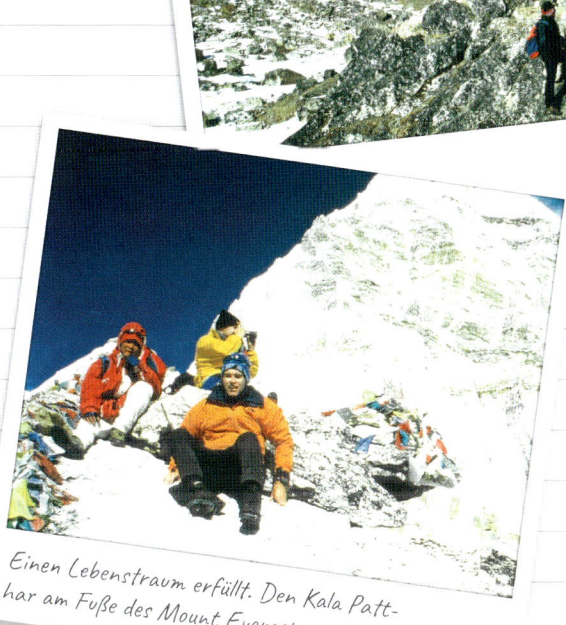

Einen Lebenstraum erfüllt. Den Kala Patthar am Fuße des Mount Everest erreicht.

Ach ja, um es nicht zu vergessen, am
9.1.2001 stand ich mit Tränen in den Augen ganz oben auf
dem Kala Patthar, einer meiner Lebensträume hatte sich an diesem Tag erfüllt.

水

Die Wissenschaft sagt

Dankbarkeit ist eine tragende Kraft für die Lebensgesundheit der Menschen.

Die Dankbarkeit hat sich in der evolutionären Entwicklung des Menschen immer wieder weiterentwickelt. Eigenschaften wie Geselligkeit, Kooperationsfähigkeit und Mitgefühl haben sich im Laufe der Jahrtausende herausgebildet, da diese das Überleben einer Gruppe und somit auch unser eigenes begünstigen. Dankbarkeit ist hierbei ein wichtiges Element, wenn wir jemandem Mitgefühl entgegenbringen oder Hilfe leisten, erfahren wir meist Dankbarkeit, die in uns wiederum ein dankbares Gefühl auslöst. Forschungen der evolutionären Biologie haben gezeigt, dass der Gedanke des Überlebens der Stärksten überholt ist. Der Mensch ist im Grunde dazu gemacht, anderen zu helfen und sich zufrieden und gut dabei zu fühlen.

In einer aktuellen Studie der University of South California wurden Teilnehmer gebeten, sich gedanklich in eine Notsituation zu begeben. Anschließend mussten die Teilnehmer sich vorstellen, wie sie Schutz und Hilfe von anderen Menschen erfahren.
Während dieser Phase wurden die Gehirnaktivitäten der Teilnehmer gemessen. Die Wissenschaftler beobachteten eine verstärkte Hirnaktivität im anterioren cingulären Cortex und im medialen präfrontalen Cortex. Genau diese Regionen sind unter anderem verantwortlich für unser Moralempfinden, soziales Urteilsvermögen, unseren Gerechtigkeitssinn, die Selbstreflexion und die ökonomische Entscheidungsfindung. Wenn der Mensch diese Regionen aktiviert, stärkt er seine Sozialkompetenz, wirkt vertrauenswürdiger und großzügiger. Entsprechend kann Dankbarkeit ein wunderbares Werkzeug sein, um sich von negativen Emotionen wie Angst vor Zurückweisung, Neid und Selbstzweifel zu befreien.

Wissenschaftliche Untersuchungen haben gezeigt, dass es möglich ist, den „Dankbarkeitsmuskel" zu trainieren. Die Forscher der University of Indiana beobachteten

innerhalb des Gehirnscans eindeutige neurobiologische Veränderungen. Eine weitere Studie von 2008 hat mit Gehirn-Scans sogar gezeigt, dass bereits das aktive Denken an positive Dinge in unserem Leben unseren Hypothalamus in Echtzeit beeinflusst. Der Hypothalamus ist der kleine Teil unseres Gehirns, der sich unter anderem direkt auf unseren Schlaf, unseren Stoffwechsel und unsere Stressresistenz auswirkt. Dankbarkeit führt auch jedes Mal zu einer kleinen Ausschüttung von Dopamin, des mächtigen Neurotransmitters, der für unser Belohnungsgefühl zuständig ist.

Psychologen an der Leuphana Universität Lüneburg haben ein entsprechendes Trainingsprogramm entworfen, indem Dankbarkeit als Selbstverständlichkeit etabliert werden soll. Die Ergebnisse übertrafen die Erwartungen deutlich. Die „Dankbarkeitsübungen" reduzierten nachweislich die Neigung, sich beständig Sorgen zu machen und zu grübeln. Es förderte zudem die Fähigkeit, erfreuliche Dinge eher wahrzunehmen, was sich im Umkehrschluss auch positiv auf Stressverhalten und Depressivität auswirkte. Die Wissenschaftlerin Barbara Fredrickson beschreibt bei dankbaren Menschen einen Broaden-and-Built-Effekt (Erweitern und Bauen). Laut Frederickson zieht authentisch gelebte Dankbarkeit weitere günstige Effekte nach sich, wie Kreativität, bessere soziale Integration und Resilienz.

Dankbarkeit ist ein echter „Gesundmacher", sie kann helfen, unser Wohlbefinden, sowie die seelische und körperliche Abwehrkraft zu stärken. Internationale Forscherteams haben in ihren Studien eindeutig belegt, dass Dankbarkeit sogar die Heilung von Krankheiten begünstigt. Die Psychologen Robert Emmons und Michael McCoullough aus Kalifornien teilten in ihrer zentralen Studie 192 Probanden mit chronischen Schmerzen in drei Gruppen. Die erste sollte zehn Wochen lang in einem Tagebuch notieren, wofür sie Dankbarkeit empfand, die zweite, was in der jeweiligen Woche schlecht gelaufen war, und eine dritte Gruppe reflektierte neutral über ihre Erlebnisse. Nach zehn Wochen verglichen Emmons und McCullough die Ergebnisse.

Das Ergebnis war nicht wirklich eine Überraschung. Die Gruppe, die ein Dankbarkeits-Tagebuch führte, zeigte messbar mehr Optimismus als die Teilnehmer aus den anderen beiden Gruppen. Die körperlichen Symptome wie Kopf- oder Bauchschmerzen sowie Spannungszustände der Muskeln hatten sich reduziert, sie gingen seltener zum Arzt, schliefen länger und besser. Auch die Fitness war insgesamt besser geworden, da diese Probanden messbar mehr Sport und Bewegung hatten als die der anderen beiden Vergleichsgruppen.
Mittlerweile gehen Psychologen verschiedener Fachrichtungen davon aus, dass Dankbarkeit bei der Prävention von Angst- und Panikerkrankungen helfen, Phobien mildern und wie ein Schutzfaktor bei Depression und Suchterkrankungen wirken kann. Denn schließlich können beispielsweise Wut, Neid und Angst schwer neben der Dankbarkeit existieren, so die Erklärung der Forscher.

Inzwischen hat auch die Schulmedizin entdeckt, dass das Dankbarkeitsgefühl sich positiv auf die Herzgesundheit auswirkt. Dies hat der Neuroimmunologe Paul J. Mills in einer Studie entdeckt. Er teilte 186 Männer und Frauen, die an Herzinsuffizienz im Stadium B litten, in zwei Gruppen. Er ließ ebenfalls eine Gruppe ein Tagebuch der Dankbarkeit führen, die anderen Probanden wurden konventionell behandelt. Auch hier verbesserte sich der körperliche Zustand der Dankbarkeitsgruppe und ein Abrutschen in Stadium C konnte verhindert werden.

Diese ganzen Studien zeigen auf, inwieweit ein optimistischer und dankbarer Geist sich auf die körperliche Gesundheit auswirken kann. Nach Wikipedia ist Dankbarkeit „ein positives Gefühl oder eine Haltung in Anerkennung einer materiellen oder immateriellen Zuwendung, die man erhalten hat oder erhalten

wird". Dankbarkeit kann also aktiv hervorgerufen werden, indem wir diese anerkennende Haltung einnehmen. Das Resultat ist das befriedigende, wohlige Gefühl, das wir alle kennen, jedes Mal wenn wir Danke sagen und es wirklich meinen.

Wissenschaftliche Schlussfolgerung:
Dankbarkeit ist die Erfahrung des Denkens an die guten Dinge in unserem Leben und wenn wir diese Dankbarkeit bewusst leben, so kann sich das in unserem Lebensgefühl, unserem sozialen Umfeld und für unsere Gesundheit zum Positiven auswirken.

Die Umsetzung im Alltag

Den „Dankbarkeitsmuskel" trainieren mit einem Tag der Dankbarkeit.
Jetzt mal ganz ehrlich, haben Sie sich schon mal Gedanken darüber gemacht, für was oder wem Sie tagtäglich dankbar sein könnten? Wahrscheinlich ab und zu, aber eher nicht so im Detail, wie es bei dem von mir im Folgenden beschriebenen „Dankbarkeitstag" gelebt wird. In meinen Workshops und Vorträgen habe ich dieses Ritual schon des Öfteren den Teilnehmern als Hausaufgabe für das alltägliche Leben mitgegeben. Ich kann Ihnen versichern, dass dies bei manch einem in der Bewusstwerdung des Lebens einiges bewirkt hat. Versuchen Sie es einfach auch einmal, natürlich nicht jeden Tag, aber regelmäßig, vielleicht alle paar Wochen. Es ist ein heilsames und effektives Ritual, das Ihren Dankbarkeitsmuskel trainiert.

Erleben Sie nun mit mir zusammen diesen Dankbarkeitstag: Sie wachen morgens auf, bedeckt mit einer warmen Decke in einer gut temperierten Wohnung. Ihr tägliches Leben beginnt nicht in einer zugigen Hütte, bei der der letzte Orkan das Dach weggerissen hat. Erdbeben war keins, eine Überschwemmung gab's ebenfalls nicht. Also alles ganz normal, aber der erste Grund, dankbar zu sein. Beim Aufstehen stellen Sie fest, dass Ihr Rücken heute keine

Schmerzsignale aussendet. Prima, Sie recken und strecken sich und stellen fest, dass Ihr Körper heute völlig ohne Verspannungen ist. Innerlich bedanken Sie sich für den wohltuenden Schlaf, der Ihnen in dieser Nacht zuteilwurde. Im Bad haben Sie alles, was der Körper zu seiner Pflege braucht, und als Sie den Wasserhahn am Waschbecken aufdrehen, freuen Sie sich über das frische Wasser in Trinkwasserqualität, was aus der Leitung sprudelt. Machen Sie sich bewusst, dass dies auch keine Selbstverständlichkeit ist.

Sie ziehen sich qualitativ gute Kleidung an, von der Sie eine große Auswahl in Ihrem Kleiderschrank haben. Alles frisch gewaschen, gebügelt und aufgehängt. Ihr nächstes Dankeschön sprechen Sie in Gedanken in der Küche, denn Sie überlegen sich, wie viele Menschen daran beteiligt waren, dass Sie heute frischen Kaffee oder Tee, Ihr Vierkornmüsli, Ihre Brötchen und die leckere Marmelade genießen können. Während Sie Ihr Geschirr in die Spülmaschine räumen, freuen Sie sich, dass Sie nicht abspülen müssen. Als Sie Ihr Haus verlassen, merken Sie, dass es ziemlich kalt ist und die Fahrzeuge, die am Straßenrand stehen eingefrostet sind. Aber Sie haben ja seit letztem Jahr eine beheizte Garage, super! Es muss nicht gekratzt werden und Ihr Auto ist dank Klimaanlage schon nach wenigen Minuten angenehm war.

Nach zwanzig Minuten kommen Sie unfallfrei in der Firma Ihres Arbeitgebers an und finden auch gleich einen Parkplatz. Wie fast jeden Tag freuen Sie sich auf Ihre abwechslungsreiche Arbeit an Ihrem krisensicheren Arbeitsplatz. Sie haben nette Kollegen, eine tolle Kantine und Ihr Arbeitgeber unterstützt sogar Ihre Gesundheit, indem er einen Teil des Monatsbeitrages für das Sportstudio übernimmt, in dem Sie zwei- bis dreimal pro Woche trainieren. Am Abend kommen Sie nicht allzu spät zuhause an, wo Sie voller Freude von Ihren beiden lebensfrohen Kindern begrüßt werden und aus der Küche duftet es auch schon herrlich nach Ihrem Lieblingsgericht, das Ihre liebe Frau Ihnen heute zubereitet hat.

Als die Kinder im Bett sind, klingt der Abend langsam im Wohnzimmer aus. Sie sitzen gemütlich mit Ihrer Frau zusammen, unter eine Decke gekuschelt und schauen auf Ihrem neuen Plasmabildschirm eine weitere Folge Ihrer Lieblingsserie an. Ein Glas guten Weins aus dem spanischen Anbaugebiet Priorat, von dem Sie letztes Jahr in Ihrem Urlaub zwei Kisten mitgebracht haben, darf nicht fehlen. Irgendwann zu später Stunde ist es für Sie beide Zeit, schlafen zu gehen. Und für was Sie dann dankbar sein können, wenn Sie die Schlafzimmertür hinter sich geschlossen haben, das überlasse ich Ihnen.

Stopp, wird so mancher Leser jetzt sagen, so ein Blödsinn, meine Heizung in der Wohnung funktioniert mal wieder nicht, beim Aufstehen tun mir jeden Morgen die Knie und meine Schulter so weh, dass ich ohne Schmerzmittel gar nicht in den Tag komme. Außerdem bin ich aktuell arbeitslos und meine Finanzen reichen zurzeit gerade mal aus, um mir das Notwendigste leisten zu können. Plasmabildschirm und guter Rotwein, oder gar Urlaub, davon kann ich im Moment nur träumen. Abgesehen davon habe ich keine Lust, alleine in den Urlaub zu gehen, denn meine Frau und die beiden Kinder sind vor einem Monat ausgezogen. Und für das alles soll ich auch noch dankbar sein?

Ja, das sollten Sie sein! Zugegeben, beide Beschreibungen sind etwas extrem ausgefallen – im Positiven sowie im Negativen. In der schöneren Geschichte wollte ich Ihnen nur bewusst machen, wie viele Möglichkeiten es jeden Tag gibt, um dankbar zu sein. Auch wenn Sie nur einen Bruchteil von dem berücksichtigen, was ich in der ersten Geschichte beschrieben habe, wird sich einiges in Ihrem Denken verändern, was die tägliche Dankbarkeit betrifft.
Die Beschreibung der Lebensumstände des großen Pechvogels soll Ihnen aufzeigen, dass Zustände wie körperlicher Schmerz, Arbeitslosigkeit oder Verlassenheit Ihnen Zeichen geben, etwas im Ihrem Leben grundsätzlich zu ändern. Für diese Signale Ihres Körpers und des Geistes sollten Sie dankbar sein.

» Wenn ich ehrlich, selbstkritisch und achtsam mit mir umgehe, werde ich diese Zeichen zu lesen wissen und den Weg zu einer positiven Änderung meines Lebenskonzeptes einschlagen. «

 # Top-Tipps

- Leben Sie die Dankbarkeit täglich. Halten Sie immer wieder tagsüber achtsam inne, atmen Sie tief durch und werden Sie sich dann bewusst, für was Sie in diesem Augenblick dankbar sind.
- Auch in nicht so leichten Momenten kann Ihnen Dankbarkeit dienlich sein. Oftmals sind es Momente aus der Vergangenheit, die Ihr Herz berührt haben, wahre Seelentröster. Ob schöne Momente aus der Kindheit, ein tolles Urlaubserlebnis oder ein sportlicher Erfolg, dies ist letztendlich nicht entscheidend. Erinnern Sie sich, wenn es Ihnen mal nicht so gut geht, an solche Augenblicke und Sie werden spüren, dass es Balsam auf die Seele ist.
- Zeigen Sie immer wieder Ihre Dankbarkeit. Schenken Sie anderen Menschen öfter ein Dankeschön und ein Lächeln. Machen Sie sich einfach einmal eine Liste und notieren Sie darauf, welchen Menschen Sie für was dankbar sind. Setzen Sie das Danken dann auch in die Praxis um, mit ein paar Worten, mit einem Anruf oder einer Karte per Post. Arbeiten Sie Ihre Liste nicht nur einfach aus Pflichtgefühl ab, empfinden Sie die Dankbarkeit aus vollem Herzen.
- Danken Sie ganz spontan im Alltag. Es kann die Kassiererin im Supermarkt sein, der Straßenmusiker, der Busfahrer oder Ihr Trainer im Sportstudio. Sie werden feststellen, dass diese Geste fast immer mit einem Lächeln beantwortet wird. Und dafür können Sie ebenfalls sehr dankbar sein.
- „Jeder glückliche Augenblick ist eine Gnade und muss uns zum Danke stimmen", wusste schon der Dichter Theodor Fontane. Deshalb werden Sie zum „Glücksmomentsammler" und erkennen Sie immer von Neuem, wie sich solch ein Moment anfühlt. Am effektivsten ist dieses Ritual, wenn Sie ein (wie oben schon öfter erwähnt) Dankbarkeitsbüchlein haben, in das Sie solche Augenblicke des Glücks eintragen. Wenn Sie diese Notizen immer wieder lesen, werden Sie feststellen, dass es eigentlich unzählige Moment gibt, für die Sie dankbar sein können.

 # Der Sport-Tipp

Danken Sie Ihrem Körper und wertschätzen Sie ihn. „Erst wenn der Zahn wehtut, weißt du, wie wunderbar es ist, keine Zahnschmerzen zu haben", sagt eine alte asiatische Weisheit. Wir wissen es oft nicht zu schätzen, wenn unser Körper beim Sport ohne Beschwerden funktioniert. Wir nehmen es als Selbstverständlichkeit hin, und erst wenn sich Einschränkungen einstellen, merken Sie, dass es nicht selbstverständlich ist. Achten Sie deshalb bei Ihren sportlichen Aktivitäten auf die Zeichen des Körpers. Bedanken Sie sich nach jedem Training in Gedanken bei ihm und belohnen Sie ihn regelmäßig mit der entsprechenden vitalen Ernährung. Ändern Sie auch einmal ihre Betrachtungsweise bei Beschwerden oder Verletzungen. Wenn Sie diese Zeichen richtig deuten, erkennen Sie mit großer Sicherheit, dass Sie beispielsweise an Ihrem Training etwas verändern sollten oder Ihr Körper gar eine Pause zur Regeneration benötigt. Für diese körperlichen und geistigen Signale dürfen Sie auch dankbar sein.

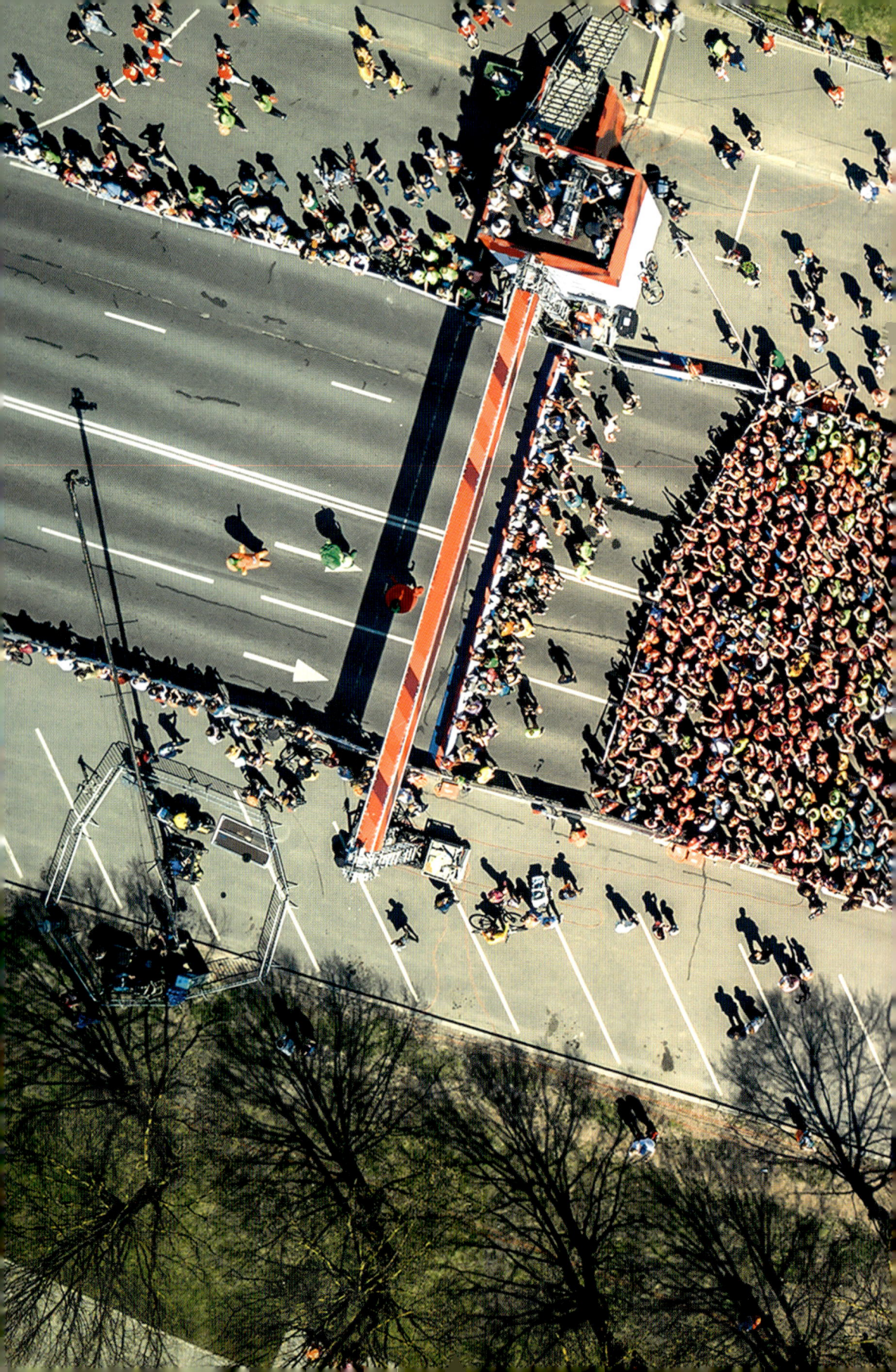

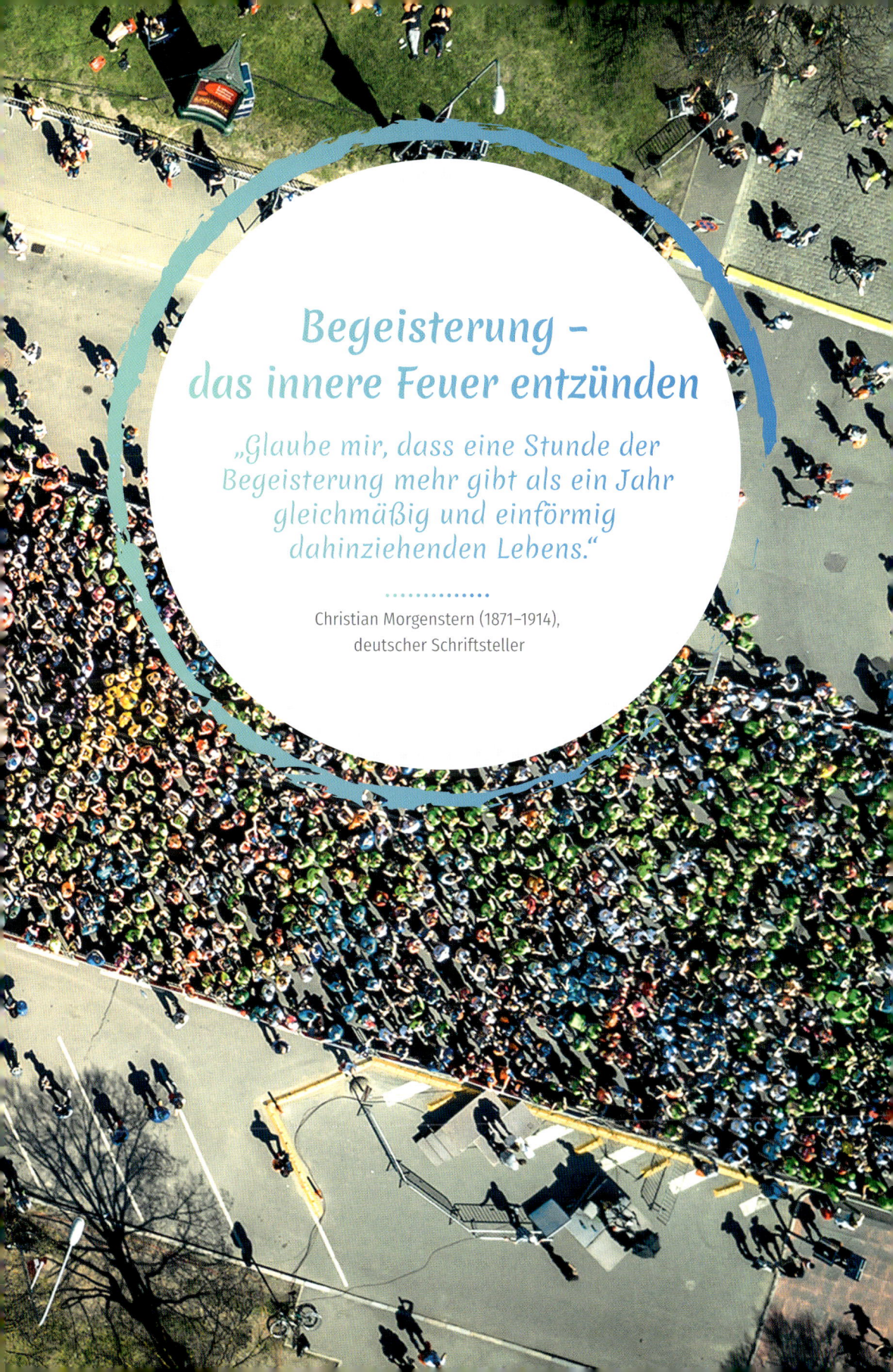

Begeisterung –
das innere Feuer entzünden

„Glaube mir, dass eine Stunde der
Begeisterung mehr gibt als ein Jahr
gleichmäßig und einförmig
dahinziehenden Lebens."

Christian Morgenstern (1871–1914),
deutscher Schriftsteller

Boston 1996 – mit 40 000 Menschen auf der Straße der Begeisterung

15. April 1996, Ortszeit 12.00 Uhr. Ein Traum ist wahr geworden! Ich stehe an der Startlinie zum legendären Boston-Marathon. Aufgrund meiner Qualifikationszeit von unter drei Stunden darf ich im vorderen Teil des Feldes unter den Top 2000 starten. Normalerweise muss man sich für diesen wichtigsten Lauf in der Marathonwelt qualifizieren und es werden maximal Zehntausend Teilnehmer zum Start zugelassen. Doch dieses Jahr ist ein Jubiläumsjahr und der Marathon findet zum hundertsten Mal statt.

Aus diesem Grund durften sich alle anmelden, die eine einigermaßen passable Laufzeit vorweisen konnten. Ich weiß, dass die zirka 40 000 Läufer hinter mir ebenso wie ich auf den Startschuss warten. Nur gut, dass ich nicht in diesem Gedränge starten muss. Im Nach- hinein habe ich erfahren, dass die letzten Läufer erst knapp zwei Stunden nach dem Startschuss die Startlinie überquert haben.

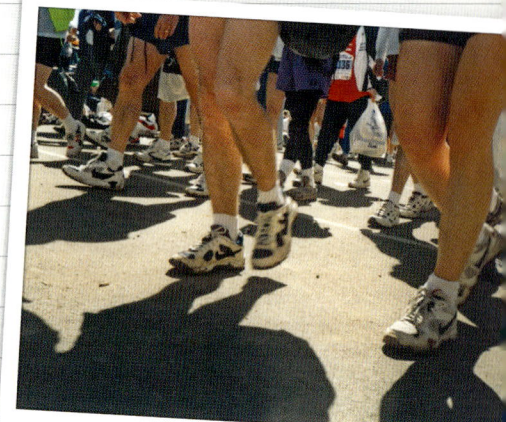

40 000 Paar Beine am Start von Boston

Da die Straße am Start nur ca. zehn Meter breit ist, entsteht auch dort anfangs ein leichtes Gedränge zwischen den Läufern, doch schon nach ein paar Minuten habe ich mich befreit und komme langsam in meinen Laufrhythmus. Ich habe über den Winter mit vier bis fünf Einheiten pro Woche hart trainiert und habe das Ziel, bei dieser nicht gerade einfachen Strecke mit ihren bekannten „Heartbreakhills" unter drei Stunden zu laufen. Es ist ein tolles Gefühl, mit den besten Marathonläufern der Welt gemeinsam starten zu können. Mit den schnellen Frauen kann ich ja noch ein Weilchen mithalten, aber die flinken leichtgewichtigen Kenianer sind binnen Minuten außer Sichtweite.

Ich bin mit der Tübinger Laufgruppe angereist und wir hatten vor dem großen Ereignis noch ein paar Tage Zeit, uns der Zeitverschiebung anzupassen und ein wenig Sightseeing in dieser beeindruckenden Stadt zu absolvieren. Am Tag vor dem Rennen war das große Treffen der „Boston Legends" und ich hatte die Ehre, mit Bill Rodgers (viermaliger Sieger) und mit Olympiasiegerin Joan Benoit sprechen zu können. Beide wünschten mir viel Glück und unterschrieben auf meiner Startnummer. Ein gutes Omen und Motivation für das Rennen am nächsten Tag.

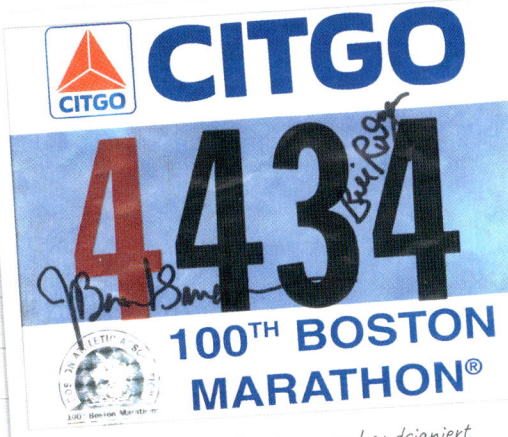

Glücksbringer. Meine Startnummer handsigniert von den Legenden des Boston Marathons.

Inzwischen habe ich die Zehn-Kilometermarke passiert und bin perfekt im Timing. Es ist der Wahnsinn, was hier an der Strecke abgeht. Schätzungsweise knapp 2,5 Millionen Zuschauer säumen die gut 42 Kilometer lange Strecke vom Vorort Hopkinton bis ins Stadtzentrum, zudem wird das Rennen in vielen Ländern live im TV übertragen. Die Strecke scheint eine einzige Partymeile zu sein, Grillfeste am Straßenrand, Livebands auf den Dächern der Häuser und vor allem begeisterte Menschen, die die Läufer voller Emotionen anfeuern. Ich bin ja schon einige große Marathons bis jetzt gelaufen, aber diese Art von Begeisterung habe ich noch nirgends erlebt.

So langsam nähere ich mich der Halbmarathondistanz und ich höre ein ohrenbetäubendes Johlen, Kreischen, Pfeifen. Ach Gott, jetzt kommt ja dieses bekannte Mädchenpensionat, das sich bei Kilometer einundzwanzig befindet. Auf einmal sehe ich nur noch Mädels in Schuluniformen, die dicht gedrängt hinter der

Absperrung stehen und für diesen Höllenlärm verantwortlich sind. Ich lasse es mir nicht nehmen, über hunderte von Metern die Girlies abzuklatschen. So viel Zeit muss sein. So, wieder zurück in die Konzentration. Bald wird es ernst, wenn die Knackpunkte für den Körper und für die mentale Leistungsfähigkeit kommen. Die Heartbreakhills, eine Aneinanderreihung von kleinen Hügeln, im Normalfall nichts Besonderes, aber Jahr für Jahr entscheidet sich hier meist das Rennen. Man hat schon 32 Kilometer in den Beinen und da tut jeder kleine Anstieg richtig weh. Hier sind die Zuschauerreihen noch dichter gedrängt und die Anfeuerung ist noch intensiver, denn die Menschen in Boston haben ein Gespür dafür, dass hier die Unterstützung für die Läufer besonders wichtig ist.

Als ich den ersten Hügel erreiche, bin ich immer noch gut im Plan und denke so für mich, ist ja gar nicht so schlimm. Zehn Minuten später wendet sich aber das Blatt. Am Fuße des letzten Anstiegs befinde ich mich genau in dem Bereich, in dem der Körper den Stoffwechsel auf Fettverbrennung umstellen muss, da die Kohlenhydrate alle verfeuert sind. Wir Läufer nennen diesen Moment „die Mauer". Jetzt spielt die mentale Stärke eine wesentliche Rolle, denn durch diesen subjektiv gespürten Schmerz muss man ein paar Minuten durch, bis der Körper sich auf die neue Situation eingestellt hat. Mein Pulsschlag hämmert im Ohr stakkatomäßig wie verrückt. Oben am Ende des Anstieges sehe ich die japanischen Trommler mit ihren Riesentrommeln. Der Rhythmus, mit dem sie auf die Felle einschlagen, scheint synchron mit meinem Puls zu sein. Ich registriere Zuschauer, die neben mir herrennen und mich anfeuern. Der Wahnsinn!

Endlich oben! Noch ca. sieben Kilometer bis zum Ziel, erstmal leicht bergab, um sich ein wenig zu erholen. Es geht durch die Häuserschluchten der Stadt und zu allem Überfluss kommt jetzt auch noch Gegenwind vom Meer herauf und wird durch die Enge der Straßen zusätzlich verstärkt. Mir bleibt aber auch gar nichts erspart! Doch die Begeisterung der Massen am Straßenrand motiviert

mich, durchzuhalten und das gesteckte
Ziel zu erreichen. Die letzte Kurve,
ich biege auf die fünfhundert Meter
lange Zielgerade ein und sehe von
Weitem schon die Laufzeituhr. 2:58
min, das wird knapp, unter den
anvisierten drei Stunden zu bleiben.
Ich mobilisiere die allerletzten Kräfte
und sprinte, was das Zeug hält, durch
diesen Tunnel der Begeisterung, den
die Menschen auf der Zielgerade
erzeugen. Ich überquere die Ziellinie als
„2207ter". Bei über 40 000 Startern
ist das okay, aber die Zeit:
oh Jammer, 3:00:04 min.

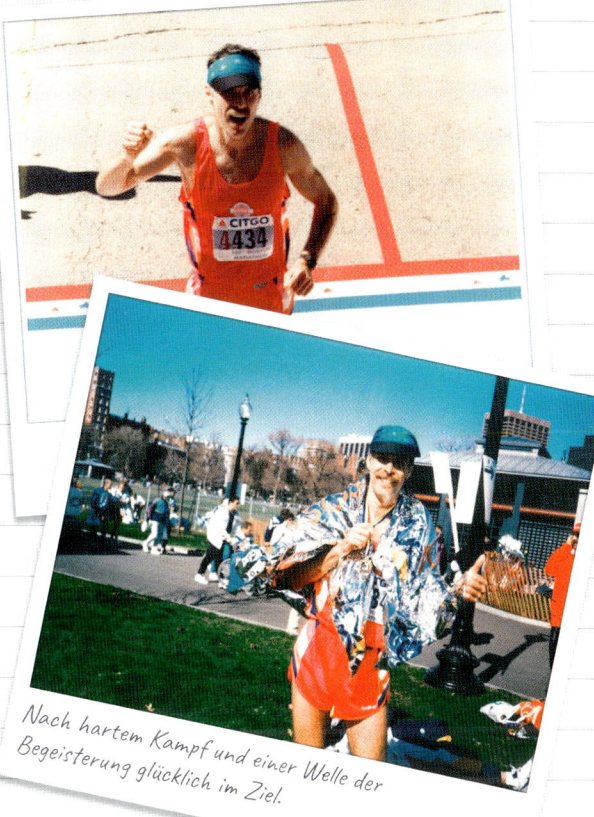

Nach hartem Kampf und einer Welle der
Begeisterung glücklich im Ziel.

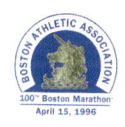

BOSTON ATHLETIC ASSOCIATION

100th Boston Marathon
April 15, 1996

HARALD KUEMMEL

has successfully completed
the 100th Running of the Boston Marathon

in **3:00:04**

net-time: 2:58:57
overall: 2207
gender: 2132
division: 1561

FRANK B. PORTER, JR.
PRESIDENT

GUY L. MORSE, III
RACE DIRECTOR

Das Kleingedruckte zählt!
Doch unter drei Stunden im Ziel angekommen.

Hätte ich
mal lieber nicht so viele
Mädels abgeklatscht. Ein wenig Enttäuschung macht sich kurz breit, die
am nächsten Tag der Freude weicht,
als meine Zeit auf 2:58:57 korrigiert
wird. Ich bin noch bis heute begeistert
von diesen unvergleichlichen Tagen in
Boston am 15. April 1996.

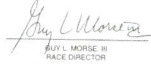

Die Wissenschaft sagt

Begeisterung ist ein entscheidender Faktor für ein erfolgreiches glückliches Leben.
Zum Thema Begeisterung gibt es wenig Wissenschaftliches, da dieser Begriff biologisch nicht existiert und dadurch auch wissenschaftlich nicht greifbar ist. Meist wird das Wort Begeisterung mit Enthusiasmus gleichgesetzt, welches auf das griechische Wort enthousiasmos zurückgeht und ursprünglich so etwas wie „Besessenheit von Gott" bedeutet.

In dem Verb „begeistern" kann man den spirituellen Gedanken erkennen, dass wir etwas mit Geist und Inhalt erfüllen, etwas aus tiefster Seele empfinden und es für uns umsetzen. Hier wird deutlich, dass, indem wir etwas mit Begeisterung tun, wir die Inhalte als sinnvoll erachten. Wenn wir beispielsweise unserer Arbeit mit Begeisterung nachgehen, erkennen wir einen Sinn darin und sehen es als wertvollen Baustein, um unsere anvisierten Ziele zu erreichen. Ein begeisterter Mensch zeigt oft ein extremes Engagement für eine Sache oder ein ungewöhnlich intensives Interesse auf einem speziellen Gebiet. Sicher ist, dass Begeisterung positive Botenstoffe im Gehirn aktiviert und uns mit gesteigerter Freude Handlungen in Gang setzen lässt, die uns auf dem Weg zu unseren Zielen wesentlich unterstützen können.

Bei dem Begriff Begeisterung entstehen sofort positive Bilder vor unserem inneren Auge. Wir sehen, wie jemand mit Leidenschaft und Eifer einer Sache nachgeht. Wer von diesen positiven Gefühlen getragen wird, empfindet Freude bei seiner Tätigkeit. Um wie viel schöner noch ist es, wenn man das von seiner Arbeit sagen kann. Wer etwas Neues lernt, in einem neuen Job ist, wird häufig von einer starken Begeisterung getragen. Die Bewerbung war erfolgreich, der Wunschjob hat geklappt, und alles ist neu. Allerdings lässt dieses Gefühl irgendwann nach, das ist auch ganz normal, schließlich entwickelt sich eine gewisse Routine. Die Gefahr dabei ist, dass Gewohnheit irgendwann auch Langeweile bedeuten kann. Und wer sich langweilt, geht unmöglich mit Begeisterung ans Tagwerk. Daher ist es wichtig, dass man sich Offenheit für das bewahrt, was gerade um einen herum passiert, flexibel und kreativ bleibt, um das Feuer der Begeisterung immer wieder neu zu entfachen.

Begeisterung kann man lernen, denn es ist in erster Linie eine Einstellungssache. Dies zu wissen ist wichtig – dennoch geht es bei Begeisterung nicht nur um das geistige Erfassen, sondern auch um sinnliche Erfahrung: Das sinnliche Erfassen bestimmter Dinge erfordert von Ihnen Achtsamkeit. Wenn der Mensch eine authentische und achtsame Begeisterung lebt, so hat das wahre Strahlkraft, denn aufrichtiges Interesse und echte Begeisterung kann man nicht heucheln. Spätestens wenn konkrete Nachfragen kommen, zeigt sich, wer von einer Sache absolut durchdrungen ist und klar begründen kann, warum er sie so spannend findet. Daher ist es besonders wichtig, ehrlich und achtsam zu erspüren, ob die Sache, mit der wir uns beschäftigen, uns noch begeistert. Sollte dies nicht mehr der Fall sein, dann wird es Zeit für neue Zielsetzungen.

 # Die Umsetzung im Alltag

Entzünde Deine Begeisterung, jeden Tag aufs Neue!
Wir sollten uns jeden Tag immer wieder auf die Suche machen, um unsere Begeisterung immer wieder zu entfachen oder neu zu entdecken. Gestalten wir unseren Alltag, zumindest zu einem gewissen Prozentsatz noch mit Begeisterung? Oder führen wir alles nur noch in einer gleichmäßigen und risikoscheuen Lethargie aus? Wichtig ist, wenn wir das Gefühl haben, in solch einem Zustand zu verharren, dass wir eine ehrliche Analyse durchführen, warum das so ist. Ob in Familie, Partnerschaft, Beruf oder Freizeit, durchleuchten Sie jeden einzelnen Bereich immer wieder aufs Neue, um festzustellen, inwieweit Sie Dinge noch mit Begeisterung tun.
Erstellen Sie sich eine Liste mit Ihren alltäglichen

Tätigkeiten, ob in der Familie, im Beruf oder in Ihrer Freizeit, und schreiben Sie all diese Dinge untereinander auf ein Blatt. Nun gehen Sie diese Punkte einzeln durch, schätzen Sie die Begeisterung ein, mit der Sie diese Tätigkeit ausführen oder diese Beziehung leben. Sie können dies mit Prozenten einschätzen oder Sie machen sich eine Skala von eins bis zehn. Je höher die Zahl, desto größer ist die Begeisterung für diesen Punkt. Besser noch, Sie legen sich ein kleines Büchlein an, in dem das Kapitel „Dankbarkeit" bereits existiert und fügen ein weiteres hinzu: „Begeisterung." Es ist Ihr persönliches Lebensbuch, in das Sie immer wieder Notizen einfügen und das Geschriebene korrigieren können.

Und nun betrachten Sie einmal – und da ist die Ehrlichkeit zu sich selbst besonders wichtig – Ihre Ergebnisse. Wenn Sie feststellen, dass sich Ihre Quote bei vielen Dingen unter 50 % oder unter der 5-Punkte-Schwelle befindet, ist Handlungsbedarf angesagt. Nehmen wir einfach mal Ihren Arbeitsplatz als Beispiel. Sollten Sie tagtäglich relativ leidenschaftslos Ihr Programm abspulen, so wirkt sich das langfristig negativ auf Ihre Gesundheit aus. Analysieren Sie genau, welche Punkte Sie daran hindern, mit Freude und Begeisterung die Tätigkeit auszuführen, mit der Sie Ihren Lebensunterhalt bestreiten. Sind es die Kollegen und der Chef, die Ihnen das Leben schwer machen? Dann versuchen sie es mit der Magie der Freundlichkeit und des Lächelns. Ist es der Arbeitsplatz, Ihr Büro, das Ihnen Unbehagen beschert? Dann versuchen sie, kleine Veränderungen vorzunehmen. Sie können beispielsweise ein Bild, das positive Gefühle in Ihnen auslöst, auf den Schreibtisch stellen. Vielleicht auch eine Blume oder Pflanze, die Ihnen im tristen Büroalltag die Natur ein wenig näher bringt.

Besonders wichtig ist das Feuer der Begeisterung im Bereich Familie und Partnerschaft. Neben der Verantwortung, die Sie hier haben, ist es von hohem Wert, die Spiritualität, die in der Begeisterung steckt, zu leben und regelmäßig achtsam zu betrachten. Erfüllen Sie Ihr Familienleben und Ihre Partnerschaft immer wieder von Neuem mit dieser Begeisterung. Werden Sie beim Spielen mit Ihren Kindern selbst zum Kind oder überraschen sie Ihren Partner ganz unverhofft mit einer leidenschaftlichen Liebeserklärung. Seien Sie kreativ und hören Sie auch hier immer wieder auf Ihre Intuition. Es müssen nicht immer die großen Dingen sein, es kommt auf die Kontinuität Ihrer Begeisterung an. Kleine liebvollen Gesten, Sicherheit und Geborgenheit ausstrahlen, Verantwortung übernehmen, verständnisvoll sein und empathisch handeln, all dies sind Dinge, die entstehen, wenn Sie das Feuer der Begeisterung am Züngeln halten. Auch hier können Sie sich sicher sein: Das Gesetz der Resonanz wird seine Wirkung auf Dauer nicht verfehlen, denn alles, was Sie an Positivem bewirken, wird irgendwann zu ihnen zurückkehren, vielleicht auch in einer anderen Art und Weise, meist dann, wenn Sie gar nicht damit rechnen.

Allerdings können wir uns auch für Dinge begeistern, die uns nicht guttun. Ich bezeichne dies als die negativen Leidenschaften. Begeisterung und Leidenschaften können beispielsweise in Fanatismus münden, in Zorn und Hass umschlagen. Hier sollten wir frei werden von diesen sogenannten „pathologischen Verhaftungen" und Abstand gewinnen. Wir müssen lernen, mit Zorn und Hass umzugehen und uns fragen:

» Was wollen diese Gefühle überhaupt von mir, was will ich damit erreichen? Wenn ich dem Zorn nachgebe, hat er mich im Griff und nicht ich ihn. «

Er kann mich zerstören oder zwingt mich, Dinge zu tun, die ich gar nicht tun will und in keiner Weise meinem Wesen entsprechen. Ähnlich ist es bei der Eifersucht, die den Geist komplett vernebeln kann und oftmals völlig irrationale Handlungen auslöst.

Diese negativen Leidenschaften sollte man mit Abstand betrachten und schauen, welche Kraft in ihnen steckt, wo sich ihre gefährlichen Aspekte verbergen, die mir schaden können. Wenn man diese Gefühle wahrnimmt, nicht einfach abschneidet oder negiert, hat man die Chance, sie zu verwandeln. Ich kann beispielsweise die Aggression, die von Zorn und Hass ausgelöst wird, dazu nutzen, um die Kraft zu entwickeln, etwas Neues zu wagen und um neue Ziele zu definieren. Indem wir schadhafte Gefühle wahrnehmen und nicht unterdrücken, können wir sie so verwandeln, damit sie in die richtige Richtung gehen.

Nur wir selbst können Änderungen zulassen und aktiv bewirken. Unzufriedenheit, Frustration und mit den Gegebenheiten hadern bringen Sie hier keinen Schritt weiter. Unsere innere Haltung beeinflusst die äußeren Umstände. Wenn wir unsere Einstellung und oftmals eingeschränkte Sichtweise zu Dingen ändern, verändert sich auch die Situation. Denken Sie weitreichender über Situationen nach. Überprüfen Sie fantasievolle Möglichkeiten, auch wenn Sie Ihnen anfangs verrückt oder schräg vorkommen. Haben Sie Mut und Vertrauen, Dinge zu wagen, auch mit dem Risiko zu scheitern. Nur so ist eine Weiterentwicklung der Begeisterung möglich.

💡 Top-Tipps

- Lassen Sie sich von anderen erfolgreichen Menschen inspirieren und begeistern. Kopieren Sie Strategien und Verhaltensweisen, die Ihnen das Gefühl geben, Ihre Ziele zu erreichen. Das ist nicht verwerflich, wenn Sie dies mit Ihrer eigenen Begeisterung tun.
- Sorgen Sie für ausreichend Ruhe. Begeisterung nonstop funktioniert nicht. Das gilt sowohl für Pausen als auch für genügend Schlaf. Wer gestresst

oder unausgeschlafen ist, kann schwerlich mit Begeisterung neue Herausforderungen meistern. Die Energie fehlt, um Projekte beispielsweise erfolgreich abschließen zu können, Ideen bleiben aus, stattdessen entsteht Frustration.
- Holen Sie sich Bestätigung. Nehmen Sie Lob und ein positives Feedback an. Fordern Sie dies, wenn nötig, auch gelegentlich durch Nachfragen bei Kollegen, Partnern oder Freunden ein. Denn wenn Sie gar keine positiven Rückmeldungen erhalten, ist es mit der Begeisterung schnell vorbei. Und loben Sie sich immer wieder selbst, wenn Sie mit dem Erreichten zufrieden sind. Eigenlob stinkt nämlich überhaupt nicht.
- Schaffen Sie sich Ausgleich. Egal, wie viel Begeisterung Sie beispielsweise für Ihren Job aufbringen, Sie sollten dabei andere Dinge nicht außer Acht lassen. Vergessen Sie Familie, Partner und natürlich auch Ihre Freizeitaktivitäten nicht. Verteilen Sie Ihre Begeisterung möglichst gleichmäßig.

Der Sport-Tipp

Wenn Sie ein sportliches Ziel verfolgen, visualisieren Sie die Begeisterung quasi in Ihrem Geist und machen Sie sich innerlich ein Bild davon, wie es aussehen könnte, wenn Sie diese Aufgabe erfolgreich gemeistert haben. Stellen Sie sich vor, wie es sich anfühlt, spüren Sie die Freude des Erfolgs. Diese Vision wird Sie antreiben, Ihren Weg dorthin begeisternd und mit Leidenschaft zu gestalten. Vor allen Dingen hilft es Ihnen über die Tiefs hinweg, die unwillkürlich immer wieder kommen werden. Ihre Vorstellungskraft ist der Taktgeber der Begeisterung und motiviert Sie immer von Neuem, mit Beharrlichkeit an der Sache zu bleiben.

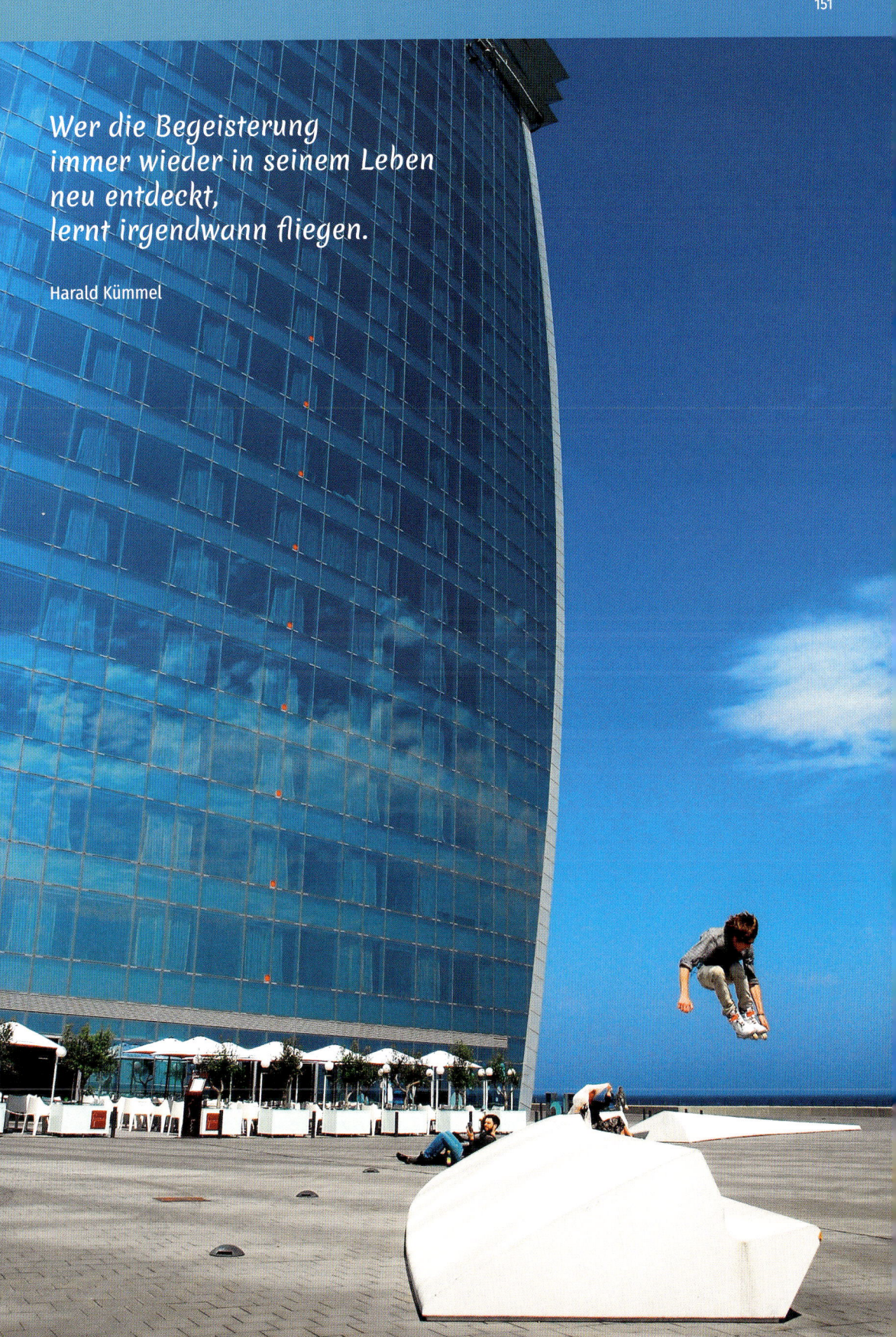

*Wer die Begeisterung
immer wieder in seinem Leben
neu entdeckt,
lernt irgendwann fliegen.*

Harald Kümmel

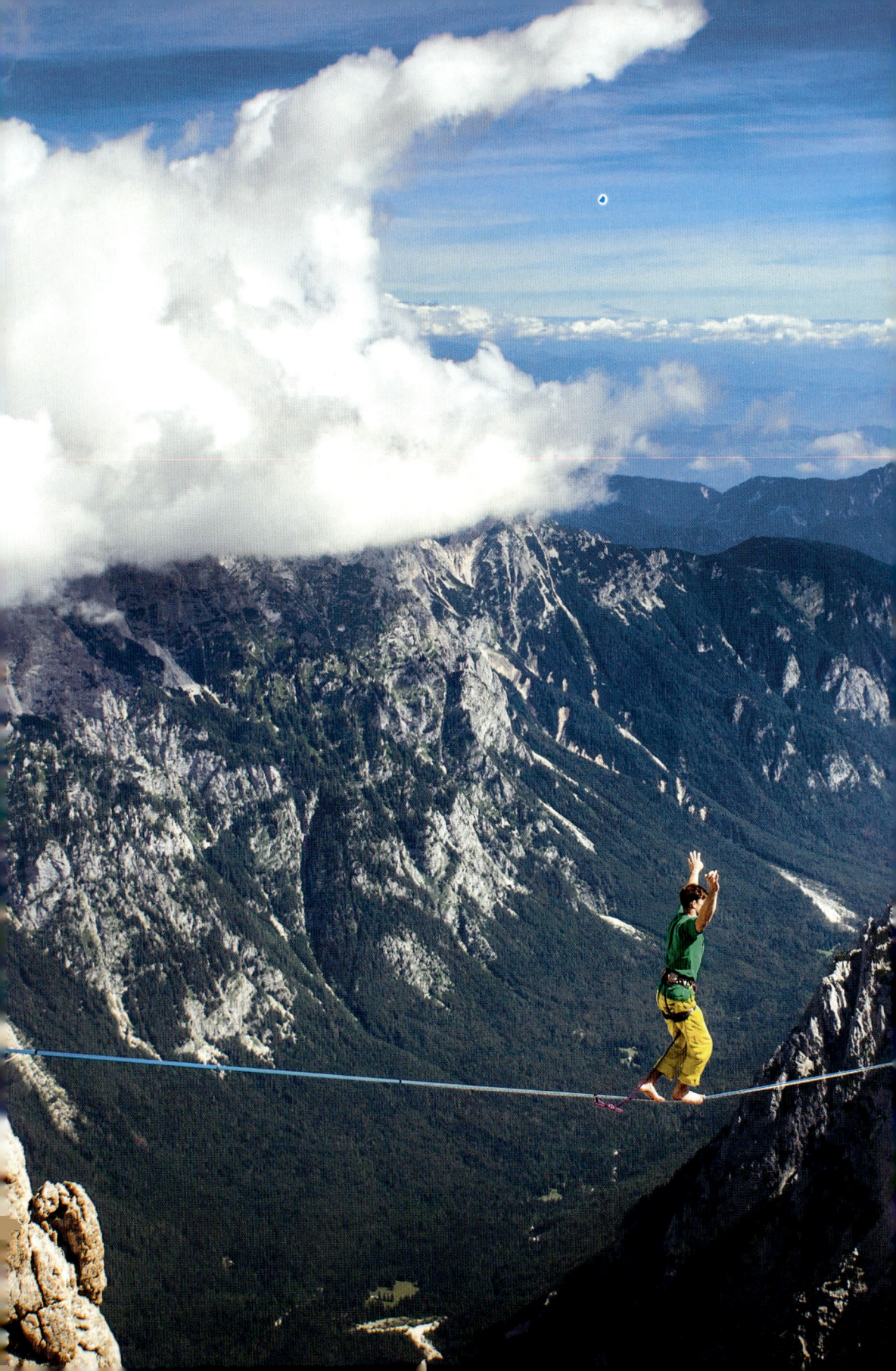

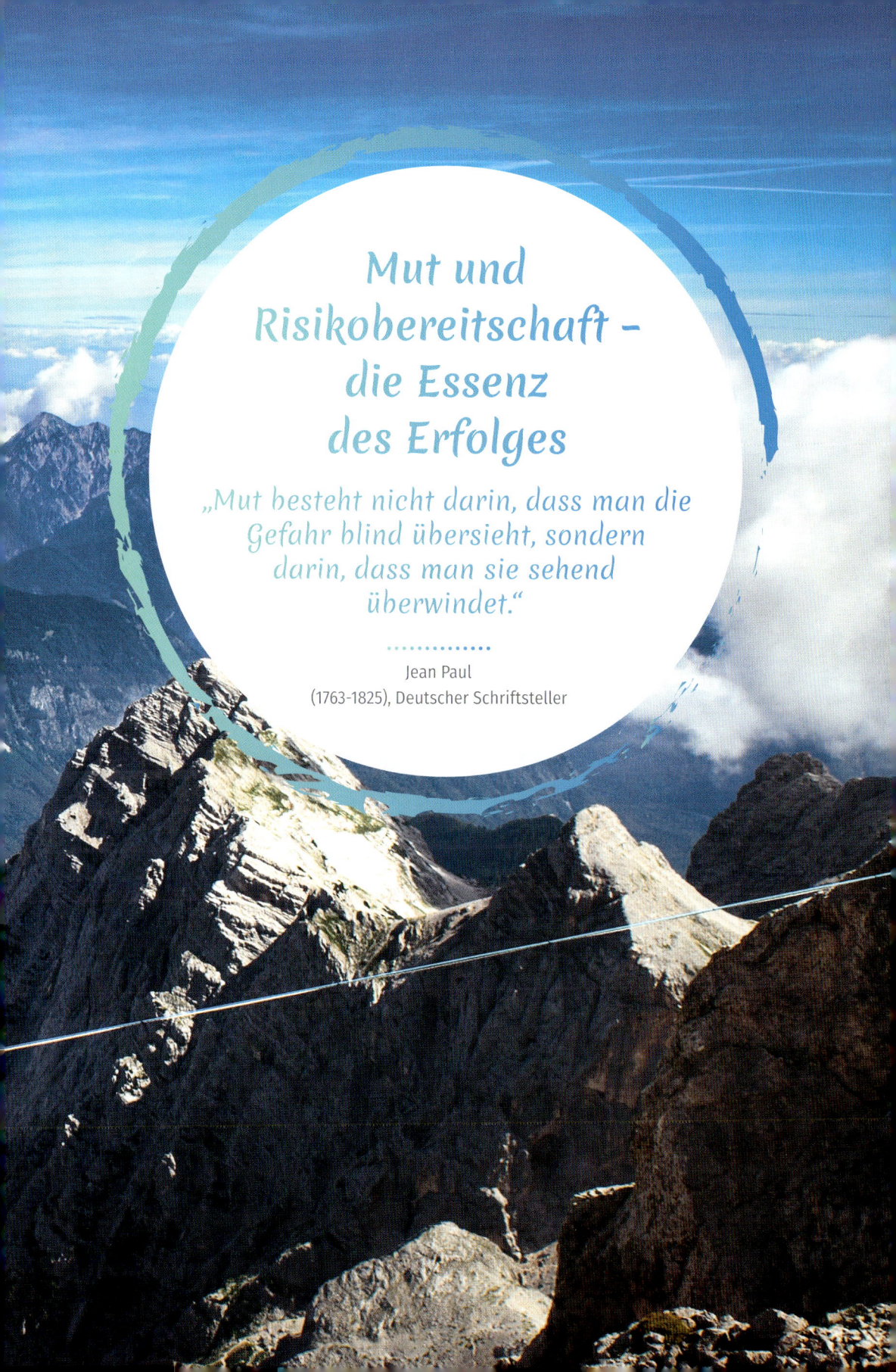

Mut und Risikobereitschaft – die Essenz des Erfolges

„Mut besteht nicht darin, dass man die Gefahr blind übersieht, sondern darin, dass man sie sehend überwindet."

Jean Paul
(1763-1825), Deutscher Schriftsteller

Erst am Fuße des Berges kannst du den Gipfel feiern

Ladakh Nordindien, 6.9.2017, morgens 7.30 Uhr. Noch geschätzt zweihundert Meter, auf dem mit Schnee und Eis überzogenen Gipfelgrat und ich habe mein Ziel den 6135 m hohen Gipfel des Stok Kangri erreicht. Doch mein Körper signalisiert mir: „Du bist im absolut roten Bereich und eigentlich möchte ich umkehren." Doch mein treuer Sherpa Puri, der mich im Seil hat, motiviert mich immer wieder: „Look the peak is near, you can do it, but slowly."

Um ein Uhr nachts ist die Gruppe mit zehn Teilnehmern und vier Sherpas vom Basislager aus in knapp 5000 Meter Höhe gestartet, um den eigentlich technisch

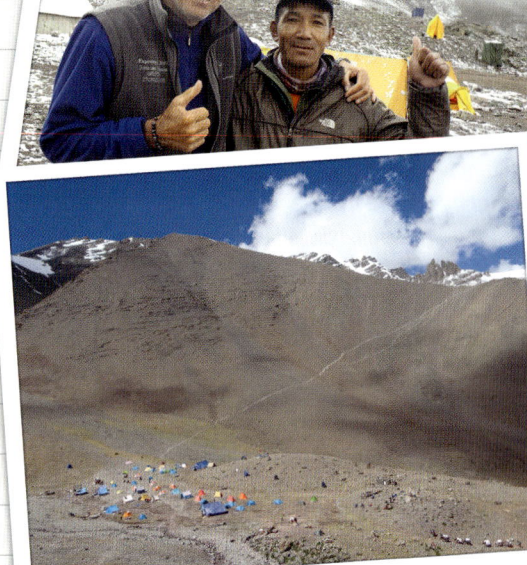

Das Base Camp und mein treuer Helfer Sherpa Puri

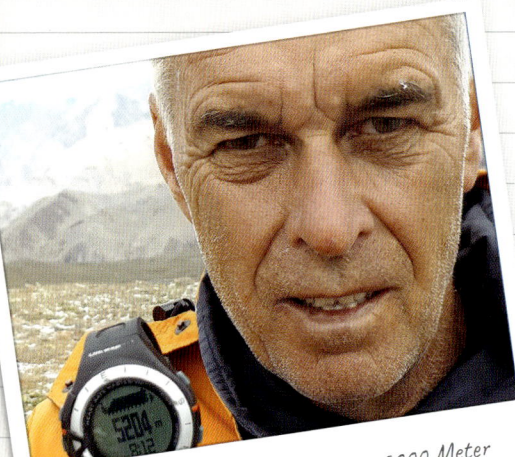

Morgentlicher Trainingslauf auf über 5000 Meter

einfachen Stok Kangri (Berg aus Eis) zu besteigen. Seit über einer Woche wanderten wir durchs ladakhische Hochland, um uns an die Höhe anzupassen. Startpunkt war das 3500 Meter hoch gelegene Leh, die Hauptstadt von Ladakh im Grenzgebiet zu Nepal und Pakistan. Nach sechs Tagen überquerten wir ohne Probleme den 5200 Meter hohen Nubra-Pass, was für eine gute Leistungsfähigkeit aller Teilnehmer sprach. Doch nach anfänglich blendendem Wetter mit Sonnenschein überfiel uns jetzt immer öfter Schnee und Regen. Das bedeutete, dass der meist bis in den August schneefreie Stok Kangri wohl mit Eis und Schnee bedeckt sein würde, was die Sache natürlich um einiges schwieriger machte. Doch da wir alle viel Erfahrung aus den Bergen mitbrachten, durfte dies eine lösbare Aufgabe sein, zumal das Wetter, als wir starteten, nicht besser sein konnte. Wolkenfreier Sternenhimmel, Vollmond, windstill und minus fünf Grad, das waren beste Bedingungen. Wir kamen gut voran über den langen Gletscher, die steilen Schneeflanken bis zum Felsgrat, den wir nach gut fünf Stunden erreichten. Doch jetzt in fast 6000 Meter Höhe wurden die Schritte immer kleiner, das Tempo langsamer und die Pausen immer länger.

Und jetzt stehe ich hier pumpend wie ein Maikäfer und einem rasenden Schädeldruck. Mein Verstand beginnt zu arbeiten und analysiert die Lage. Wieviel Kraftreserven sind noch da? Reicht das für den Gipfel und, nicht zu vergessen, die sechs Stunden Abstieg? Wie gut ist noch die Koordination? Eigentlich der wichtigste Aspekt, denn ein Stolpern auf dem schmalen Felsgrat kann böse enden, da die Wand auf beiden Seiten mehrere hundert Meter steil abfällt. Eine ähnliche Frage stellte sich mir vor 16 Jahren, als ich mit meinem Freund Werner in 6850 Meter Höhe vor dem Gipfelgrat des Ojos del Salado in der Atacama-Wüste in Chile stand. Wir hatten uns vorgenommen, den höchsten Vulkan der Erde zu besteigen, und jetzt waren wir kurz vor dem Ziel. Doch hier war nicht Eis und Schnee das Problem, sondern die starken und unberechenbaren Thermikwinde, die über den Gipfel pfiffen. Auch hier musste jeder für sich das Risiko abwägen, ob die körperliche und mentale Verfassung ausreichen, um am Gipfel und auch wieder im Base Camp gesund anzukommen. Damals nahm ich allen Mut zusammen und ging das Risiko ein und wir beide erreichten den Gipfel und vom Erfolg beseelt auch wieder das Base Camp.

Seit diesem Erlebnis ist einige Zeit vergangen und ich bin inzwischen über 60 Jahre, dies sollte ich auch berücksichtigen. Ich fühle mich nochmal hoch-konzentriert in meinen Körper und in meine Gedanken ein und spüre auf einmal, dass ich es schaffen werde. Ich fokussiere mich auf den Satz: „Du kommst da hoch und auch ganz sicher gut wieder nach unten." Ein kurzes Nicken zu Puri und wir starten unseren „Gipfel-sturm". Die letzten Meter zum Gipfel sind ein einziges Zwie-gespräch mit mir selbst. Ich spreche mir Mut zu, fluche, feuere mich an, bin ohne Zeit-gefühl und irgendwann stehe ich ganz oben bei den Hunderten

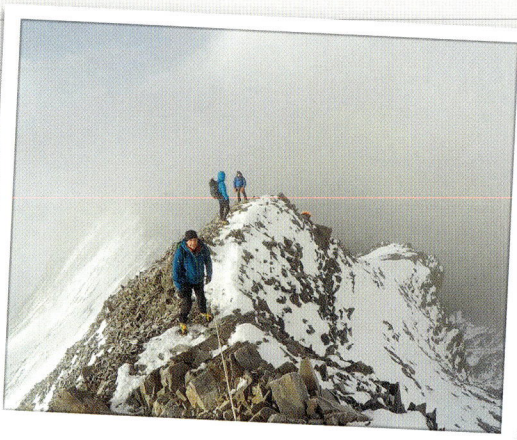

Der heikle Gipfelgrat am Stok Kanghri

von Gebetsfahnen, die viele Bergsteiger, die vor uns hier oben waren, festgebunden haben. Ich habe Tränen in den Augen, als ich meine bunten Om-Fähnchen aus dem Rucksack hole und ebenfalls hier oben festbinde. Bis auf einen haben es alle aus unserem Team bis zum Gipfel geschafft. Es herrscht eine euphorische Stimmung, trotz des Nebels und der schlechten Sicht. Nach zehn Minuten Gipfelglück sollten wir langsam an den Abstieg denken und als dann die Wolkendecke sich doch noch lichtet, offenbart sich uns die ganze Wucht dieser einmaligen Gebirgslandschaft. Was uns allerdings auch klar wird, ist die Steilheit des Abstieges, der nun auf uns wartet. In der Dunkelheit der Nacht und im morgendlichen Nebel hatten wir das alles nicht so wahrgenommen. Es wird uns bewusst, dass in den nächsten Stunden nochmal höchste Konzentration gefordert ist, um das Projekt erfolgreich zu Ende zu bringen.

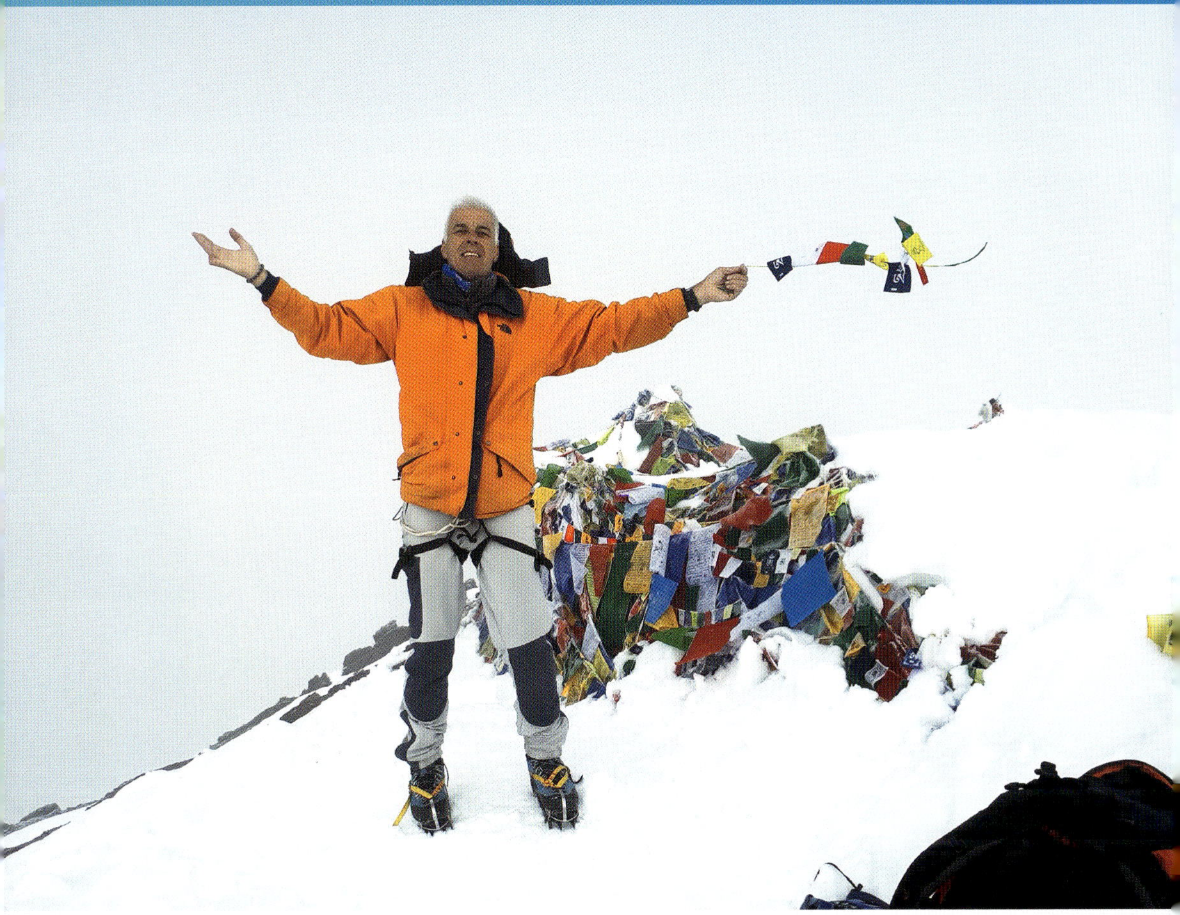

Um es kurz zusammenzufassen: Wir sind alle nach sechs Stunden Abstieg gesund im Base Camp angekommen. Bis auf ein paar kleinere Blessuren hatte sich keiner verletzt. Das Entscheidende für solche Momente des Glücks ist – neben der guten körperlichen und mentalen Verfassung – auch die Willenskraft. Letztendlich ist jedoch der Mut, eine richtige Entscheidung in Verbindung mit einer realistischen Risikoeinschätzung zu treffen, ausschlaggebend.

Zweimal haben mir Mut und Risikobereitschaft (und natürlich die unbezahlbare Hilfe und Motivation von Sherpa Puri in Ladakh) unbeschreibliche Erlebnisse beschert. Erlebnisse und Eindrücke, die tief in meinem Inneren ihren festen Platz gefunden und mir im „normalen" Leben oft den Impuls gegeben haben, mutig und mit einem realistischen Blick auf das Risiko zu entscheiden.

Die Wissenschaft sagt

Mut ist erlernbar und das Merkmal einer ausgereiften Persönlichkeit.

Der Ursprung des Wortes Mut entspringt dem indogermanischen Sprachstamm und bedeutet „sich mühen, starken Willens sein, heftig nach etwas streben".
Als Grundformen des Mutes lassen sich dabei unterscheiden:

- physischer Mut, bei dem die Gefahr in einer möglichen Schädigung von Leib und Leben besteht;
- moralischer oder sozialer Mut, bei dem die Gefahr in einer möglichen sozialen Ausgrenzung besteht;
- psychologischer oder existenzieller Mut, bei dem die Gefahr in einer möglichen Destabilisierung der Persönlichkeit besteht.

Die Bestandteile des Mutes sind immer: Das Abwägen und Eingehen eines Risikos, dem eine angemessene Handlung zum Erreichen eines Zieles folgt. Demnach ist Mut eine bewusste Handlung, die jemand trotz Risiko auf sich nimmt, um ein lohnendes Ziel zu verfolgen. Die Eigenschaft Mut und ihre Umsetzung in mutiges Verhalten sind bei jedem Menschen individuell unterschiedlich angelegt und nicht für alle Lebensfelder und Situationen gleichermaßen abrufbar. Mut und Risikobereitschaft sind aufgrund von Erfahrungen erlernbar und als Merkmal einer ausgereiften Persönlichkeit für ein selbstbestimmtes Leben erforderlich.

Ist Mut auch eine Frage des Alters? Hier sind die Forscher sich nicht ganz einig. In einer Studie der Yale Universität wurde festgestellt, dass risikoscheue Menschen ein geringeres Volumen der grauen Substanz im Parietallappen des Gehirns aufweisen, als Menschen die gerne Risiken eingehen. Die Substanz verringert sich im Laufe des Lebens. Darin sehen die Wissenschaftler einen Grund, warum im Alter Risikobereitschaft und Mut nachlassen. Es stehen nur noch begrenzte neuronale Rechenkapazitäten zur Verfügung, um Entscheidungen zu treffen, demnach dürfte die sogenannte „Altersweisheit" keine Rolle beim Thema Mut spielen.

Dem widersprechen andere Untersuchungen, in denen ältere Menschen sich als risikobereiter erwiesen, da sie tendenziell zufriedener sind, kaum negative Affekte verspürten und dadurch weniger Angst vor den Folgen Ihrer Entscheidungen hatten. Eine Studie der Clarmont Graduate University in Kalifornien fand indes 2013 gar keine altersbedingten Unterschiede in Bezug auf riskante und mutige Entscheidungen. Tatsache ist, dass Selbstsicherheit und Selbstvertrauen eine tragende Rolle spielen, wenn es um Mut geht. Entsprechend seiner Erziehung, seinen Konditionierungen und den Lebenserfahrungen, entwickelt sich die Persönlichkeit jedes Menschen individuell. Aus diesem Grund kann Mut und Risikobereitschaft niemals generell eine Frage des Alters sein.

 # Die Umsetzung im Alltag

Mutige Entscheidungen sind wichtige Bausteine für die Gesundheit und die Lebensqualität.

Was hat Mut mit dem alltäglichen Leben zu tun? Psychologen bezeichnen Mut neben Weisheit, Gerechtigkeit, Menschlichkeit, Transzendenz und Mäßigung als eine der Grundtugenden des menschlichen Miteinanders.

Jeden Tag müssen wir von Neuem Mut beweisen in vielen unserer Entscheidungen, die ein gewisses Risikopotenzial beinhalten. Moralischer Mut oder Zivilcourage, wenn wir unsere Werte nach außen vertreten und dabei soziale Ächtung riskieren. Besonders in Krisensituationen oder Krankheit zeigt sich unser psychologischer Mut in Verbindung mit dem vitalen Mut. Akzeptanz, Durchhaltevermögen kombiniert mit Optimismus und Lebensmut sind die besten Voraussetzungen, um Unglück und Krankheit zu bewältigen. Mit dieser Synergie bewahren wir uns in schwierigen Zeiten die Würde, anstatt aggressiv und wehleidig zu werden.

Sie müssen im Leben immer wieder neue Wege beschreiten und dabei den Mut aufbringen, über Grenzen, die nur scheinbar vorhanden sind, hinauszugehen. Sind wir dazu nicht in der Lage, dann findet keine Persönlichkeitsentwicklung statt. Sie können diesen Mut entwickeln, indem Sie immer wieder über den Tellerrand hinaus schauen, mit Augenmaß Risiken eingehen und sich aus der Komfortzone in die etwas unbequemere, aber effektive Lernzone begeben. Letztendlich ist die Fähigkeit, mutig zu handeln, eine Geisteshaltung und Charaktereigenschaft, die wir ausbilden müssen, um lebensfähig zu sein.

Es lohnt sich auch für die physische und psychische Gesundheit, mutig und risikofreudig zu sein. Gehen Sie öfter forsch und präsent in Entscheidungsprozesse, bei Projekten in Ihrer Arbeitswelt oder im häuslichen Privatleben. Forschungen haben gezeigt, dass Menschen, die dies tun, einen gesünderen Gesamtzustand haben als diejenigen, die sich in der „Endlosgrübelschleife" verfangen und vor riskanten Dingen zurückschrecken. Wer seiner Intuition vertraut und nach Abwägung des Risikos mutig entscheidet, kann das somatische Empfinden beeinflussen, hat weniger körperliche Beschwerden und erlangt somit mehr Zufriedenheit.

Wenn Sie regelmäßig Sport betreiben, unabhängig, ob Sie Gleitschirm fliegen, joggen oder Golf spielen, eine über die Alltagsbewegung hinausgehende Beanspruchung Ihres Körpers ist immer mit Risiken verbunden. Entsprechend Ihres aktuellen „Kompetenzstandes", Ihrer Vorbereitung, Ihrem Können und Ihrer Tagesform besteht immer ein gewisses Restrisiko, das sich trotz äußerster Sorgfalt nicht vermeiden lässt, weil Faktoren wie etwa eine Fremdeinwirkung oder ein Augenblicksversagen vorhanden sind. Doch wie sagt der Spruch so schön: „No risk, no fun." Nichts ist der Motivation, Sport zu treiben, abträglicher, als Langeweile. Streben Sie deshalb bei Ihren sportlichen Aktivitäten immer wieder Neues an, neue Ziele, eine neue Sportart, aber vergessen Sie dabei nicht, dass beharrliche Übung den Meister macht. Ganz wichtig: Verzetteln Sie sich aber nicht in zu vielen Aktivitäten, denn mutig ist auch der, welcher an Bewährtem festhält.

 ## Top-Tipps

- Begeben Sie sich stets gekonnt in ein Risiko, denn Mut ist vernünftig, wenn Sie das Gefühl haben, die Handlung mit hoher Wahrscheinlichkeit zu beherrschen.
- Entfalten Sie Ihr Potenzial aus einer konzentrierten Stille heraus, bevor Sie handeln.
- Setzen Sie Ihre Intuition in Verbindung mit dem Verstand ein, so entsteht eine harmonische Balance bei Ihrer Entscheidungsfindung.
- Bevor Sie eine riskante Entscheidung treffen, visualisieren Sie das jeweilige Ziel. So stärken Sie Ihren Mut und die Angst tritt in den Hintergrund.
- Fokussieren Sie immer wieder Ihr „zukünftiges Selbst" mit den Fragen: „Was will ich erreichen, wie möchte ich sein?" Aber opfern Sie niemals deswegen das Glück der Gegenwart, das Ihnen im Hier und Jetzt Stärke und Mut gibt.
- Und nicht vergessen: Bei allem, was Sie entscheiden, tun Sie es aus Liebe. Wenn Sie aus dem Herzen heraus handeln, schlagen Sie der Angst ein Schnippchen.

 ## Der Sport-Tipp

Trauen Sie sich etwas zu bei Ihren sportlichen Betätigungen. Haben Sie den Mut, die Sportart zu wechseln, wenn Sie das Gefühl haben, dass die Motivation fehlt oder der gewünschte Effekt ausbleibt. Die mit dem Sport in unterschiedlichem Maße immer verbundenen Risiken und die daraus erwachsenden Möglichkeiten des Wagens und Sich-Bewährens haben einen hohen Erlebnischarakter und beugen der Langenweile vor. Machen Sie Ihr Training immer wieder zu einem Erlebnis und vor allen Dingen: Tun Sie das Ganze aus dem Herzen heraus, dann werden Sie erfolgreich sein.

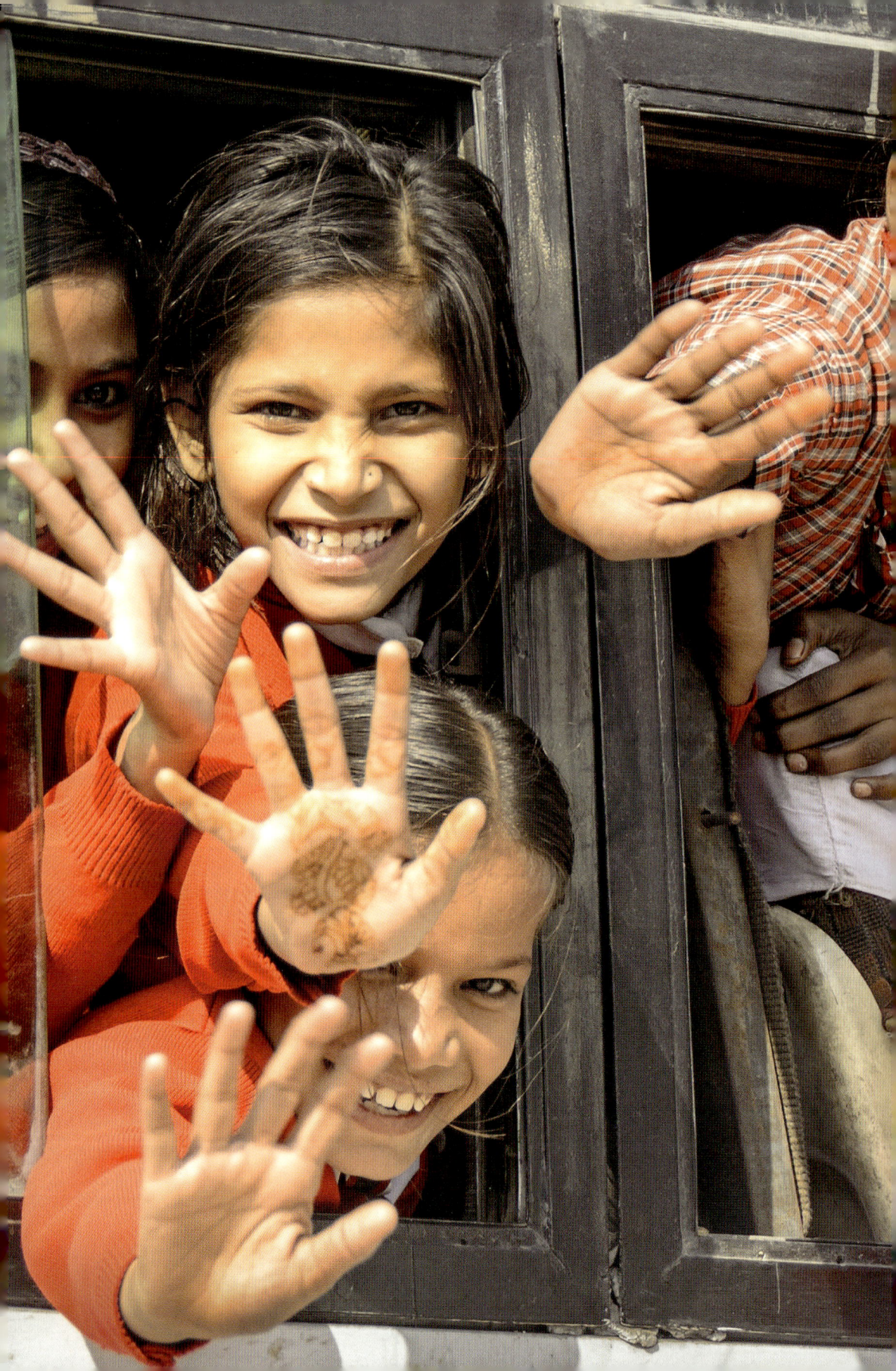

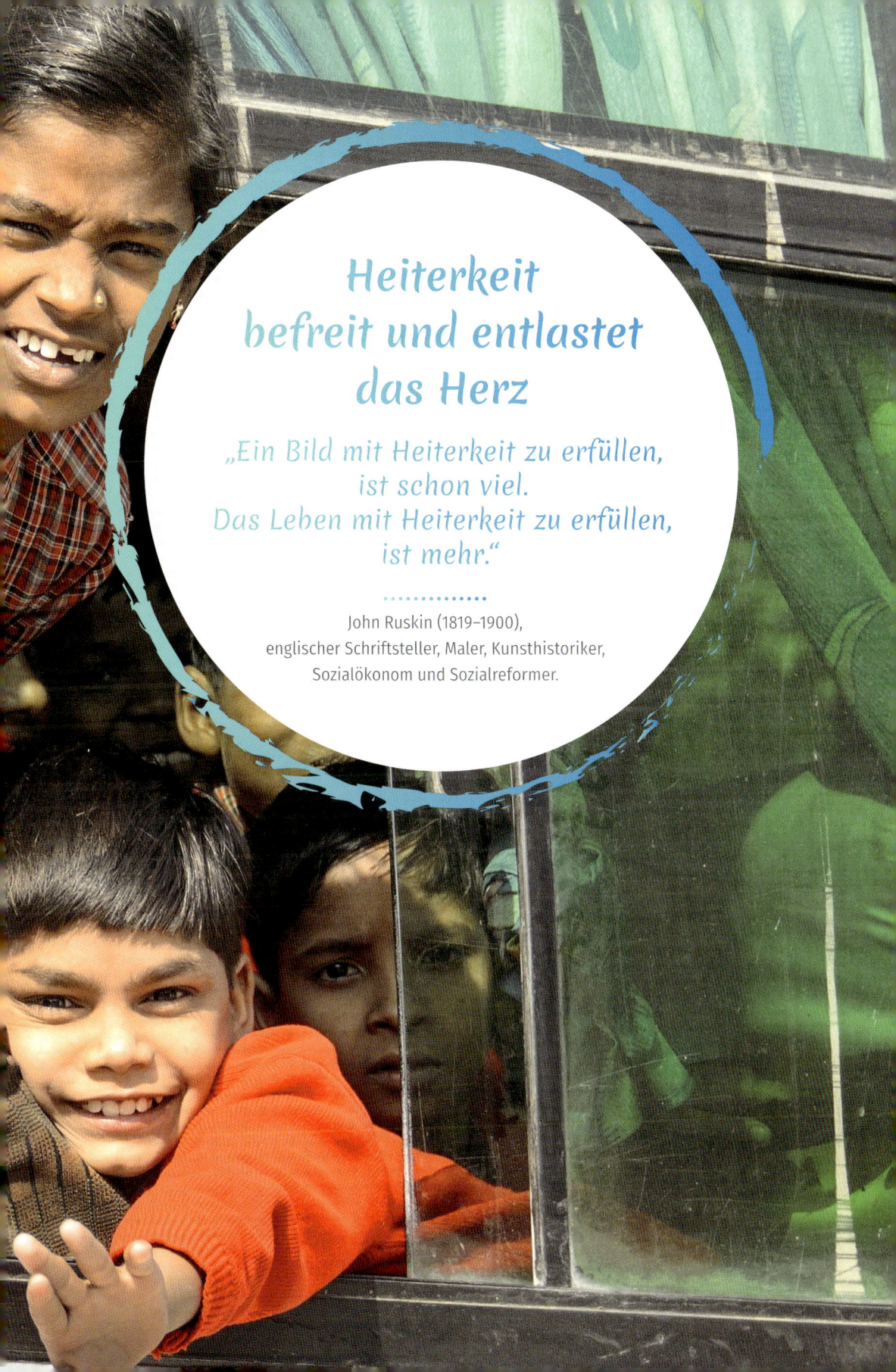

Heiterkeit
befreit und entlastet das Herz

„Ein Bild mit Heiterkeit zu erfüllen,
ist schon viel.
Das Leben mit Heiterkeit zu erfüllen,
ist mehr."

··············

John Ruskin (1819–1900),
englischer Schriftsteller, Maler, Kunsthistoriker,
Sozialökonom und Sozialreformer.

In meinem Leben hatte ich das Glück und die Ehre, viele große sogenannte Stars persönlich kennenlernen zu dürfen. Ob die großen Rockstars wie Carlos Santana und Phil Collins, Sportlegenden wie Dieter Baumann, Lasse Viren (vierfacher Olympiasieger über fünf- und zehntausend Meter), den Geiger David Garrett oder Reinhold Messner. Mit den meisten hatte ich sehr persönliche Begegnungen. Was hat das Ganze mit Heiterkeit zu tun, werden Sie sich fragen? Ganz einfach, bei all den Menschen habe ich ein großes Quantum an Humor und Heiterkeit entdeckt. Es hat mir gezeigt, dass neben den ganzen Attributen, die ich in den Kapiteln zuvor beschrieben habe, Humor und Heiterkeit ein wesentlicher Bestandteil für den Erfolg sind. Dies zeigt die nun folgende Geschichte.

Mitte der Neunziger Jahre hatte ich die Möglichkeit, bei zwei Opern-Großproduktion in der Stuttgarter Schleyerhalle als Statist mitspielen zu dürfen. Damals waren diese monumentalen Produktionen sehr beliebt und man benötigte Heerscharen von Statisten, je nach Oper auch eine Vielzahl von Tieren wie Pferde, Elefanten und einmal war sogar ein 35 Kilo schwerer Tigerpython mit dabei. Riesige Bühnenbilder, aufwendige Lichteffekte, ein monumentales Orchester plus Chor. Gigantismus in der Opernszene und ich mittendrin.

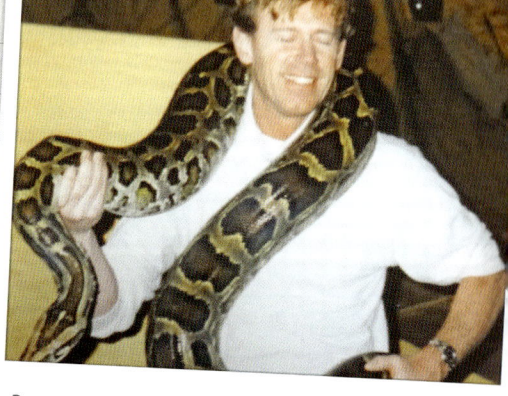

Die lebendige Tigerpython in der Aida Opernproduktion

Als erste Oper wurde 1994 Verdis Aida mit den großen Opernstars der damaligen Zeit, Grace Bumbry und Katia Ricciarelli, aufgeführt. Ich war schon seit Jahren großer Opernfan und es wurde für mich ein unvergessliches Erlebnis. Fünf Tage Probe und drei Aufführungen, zehn bis zwölf Stunden am Tag hautnah dabei und ein Teil des Ganzen zu sein, empfand ich als große Ehre. Ich hatte eine nicht zu unterschätzende Statistenrolle, denn ich fungierte als Leibwächter des Oberpriesters Ramphis (der Böse in dieser Oper). Da ich ihn bei all seinen Auftritten auf Schritt und Tritt begleiten musste, war ich mehr als die Hälfte der Zeit bei dieser vier-stündigen Oper auf der Bühne. Zudem spielte ich in einer der Schlüsselszenen eine tragende Rolle. Ich musste die flüchtende Aida bewaffnet mit Pfeil und Bogen durch die imposanten Pyramiden-Kulissen verfolgen und letztendlich auch verhaften. Dies war dann der sportliche Aspekt meiner Rolle.

Ob bei den Proben oder den Aufführungen, Heiterkeit, Humor und das Lachen aus tiefstem Herzen waren ständige Begleiter in diesen aufregenden Tagen. Immer wieder wurde die hochkonzentrierte Arbeit auf und hinter der Bühne durch heiteres und befreiendes Lachen durchbrochen. An eine Szene kann ich mich besonders gut erinnern: Als wir die gefangenen Sklaven des Oberpriesters zur Königin geleiten müssen, erkennt Aida unter ihnen ihren Vater und fällt vor dem Oberpriester auf die Knie, um seine Freilassung zu erbitten. Ich war natürlich nicht ohne Kamera bei diesem Ereignis unterwegs, doch dass ich diese unter meiner Jacke versteckt hatte, das wusste niemand. Aida gespielt von der Sopranistin Wilhelmenia Fernandez (bekannt aus dem Kultfilm Diva) stimmte direkt vor mir ihre Arie an und ich – clever, wie ich bin – holte blitzschnell meine Kamera unter der Jacke hervor und hielt diesen einmaligen Moment fest. Wilhelmenia geriet leicht aus dem Konzept und konnte dann nach wenigen Sekunden vor lauter Lachen nicht mehr weitersingen. Nach anfänglicher Verblüffung stimmten Regisseur und das ganze Team in das Gelächter der Stars und Statisten ein. Ich glaube, sowas hatten sie noch nie erlebt.

Der zweite Tag der Aufführung. Die Besetzung der Hauptrollen hatte an diesem

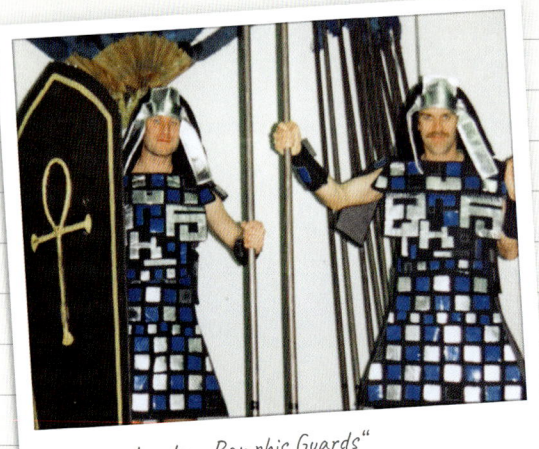

*Die gut gelaunten „Ramphis Guards"
bei der Aida Operngroßproduktion*

Tag gewechselt. Das Dumme an der Sache war nur, ich hatte die wilde Hatz mit Aida durch die Pyramiden nur mit der Premierenbesetzung geprobt. Als dann die besagte Szene kam, rannte ich bewaffnet mit Pfeil und Bogen los, um die Königstochter einzufangen. Doch Galina Kalinina, welche an diesem Abend den Part der Aida innehatte, wollte einfach nicht fliehen, stand wie angewurzelt da und starrte mich entgeistert an. Ich rief: „Run behind the Pyramids!" Gott sei Dank reagierte sie schnell und rannte los. Da die Musik dramatisch laut ist bei dieser Szene, hatte wohl niemand etwas mitbekommen. Als wir uns dann kurz danach hinter den Kulissen trafen, mussten wir beide lauthals loslachen, nochmal gut gegangen.

Auch mit der „schwarzen Venus von Bayreuth", der Sopranistin Grace Bumbry, hatten wir viel Spaß. Sogar während der Show machten wir hinter der Bühne unglaublich witzige Fotoaufnahmen, die Bezeichnung Selfie war damals noch unbekannt. Übrigens: 2017 wurde Grace Bumbry 80 Jahre alt.
Im darauffolgenden Jahr bekam ich eine Rolle in der Oper Carmen, in der Jose Carreras die Hauptrolle sang. Ich lernte diesen Superstar der Tenöre als hoch konzentriert arbeitenden Künstler kennen, der aber trotz aller Ernsthaftigkeit immer zu einem Scherz aufgelegt war. Diese ganzen kleinen Geschichten zeigen, dass fokussiertes Arbeiten einhergehen kann mit der Heiterkeit und wahrscheinlich dadurch auch vieles an Nervosität durch das Lachen davonfliegt.

Zum Schluss noch eine kleine Anekdote zum Schmunzeln. Als Stargeiger David

Garrett vor ein paar Jahren in Stuttgart eines seiner Open-Air-Konzerte gab, war ich für die Presse akkreditiert. Doch Garrett war durch sein Management so abgeschirmt, dass wirklich niemand an ihn rankam. Als er jedoch mit seinem Manager aus der Umkleidekabine kam, setzte ich auf den Überraschungseffekt. Kurzerhand ging ich auf die beiden zu, drückte dem Manager meine Kamera in die Hand, mit der Bitte ein Bild von uns beiden zu machen. Dieser war so perplex, dass im gar nichts anderes übrigblieb, als dieses Bild hier zu machen.

David schüttete sich aus vor Lachen und wir konnten uns sogar noch über sein letztes Konzert bei den Ludwigsburger Festspielen unterhalten. Und der Manager? Der grinste inzwischen auch und wartete bis Mister Garrett bereit war für seinen Auftritt auf dem Stuttgarter Schlossplatz.

Als ich vor Kurzem den schwäbischen Comedian Dominik Kuhn alias Dodokay bei einem gemeinsamen Talk-Abend kennenlernen durfte, sah ich die umgedrehte Variante der Heiterkeit. Aus einer Idee, der eine konzentrierte Planung der Heiterkeit folgte, entstand ein umwerfend komisches Bühnenprogramm und die unverwechselbare schwäbische Kultfigur Dodokay. Bis heute sorgen seine Auftritte für ausverkaufte Hallen und für Millionen von Clicks auf YouTube.

Heiterkeit am Talk Abend mit Comedian Dodokay und anderen Gästen

Die Wissenschaft sagt

Heiterkeit stärkt Resilienz und Widerstandskraft.
Der Psychologe Willibald Ruck von der Universität Zürich erforscht seit mehr als vierzig Jahren die Wirkung der Heiterkeit auf die menschliche Psyche und hat unter anderem festgestellt, dass der Mensch den Humor am dringendsten braucht, wenn es ihm schlecht geht. Viele Studien zeigen, so Ruch, dass der Mensch mit schwierigen Situationen besser umgehen kann, wenn er Heiterkeit einsetzt, da diese nachweislich die seelische Widerstandskraft stärkt. Diese positiven Emotionen erweitern den Blickwinkel, Angst und Ärger bewirken das Gegenteil, denn Heiterkeit ist nun mal der mächtigste Gegenspieler der Angst.

Der Duden beschreibt die Heiterkeit als „fröhliche Stimmung, in der man sich befindet und in der man sich frei und unbeschwert fühlt". Es gibt einige Beispiele, die zeigen, dass der Nutzen viel weiter geht. Nelson Mandela, Friedensnobelpreisträger und früherer südafrikanischer Staatspräsident, verbrachte 26 Jahre seines Lebens in politischer Haft. Die meiste Zeit davon auf der berüchtigten Gefängnisinsel „Robben Island" vor Kapstadt. In seinen Memoiren erzählt er, dass es in dieser harten Zeit oft um Leben und Tod ging. Er beschreibt dies folgendermaßen: „Je gefährlicher es war, desto mehr haben wir darauf geachtet, nur mit Menschen zusammen zu sein, die ein heiteres und sonniges Gemüt hatten. Ohne die Heiterkeit hätten wir diese schlimmen Jahre nicht überlebt."

Viele Untersuchungen zeigen, dass eine heitere Stimmung die mentale Widerstandskraft, die Resilienz, nach schlimmen traumatischen Erlebnissen stärkt. Heitere Menschen bewältigen Rückschläge, Niederlagen, schwere Krankheiten oder den Tod eines geliebten Menschen weitaus besser als humorlose Charaktere. Eine Studie des Oxforder Psychologen Robin Dunbar zeigt, dass Heiterkeit sogar unempfindlicher gegen körperliche Schmerzen macht, vor allem,

wenn man gemeinsam lacht. Inzwischen ist diese Botschaft auch in der klinischen Psychiatrie angekommen, zumindest in ein paar Krankenhäusern. In der Stuttgarter Filderklinik bekommen Angst- und Depressionspatienten neben der üblichen Therapie und Medikamenten ein spezielles Heiterkeitstraining angeboten. Und in den Kinderstationen einiger Kliniken übernehmen immer mehr „therapeutische Clowns" die Macht, und das ist gut so, denn negative Nebenwirkungen sind hier ausgeschlossen.

Lachen ist auch Sport. Wenn wir lachen, wird die Atmung schneller und der Luftaustausch im Körper erhöht sich um das Dreifache. Durch die Organe saust mehr Sauerstoff und dieser sorgt dafür, dass unser Stoffwechsel angekurbelt wird. Nach dem Lachen entspannt sich der Körper und ein Wohlgefühl stellt sich ein. Das Gehirn hat sozusagen mitgelacht, denn im limbischen System (dem Zentrum der Gefühle) werden mehr Glückshormone (Endorphine) produziert und ausgeschüttet. Wir haben uns sozusagen ausgeschüttet vor Lachen. Der gesamte Hormonhaushalt verändert sich beim Lachen, Stresshormone werden unterdrückt, das Immunsystem wird hochgefahren, dadurch lassen Schmerzempfindungen nach. Für diese kurze Zeit ist der Mensch ein anderer geworden, einer, der sich besser fühlt und viele andere Dinge, die ihm vielleicht schaden, ausblendet.

Die allerneuesten Studien bestätigen diese Ergebnisse. Durch eine halbe Stunde Heiterkeit verbessern Sie Ihren Hormonhaushalt messbar. Umfassende Forschungen mit Diabeteskranken zeigten, dass sich nach wenigen Monaten Lachtraining die Laborwerte für Blutfette und Entzündungsreaktionen erheblich verbessert hatten. Es wurden immer wieder lustige Filme konsumiert und Laurel und Hardy (Dick & Doof) erwiesen sich als wahre Medizinmänner. In ihrem Film „Fra Diavolo" lachen sie minutenlang und sehen dabei sehr glücklich aus.

Die Umsetzung im Alltag

Mit Heiterkeit raus aus dem Jammertal.

Halten Sie sich jeden Tag vor Augen, dass Ihre Stimmung die Basis für Ihre Gesundheit, Ihre Erfolgsfähigkeit und Ihre Lebensqualität ist. Mit aufmerksamer Achtsamkeit erkennen Sie die heiteren Momente des Lebens und genießen Sie, somit machen Sie die Heiterkeit zu Ihrem Verbündeten.

» Ich werde mir klar darüber, dass Heiterkeit eine der tragenden Säulen in meinem Leben ist. «

Viele Menschen denken, dass Sie erst dann ausgelassen und heiter sein dürfen, wenn alle Aufgaben und Probleme gelöst sind. Das genaue Gegenteil ist der Fall, denn wenn Sie mit heiterer Zuversicht Ihre Aufgaben anpacken sind die Chancen für Erfolg weitaus größer als bei den humorlosen Zeitgenossen. Es ist eigentlich logisch, dass einem Menschen, der schlecht gestimmt ist, der Optimismus und die Energie fehlen, um erfolgreich zu sein.

Heiterkeit wird oftmals als Zeichen der Schwäche gedeutet, was aber vollkommen falsch ist. Wer heiter ist, wirkt souverän, steht über den Dingen und beherrscht die Lage, nicht die Lage ihn! Vergleichen Sie doch einfach mal den übellaunigen humorlosen Zeitgenossen mit einem heiteren fröhlichen Menschen. Die übellaunige Variante: Mundwinkel nach unten, der Körper kraftlos, die Schultern nach vorne gefallen, kein motivierender Anblick.

Entscheiden Sie sich für die heitere Variante, arbeiten Sie an Ihrem Charisma mit einer offenen, aufrechten Körpersprache, die vital, stabil und sympathisch wirkt. Trainieren Sie einen entspannten, offenen und fröhlichen Gesichtsausdruck, wenn es sein muss vor dem Spiegel. Sie werden feststellen, dass sich Ihre Ausstrahlung und Ihre Anziehungskraft auf andere Menschen enorm steigert.

Die Manifestation des Glückes in der Gegenwart geschieht auch mit Hilfe der Heiterkeit. Genießen Sie die Momente der Heiterkeit im Hier und Jetzt, wann immer sie eintreten. Meist kommen diese Augenblicke der Fröhlichkeit völlig ungeplant und unverhofft. Umso wichtiger ist es, dass Sie diese Momente bewusst auskosten und genießen. Solche positiven Momente können Sie nicht verschieben, denn Heiterkeit lässt sich nicht horten oder sammeln. Es ist die Kunst des achtsamen Augenblicks, in diesem Fall ist es ein Lachen, ein heiterer Moment oder ein innerliches Schmunzeln, der die Menschen ein kleines Stückchen glücklicher werden lässt.

Top-Tipps

- Trainieren Sie Ihre Stimmungsgestaltung. Dies bedeutet beispielsweise bei Problemen, diese nicht schönzureden und darüber nachzugrübeln. Sagen Sie sich lieber mit einem Lächeln: „Es ist, wie es ist. Statt über das negative Thema ständig nachzudenken, schöpfe ich lieber mit Optimismus und einem Quantum Heiterkeit Kraft, um dann zum richtigen Zeitpunkt erfolgreich handeln zu können."
- Wenn Sie es selbst mit der Heiterkeit im Moment nicht hinbekommen, holen Sie sich emotionale Unterstützung. Begeben Sie sich unter fröhliche Menschen oder suchen Sie ein Gespräch mit einem optimistischen, meist heiter gestimmten Freund. Sie werden merken, dass schon nach kurzer Zeit die Düsternis der Helligkeit weicht.
- Präventives Emotionstraining ist immer die beste Methode, Stimmungstiefs zu vermeiden. Welche Ereignisse lösen bei Ihnen regelmäßig negative Gefühle aus? Denken Sie darüber nach, wie Sie diese Situationen entschärfen oder – besser noch – vermeiden können.
- Der größte Feind der Heiterkeit ist Selbstmitleid. Durch Jammern und Klagen machen Sie sich nicht nur selbst das Leben zur Hölle, nein, zusätzlich belasten Sie auch noch Ihr soziales Umfeld. Denn niemand will die ganze Zeit hören, wie belastet Sie

sind und das alles immer schlimmer wird. Bitten Sie in solchen Fällen lieber Freunde um Rat, mit ziemlicher Sicherheit werden Sie Hilfe erhalten und haben beste Aussichten aus dem Jammertal zu den „Hügeln der Heiterkeit" aufzusteigen.

- Sorgen Sie in Ihrem Umfeld immer wieder für eine heitere und offene Atmosphäre. Zeigen Sie Leichtigkeit in Ihrem Verhalten und führen Sie kein Gespräch ohne Fröhlichkeit. Doch der wichtigste Punkt: Zeigen Sie öfter Ihr authentisches Lächeln, denn die Form ist der Inhalt. Innen wie außen, außen wie innen. So werden Sie ein „emotionaler Gewinn" für Ihre Mitmenschen.

Der Sport-Tipp

Sport muss nicht immer eine ernste Sache sein. Oftmals setzen wir uns schon bei den Vorbereitungen unter Druck. „Schaffe ich die angestrebte Strecke heute? Ist mein Puls im richtigen Bereich? Den Gerätezirkel muss ich diese Woche unbedingt dreimal machen, mein Rücken braucht das und täglich dehnen sollte ich auch noch." Diese und andere Gedanken haben nichts mit Fröhlichkeit oder heiterem Sporttreiben zu tun. Klar braucht Training Struktur und Ernsthaftigkeit, sonst setzt meist der Schlendrian ein. Aber nicht immer! Wenn Sie sich ständig unter Druck setzen und Sport machen „müssen", setzt Verkrampfung ein, der Spaß geht verloren und irgendwann lassen Sie das Ganze sein. Gehen Sie öfter mit Heiterkeit und einem Lächeln an die Sache. Das ist Ihrer Gesundheit viel förderlicher als der selbst auferlegte Leistungsdruck. Abgesehen davon: Wenn Sie Lachen, benötigen Sie nur die Hälfte der Gesichtsmuskeln – im Gegensatz zu einem strengen, verbissenem Blick. Merke: Heiterkeit lässt einen jünger aussehen und entlastet das Herz.

Es ist die Heiterkeit, die auch in kritischen Lebensphasen unser Herz erfreut und den Blick auf die positiven Dinge schärft.

Harald Kümmel

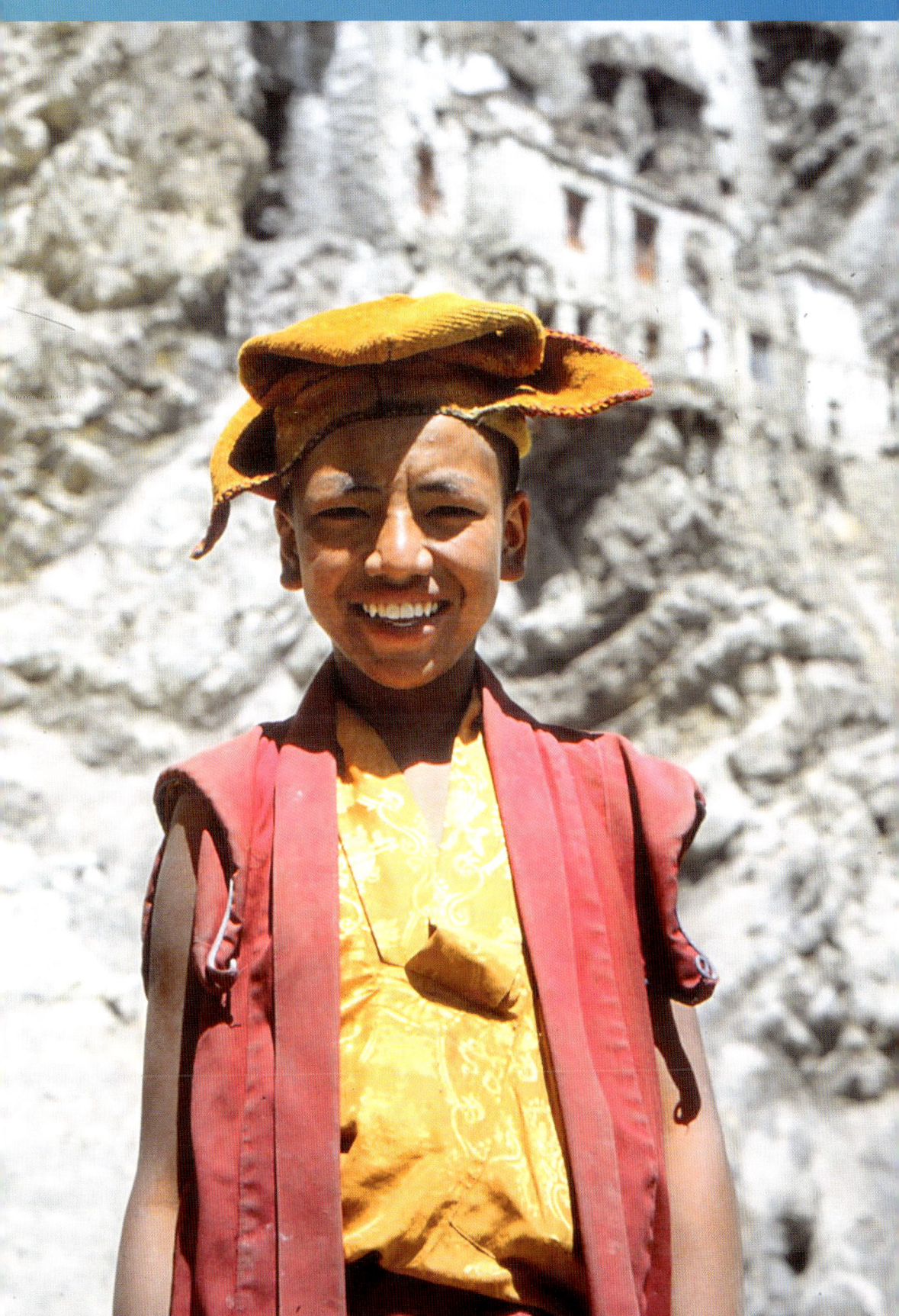

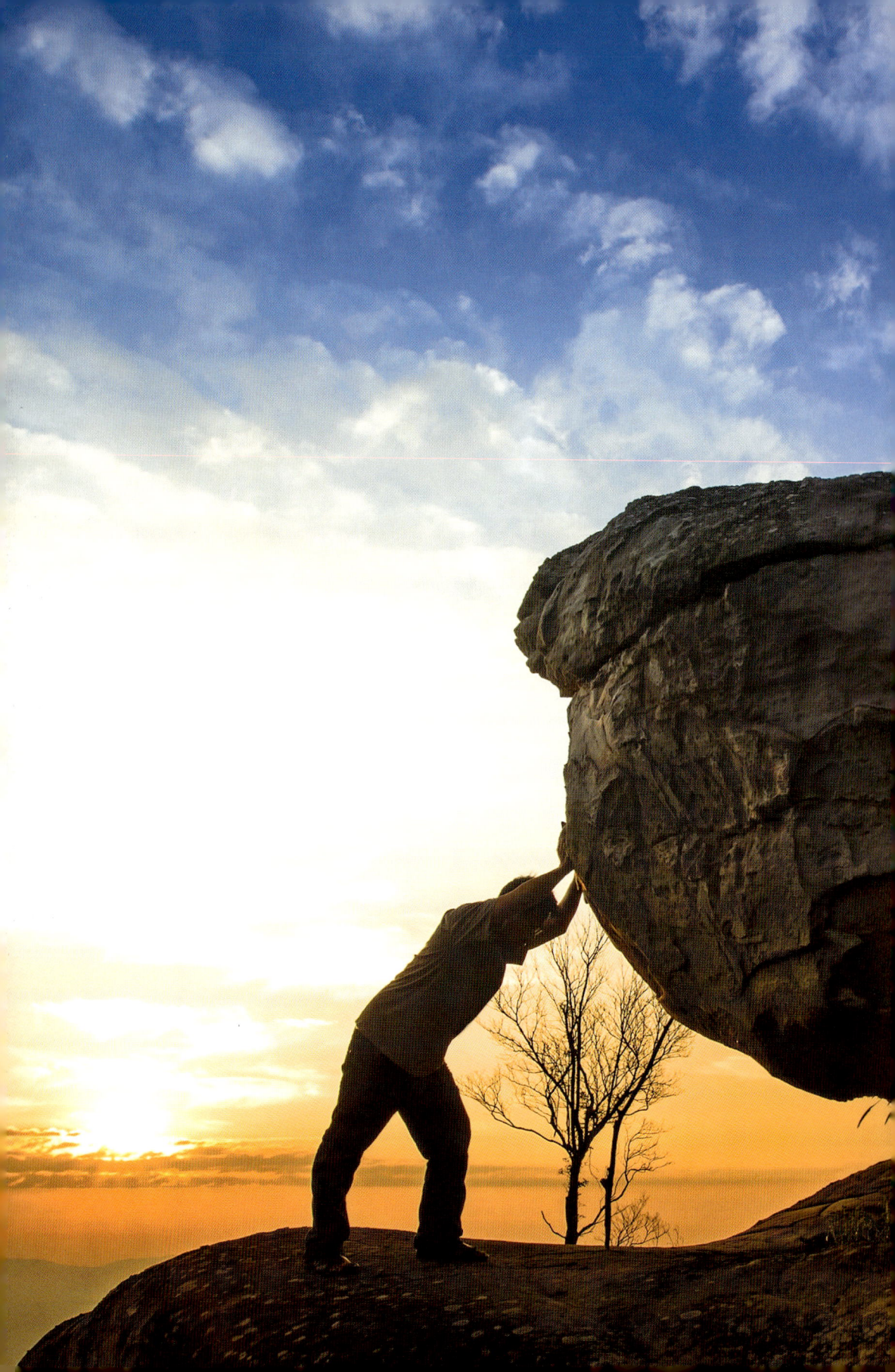

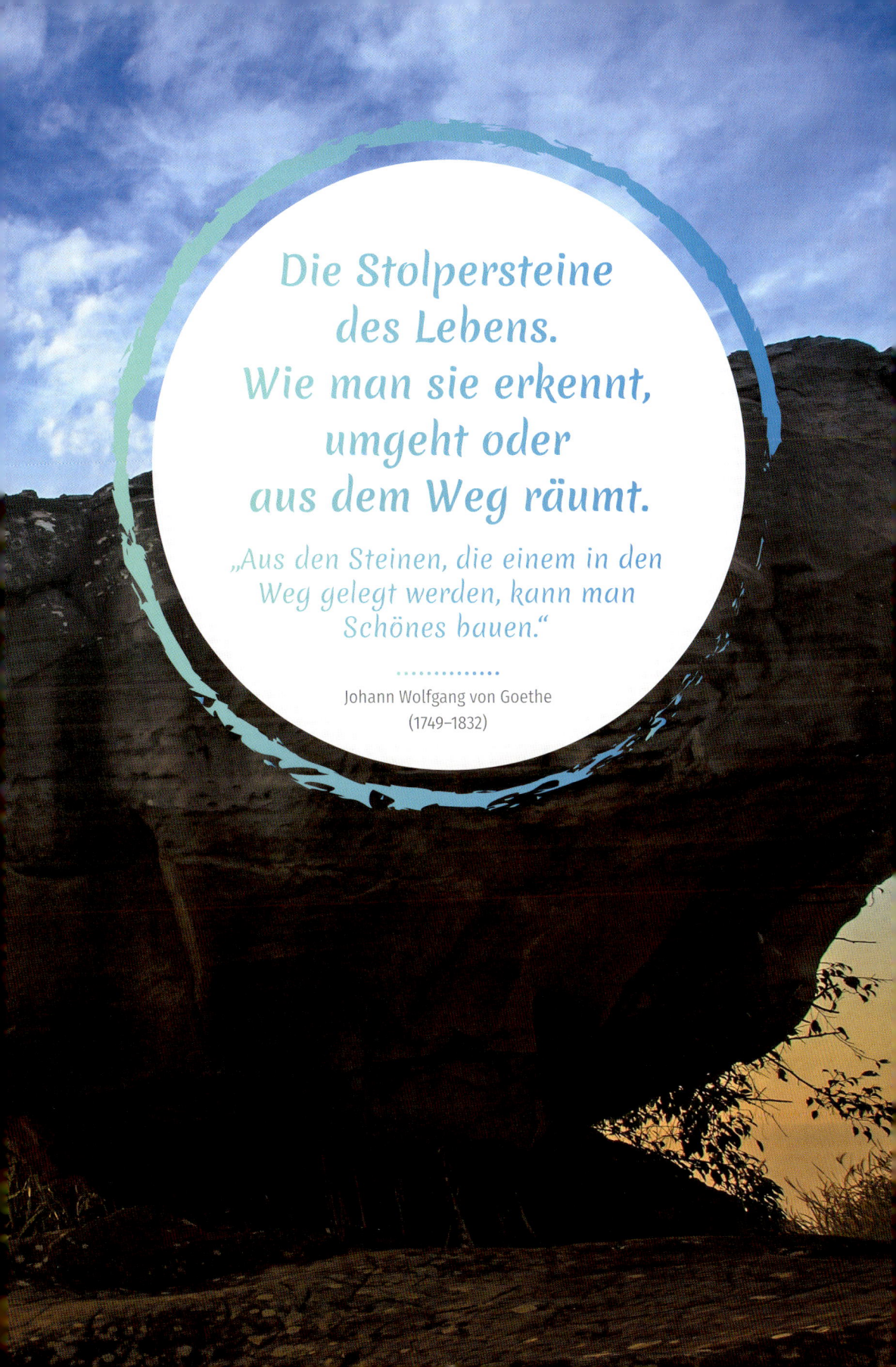

Die Stolpersteine des Lebens.
Wie man sie erkennt, umgeht oder aus dem Weg räumt.

„Aus den Steinen, die einem in den Weg gelegt werden, kann man Schönes bauen."

Johann Wolfgang von Goethe
(1749–1832)

Stolperstein 1

Bequemlichkeitsfalle Komfortzone.
Mit Risikokompetenz in das Abenteuer Lernzone.

„Das Leben wird da so richtig interessant, wo die Komfortzone aufhört." Ein wahrer Satz, denn wer will es nicht, dieses interessante Leben. Doch der Mensch scheut oft das Risiko, das er dabei eingehen muss. In der Komfortzone ist es bequem, hier kennt man sich aus und muss sich kaum irgendwelchen unberechenbaren Risiken stellen. Diese Zone ist jedoch ein Käfig aus Gewohnheiten, der uns einschränkt und wenig bis gar keine Entwicklung zulässt. Wir Menschen sind Gewohnheitstiere und verändern uns vorwiegend unter zwei Einflüssen: Schmerz und Freude. Diese motivieren uns zum Verlassen der Zone, die wir uns so behaglich eingerichtet haben. Ansonsten sehen wir meist keinen Grund, irgendetwas in unserem Leben zu verändern. Doch wenn wir Veränderung anstreben, müssen wir die Komfortzone verlassen, denn ein Entwicklungsprozess kann nur außerhalb dieser Zone stattfinden.

Achtsames Bewusstsein, Veränderungswille und Risikokompetenz sind die Schlüssel zum Verlassen der Komfortzone. In dem Augenblick, in dem wir diese verlassen, gelangen wir in den Prozess des Lernens, eben in die Lernzone, in der wir unter Umständen erst einmal eine gewisse Unsicherheit, eventuell Stress und unangenehme körperliche Symptome verspüren. Diese werden in Wirklichkeit von den unbewussten und anerzogenen Glaubenssätzen hervorgerufen, die uns vorgaukeln, dass die Komfortzone ein Ort der Behaglichkeit ist und dass dies für uns gut ist. In Wirklichkeit aber werden wir durch diese Manifestationen nur in unseren Fähigkeiten eingeschränkt und daran gehindert, unser volles Potenzial auszuschöpfen. Ein guter Indikator für unsere Grenzen ist die Angst oder ein ungutes Gefühl in der Magengegend. Dieses Gefühl äußert sich mehr oder weniger fast immer, wenn wir etwas Neues ausprobieren, das wir nicht kennen. Doch diese Angst kann durch „Training" überwunden werden und wir können erfahren, dass sich die neue Erkenntnis gut anfühlen kann und es sich lohnt, unbequeme Wege zu gehen.

 # Top-Tipps

- Durch das Ausprobieren neuer Dinge lernen Sie neue Menschen und Freunde kennen. Was gibt es Schöneres, als Gleichgesinnte um sich zu haben, die Sie bei Ihren Aufgaben motivieren und unterstützen? Als „Alleinkämpfer" können Sie auf Dauer nicht bestehen. Erfolg entsteht durch soziale Kooperation.
- Denken Sie immer wieder darüber nach, wie Sie sich in Ihren einzelnen Lebensbereichen weiterentwickeln können. Allerdings brauchen Sie dazu auch einen festen Willen und den Glauben an den Erfolg. Auch hier hilft, wie so oft, die Visualisierung weiter. Stellen Sie sich vor, wie das erfolgreiche Ziel aussieht, an das Sie gelangen wollen. Mit dieser Motivation gelingt es Ihnen, Schritt für Schritt Ihre Komfortzone zu verlassen.
- Lernen Sie Ihre Ängste zu überwinden. Je öfter Sie sich Ihnen stellen, desto mehr Selbstbewusstsein entwickeln Sie und je sicherer Sie sich fühlen, umso größer sind die Herausforderungen, die Sie annehmen und meistern können.
- Wagen Sie den ersten Schritt! Wenn Ihnen dieser zu groß erscheint, teilen Sie ihn in mehrere kleine auf. Wichtig ist, dass Sie immer wieder den Schritt in die Lernzone wagen. Das Tempo, mit dem Sie dann voranschreiten, ist zweitrangig. Sie weiten dadurch im Laufe der Zeit Ihre Komfortzone aus, denn das Neugelernte verfestigt sich durch Wiederholung, und was Sie einst vielleicht angstvoll betrachteten, könnte inzwischen sichere Routine sein.
- Machen Sie sich bewusst, dass es 1000 Gründe gibt, neue Wege zu beschreiten. Es müssen keine angsteinflößenden Abenteuer sein. Es können auch die kleinen Dinge des Alltags sein, die Sie ändern. Doch der wichtigste Grund, immer wieder

neue Dinge zu wagen, ist: Lebenslanges Lernen ist einer der Schlüssel für geistige und körperliche Vitalität bis ins hohe Lebensalter.

Stolperstein 2

Negative Energien und Einflüsse.
Der Umkehrprozess: Positive Energie in uns entwickeln.

Unser Gehirn ist ein hochentwickelter Bio-Computer. Unter normalen Umständen sind alle Programme, die wir fürs Überleben benötigen, von Geburt an auf unserer persönlichen Festplatte gespeichert. Atmen, Nahrungsaufnahme, Bewegungsverhalten sind „Grundprogramme" und können bei Bedarf stets aufgerufen werden oder laufen automatisch. Im Laufe des Lebens speichern wir durch die Erlebnisse, die uns widerfahren, eine Unzahl von weiteren Programmen ab. Ob Scham, Schuld, Heiterkeit, Begeisterungsfähigkeit oder Hoffnungslosigkeit, all dies sind Muster, die wir während unseres Daseins erlernen und die von unserem Bio-Computer Gehirn auf die Festplatte geschrieben werden.

Doch alles, was wir gelernt haben, können wir bewusst wieder verändern. Wir können negative Gefühle umprogrammieren, doch zu allererst müssen wir uns den „Stimmungskillern" stellen. Wir müssen diese negativen Gefühle achtsam betrachten, um dann nach und nach einen freundlichen Gegenspieler für diese schädigenden Muster zu entwickeln. Wie in der chinesischen Philosophie bei Yin und Yang beschrieben, bedingen sich die beiden gegensätzliche Urkräfte und sind nötig, um ein Leben in Balance zu führen. Alles, was wir erleben, beeinflusst uns und die dazugehörige Sichtweise entsteht in unseren Gedanken: die negative Energie, die den Menschen schädigt, und ebenso der positive Gegenpart, der dieses negative Muster überschreiben kann.

Indem wir unser Denken auf das Positive lenken, kontrollieren wir die Gedanken und lernen dadurch, unser Tun mit guten Gefühlen zu verbinden. Eine gut zu erlernende Technik ist die innere Fragestellung. Fragen wie: „Warum geschieht das immer nur mir?", „Warum bin ich so ein Pechvogel?", „Weshalb kann ich das nicht so gut wie die anderen?", können durch positive Gegenfragen ersetzt werden, z. B.: „Welche glücklichen Momente durfte ich in meinem Leben schon erfahren?", „Wo liegen denn meine Stärken und wie kann ich sie einsetzen?"

Indem Sie Ihre sabotierenden Gedanken, die negative Energien erzeugen, aus einer veränderten Sichtweise betrachten, können Sie dieses Denken verändern. Dies ist letztendlich auch eine Sache des Trainings. Je öfter es Ihnen gelingt, diese anfänglich bewertungsfreie Betrachtungsweise einzunehmen, desto sicherer werden Sie dabei, negative Gedanken mit positiven Mustern zu überschreiben. Sie müssen allerdings akzeptieren oder noch lernen, zu akzeptieren, dass Sie zu 100 Prozent für Ihr Denken und dem Leben, das Sie führen, die Verantwortung tragen. Glück und Lebensfreude ist nicht davon abhängig, wer Sie sind oder was Sie haben, es hängt nur davon ab, wie Sie darüber denken. Dies zeigt der folgende kurze Witz in humorvoller oder vielleicht auch tragischer Weise: „Ein Mann wird aus der Psychiatrie entlassen. Er ist deprimiert, weil er sich sagt: ‚Gestern war ich noch Napoleon, heute bin ich ein Nichts, ein Niemand.'"

 Top-Tipps

- Sorgen Sie dafür, dass Sie immer das Gefühl in sich tragen, Ihr Leben im Griff zu haben. Machen Sie nicht andere, die Hormone oder Gene, das Wetter oder das Schicksal dafür verantwortlich. Dann geben Sie nämlich das Ruder Ihres Lebens aus der Hand. Seien Sie stets davon überzeugt, dass Sie der „Kapitän Ihres Lebens" sind und alle Entscheidungskraft bei Ihnen liegt.
- Fragen sind auch Schlüssel zu einem erfüllten Leben. Glückliche Menschen erforschen Ihr Leben

und fragen sich immer wieder: „Was will ich in meinem Leben noch erreichen? Was ist mir wichtig und gibt mir Sinnhaftigkeit?"

- Lassen Sie nicht zu, dass Ihre Vergangenheit, so schlecht sie auch gewesen sein mag, das Heute oder Ihre Zukunft beeinflusst. Diese negativen Energien aus der Vergangenheit können Sie daran hindern, ein Leben zu führen, wie Sie es sich wünschen. Werden Sie sich klar darüber, welche Träume und Bedürfnisse Sie haben und entwickeln Sie mit positiven Gedanken Ihren „Glücksplan".
- Seien Sie sich jeden Tag von Neuem darüber im Klaren, dass Ihr Leben von jetzt auf nachher vorbei sein kann! Schreiben Sie sich auf: „Wenn ich jetzt sterben würde, was würde ich am meisten bedauern, nicht getan, nicht erlebt, nicht gesagt zu haben?" Diese Frage und die Antworten werden Ihnen bewusst machen, was Ihnen wirklich wichtig ist und Sie werden das Unwichtige aus Ihrem Leben verbannen.

„Den Körper in guter Gesundheit zu wahren ist eine Verpflichtung. Sonst ist es uns nicht möglich, unseren Verstand stark und klar zu halten."

Gautama Buddha

Stolperstein 3

Schmerz und Krankheit.
Schmerzvolle Erfahrungen ganzheitlich erfassen und daraus lernen.

Aus ganzheitlicher Sicht ist Krankheit und Schmerz immer ein Ergebnis von Ungleichgewicht und ist im Grunde genommen eine Botschaft, die der Geist über die Körpersignale aussendet. Das Ausmaß der Krankheit zeigt uns, wie sehr unsere innere Balance gestört ist und wie tief ein Konflikt sitzt. Wenn wir lernen, diese Botschaften zu entschlüsseln, haben wir es selbst in der Hand, unser Energiesystem wieder ins Gleichgewicht zu bringen. Somit können wir einen schnelleren Heilungsprozess in Gang setzen. Es sollte uns klar werden, dass in der Heilung

die Ordnung und Harmonie des ganzen Menschen wiederhergestellt wird.

So allmählich erkennt auch die Schulmedizin das Zusammenspiel von Körper und Geist an. Gesundheit und Krankheit erfahren durch das neue wissenschaftliche Denken eine völlig neue Betrachtungsweise. Es findet ein Paradigmenwechsel in der Medizin durch die Erkenntnis statt, dass Krankheit nicht ausschließlich eine Sache des Körpers ist, sondern eine Interaktion zwischen Körper, Geist und Seele. Der Mensch wird zunehmend als Ganzes gesehen und in der Heilung spielen psychische Gesichtspunkte eine immer größer werdende Rolle. In den Kapiteln Optimismus, Heiterkeit und anderen habe ich schon beschrieben, wie wir allein durch die positive Kraft unseres Denkens die eigene Gesundheit zum Guten beeinflussen können.

Schmerzen sind ein individuelles und subjektives Anzeichen dafür, dass etwas mit unserem Körper nicht stimmt. Sie können starken Einfluss auf unser Wohlbefinden haben und unser tägliches Leben beeinträchtigen. Unser Gehirn ist dafür verantwortlich, körperliche Schmerzen zu identifizieren und zu verarbeiten. Aber kann es auch körperliche Schmerzen kontrollieren? Um diese Frage zu beantworten, ist es zunächst wichtig zu verstehen, wie unser Gehirn sie wahrnimmt und analysiert. Im Gehirn gibt es genau definierte Regionen, die für die Wahrnehmung von Schmerzen verantwortlich sind. Viele körperliche Beschwerden haben ihre Ursache tatsächlich im Gehirn und werden von unserer mentalen Einstellung und unseren Emotionen beeinflusst. Im Gegenzug dazu kann unsere geistige Aktivität auch körperliche Schmerzen kontrollieren, sie lindern, zum Beispiel durch Entspannung und Atemübungen, Musiktherapie und Biofeedback.

Wir dürfen Krankheit und Schmerz nicht als Niederlage sehen oder gar für eine Strafe halten, die wir verdient haben. Diese Denkweise führt noch tiefer in die Krankheit und ist dem Heilungsprozess nicht förderlich. Durch Krankheit gerät der Mensch in eine Krise und der Begriff „Krise" kommt aus dem Griechischen und bedeutet unter anderem „Entscheidung" und „Wahl". In der Zeit der Krise haben wir die Wahl, uns zu entscheiden, ob wir diese Herausforderung annehmen oder nicht. Wir können dann reagieren und bespielweise zu der Einsicht gelangen, dass es nötig ist, unsere Lebensweise zu ändern, um einen positiven Prozess in Gang zu setzen. Oft benötigen wir diese Grenzsituationen und die fundamentale Verunsicherung, um Stärke und Größe zu entwickeln. Wenn der Mensch die Krise als Chance sieht, den Mut hat, die Reise nach innen anzutreten und sich selbstkritisch zu betrachten, so können dadurch Selbstheilungskräfte aktiviert werden, die den Prozess der Gesundung erheblich beschleunigen.

Top-Tipps

- Krankheiten sind Prozesse, die sich über einen langen Zeitraum entwickeln und wenn Sie aufmerksam sind, können Sie diese Zeichen erkennen, die Ihnen zu verstehen geben, dass etwas im Ungleichgewicht ist. Nicht auf diese Zeichen zu achten, hat zur Folge, dass diese immer stärker, im Krankheitsfall schmerzvoller werden. Je früher sie dies erkennen, desto besser.
- Wenn Sie von einer Krankheit erfasst werden, akzeptieren Sie diese als Allererstes und betrachten Sie sie nicht als Strafe, sondern als Hinweis, etwas in Ihrem inneren Wesen zu prüfen. Krankheit ist das Medium, durch das unser Körper mit uns spricht. Gehen Sie in den Dialog mit sich selbst.
- Versuchen Sie zuallererst herauszufinden, welche emotionalen Negativerlebnisse Sie in der letzten Zeit beunruhigt haben. Könnten diese die Ursache für Ihren derzeitigen körperlichen Zustand sein? Wenn dem so ist, entwickeln Sie ein positives Gedankenmuster, das diese schädigenden

Manifestationen „überschreibt". Hierzu kann ich das wunderbare Büchlein „Heile Deinen Körper" von Louise L. Hay empfehlen.
- Wir nehmen viele schlechte Gewohnheiten im Laufe unseres Lebens an, die Ursache für vielerlei körperliche Beschwerden sein können. Einseitige Körperhaltung, unpassende Ess- und Schlafgewohnheiten, Süchte oder exzessives Verhalten können der Auslöser sein. Überdenken Sie immer wieder Ihre Verhaltensformen im Alltag und verbessern Sie diese beständig. Im Japanischen wird dies mit dem Wort „Kaizen" umschrieben. Es ist der beharrliche und fortdauernde Prozess der positiven Veränderung.
- Seien Sie sich auch bewusst, dass leider nicht alle Situationen unter Ihrer Kontrolle liegen, aber die meisten Situationen können wir tatsächlich zum Guten beeinflussen, indem wir uns immer wieder mit unserem wahren Wesenskern verbinden, wie beispielsweise in einer Meditation. So können Sie die Balance bewahren und immer wieder herstellen. Ihr Körper wird es Ihnen danken.

„Wir sollten uns stetig der Meditation widmen und diese in unseren Alltag integrieren. So erkennen wir über das Bewusstwerden das wahre Sein unserer Natur."

Harald Kümmel

Stolperstein 4

Die Macht der Gewohnheit und die fehlende Flexibilität.
Das war schon immer so und das ist gut so (sagen die Affen).

Gewohnheiten haben eine ungeheure Kraft im Leben der Menschen, sie können Gutes, aber auch Schlechtes bewirken. Antrainierte Automatismen sind im Sport durchaus förderlich und sind die Grundlage für Höchstleistungen. Doch genauso können schlechte und vermeintlich unveränderbare Gewohnheiten dem Menschen erheblichen Schaden zufügen. Süchte, wie Rauchen, übermäßiger Alkoholgenuss oder Zuckersucht, gaukeln unserem Hirn kurzfristiges Wohlbefinden vor, was dann zur Sucht und schlechten Gewohnheit wird. Und irgendwann sagt sich der Verstand:

„Das war schon immer so, der Körper braucht es eben und ich kann (will) es nicht mehr verändern." Doch alles ist veränderbar, wenn wir mit etwas Mut und Flexibilität über den Tellerrand der Gewohnheit hinausschauen. Wenn wir dazu nicht in der Lage sind, könnte uns ein ähnliches Schicksal beschert werden, wie den Affen in der folgenden Geschichte:

Amerikanische Wissenschaftler führten vor einigen Jahren eine spannende Sozialstudie mit Menschenaffen durch. Fünf Schimpansen wurden in einen geschlossenen, kameraüberwachten Raum gebracht, in dessen Mitte eine Leiter stand. Direkt über der Leiter hing eine Staude frischer Bananen. Um an die Leckereien zu gelangen, musste man die oberste Stufe der Leiter erklettern. Die Affen waren seit Tagen auf Diät gesetzt und der Magen gab schnell das Zeichen Hunger, sodass sich der erste Affe auf den Weg machte, die Leiter zu erklimmen.

Ausschlaggebend für dieses Experiment war das, was nun folgte. Sobald der Affe die zweite Stufe berührte, wurden alle Affen im Raum durch ein automatisches System von allen Richtungen mit eiskaltem Wasser bespritzt. Der „Täter" verließ natürlich sofort die Leiter und kreischte wie seine vier Kollegen vor Schreck und Empörung. Nach einiger Zeit wagte er jedoch einen zweiten Versuch, der wiederum den Affen das gleiche feuchte Erlebnis bescherte, was zur Folge hatte, dass sie sich nach dem lauten Kreischen ängstlich in eine Ecke zurückzogen. Und nun begann der interessante Teil des Versuchs. Als der mutige Affe einen dritten Versuch wagen wollte, wurde er von seinen Artgenossen mit Gewalt davon abgehalten, erneut auf die Leiter Richtung Bananen zu steigen. Da nun alle Affen Bekanntschaft mit dem eiskalten Wasser gemacht hatten, traute sich keiner mehr die Leiter zu betreten.

Im nächsten Schritt wurden zwei wichtige Veränderungen vorgenommen. Zum einen wurde das automatische Wassersystem abgestellt, zum anderen wurde einer der Schimpansen gegen einen Neuzugang ausgetauscht. Nach einer kurzen Eingewöhnungsphase, sah dieser irgendwann die leckeren Bananen an der Decke und machte sich auf den Weg die Leiter zu erklimmen. Doch bevor er diese erreichte, bezog er von den vier anderen Affen eine gehörige Tracht Prügel, worauf er sich ängstlich in eine Ecke zurückzog. Zwei weitere Versuche endeten auf die gleiche Weise. Kurze Zeit darauf wurde ein weiterer Affe ausgetauscht. Wieder das gleiche Spiel, auch der dritte Schimpanse, der anschließend ausgetauscht wurde, bezog ordentlich Prügel, bevor er die Leiter erreichte. Das Interessante dabei war, dass bei diesen Akten der körperlichen Gewalt immer der Affe an vorderster Front federführend war, der zuvor als Neuzugang eingeführt wurde. Ein Affe, der nie mit dem eiskalten Wasser, das inzwischen abgestellt war, in Berührung gekommen war.

Und irgendwann waren alle fünf Affen gegen fünf neue Primaten ausgetauscht. Und obwohl keines der fünf Tiere mit dem eiskalten Wasser eine Berührung hatte, wagte keiner der Schimpansen mehr einen Versuch, um an die Bananenstaude zu gelangen. Keiner der Affen hatte eine Ahnung, warum er sich so verhielt und trotzdem verteidigten sie ihre erlernten Verhaltensmuster notfalls mit Gewalt. Es wurde zur Gewohnheit und als normal empfunden, dies so zu tun. Würde man am Ende des Experiments jeden Affen einzeln fragen können, warum er sich so verhalten hat, warum es verboten sei auf die Leiter zu klettern, würden wohl alle Schimpansen das Gleiche antworten: „Das haben wir schon immer so gemacht."

Bei uns Menschen ist es nicht viel anders. Wir halten an vielen alten Glaubenssätzen fest, die schon lange nicht mehr gelten. Es liegt oft daran, dass wir den Mut zur Veränderung nicht aufbringen und uns dadurch unserer Flexibilität und Kreativität beschneiden. Es ist erwiesen, dass jedes System auf Dauer von der Person mit der größten Flexibilität und Kooperationsbereitschaft dominiert wird.

Wie Sie in dem Versuch gesehen haben, könnte fehlende Flexibilität und das Festhalten an Gewohnheiten, die immer schon so waren, schlimmstenfalls auch tödlich enden. Sie werden zwar nicht nass, aber auf Dauer werden sie verhungern.

 ## Top-Tipps

- Überprüfen Sie in regelmäßigen Abständen Ihre „Gewohnheitsschleifen". Sind diese Gewohnheiten tägliche Routine, die eben sein müssen und Ihnen auch einen Nutzen in Ihrer Lebensqualität bringen? Wenn ja, dann können Sie diesen Punkt abhaken, was aber nicht heißt, dass dies für immer Bestand hat. Denn Sie wissen ja: „Nichts ist so beständig wie die Veränderung."

- Wenn Sie Gewohnheiten entdecken, die Sie nachweislich schädigen, keinen Nutzen bringen und die Sie loswerden wollen, dann müssen Sie sich auf Spurensuche begeben. Sie müssen herausfinden, was der Auslösereiz dafür ist, dass Sie beispielsweise jeden Abend eine Flasche Wein trinken oder eine Tafel Schokolade vertilgen. Wenn Sie den Auslösereiz gefunden haben, werden Sie meist feststellen, dass Sie durch die gewohnte Handlung, die dieser Reiz auslöst, etwas verdrängen oder kurzfristig ausblenden wollen.

- Am besten wäre es natürlich, wenn man diesen Reiz eliminieren könnte, was aber meistens nicht möglich ist. Nehmen wir einfach einmal an Ihre Ehe oder Partnerschaft bewegt sich seit einigen Jahren in gewohnten Bahnen, keine gegenseitige Begeisterung und Wertschätzung mehr, nur noch Langeweile. Um dieser zu entfliehen, laufen Sie exzessiv jeden Morgen vor der Arbeit zehn Kilometer und abends dürfen es dann schon mal drei Bier sein. Den Reiz oder in diesem Fall den Partner, der Sie nicht mehr reizt, können Sie nicht „eliminieren"

(obwohl das schon des Öfteren passiert ist). Hier müssen Sie aktiv werden und sich überlegen, wie die Situation, in der Sie sich mit Ihrem Partner befinden, attraktiver gestaltet werden kann.

- Werden Sie bei der Lösungsfindung kreativ, flexibel und überraschen Sie sich und Ihr Umfeld mit neuen Ideen, Verrücktheiten und Verhaltensweisen, die man von Ihnen nicht kennt. Um wieder auf die partnerschaftliche Beziehung zurückzukommen, „verrücken" Sie hier ruhig einmal etwas. Machen Sie Ihrem Partner ganz spontan eine Liebeserklärung und statt morgens einsam durch den Wald zu hecheln, absolvieren Sie zusammen ihre Morgengymnastik oder richten Sie ein wunderbares Frühstück her. Und am Abend könnten Sie doch zusammen mal wieder ins Kino oder ins Theater gehen und danach in Ihrer Lieblingskneipe bei einem guten Wein ein schönes Gespräch führen. Schauen Sie einfach mal über den Tellerrand Ihrer scheinbar begrenzten Möglichkeiten hinaus – und ganz wichtig: Springen Sie auch mal über Ihren eigenen Schatten. Sie werden sich wundern, wie viele Möglichkeiten Sie haben, um Gewohnheiten zu ändern. Aber wie bei allem, ein wenig Mut braucht es schon.

Natürlich gibt es weit mehr individuelle Stolpersteine im Leben, aber ich denke, die wichtigsten habe ich beschrieben. Nun liegt es an Ihnen, wie Sie damit umgehen, und machen Sie sich folgende motivierende Sätze zu eigen:

» Um mich weiter zu entwickeln, muss ich mich immer wieder aus meiner Komfortzone heraus bewegen. Mit der Hilfe anderer Menschen und einer positiven gedanklichen Einstellung gelingt es mir, alle Stolpersteine des Lebens aus dem Weg zu räumen. «

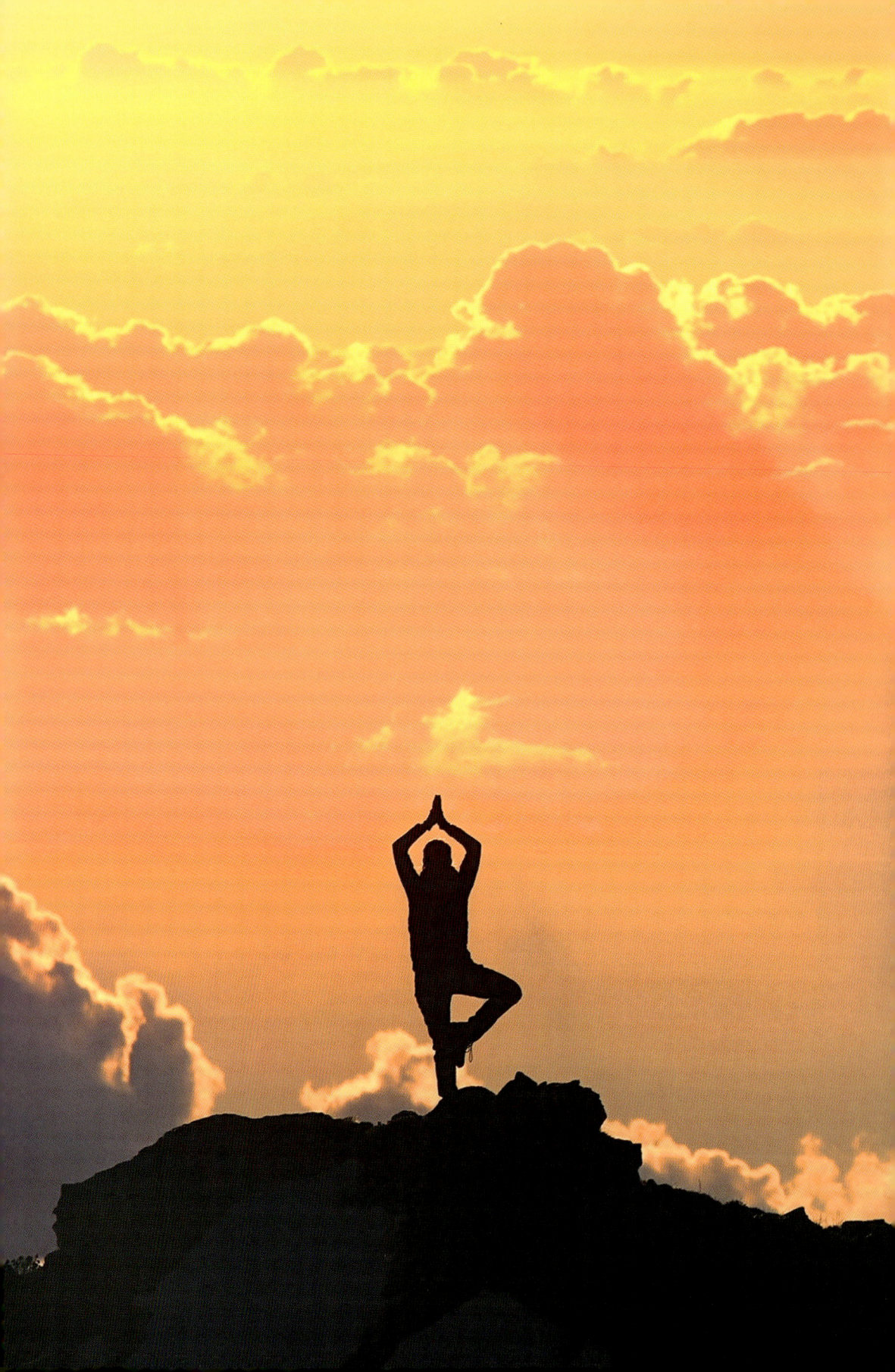

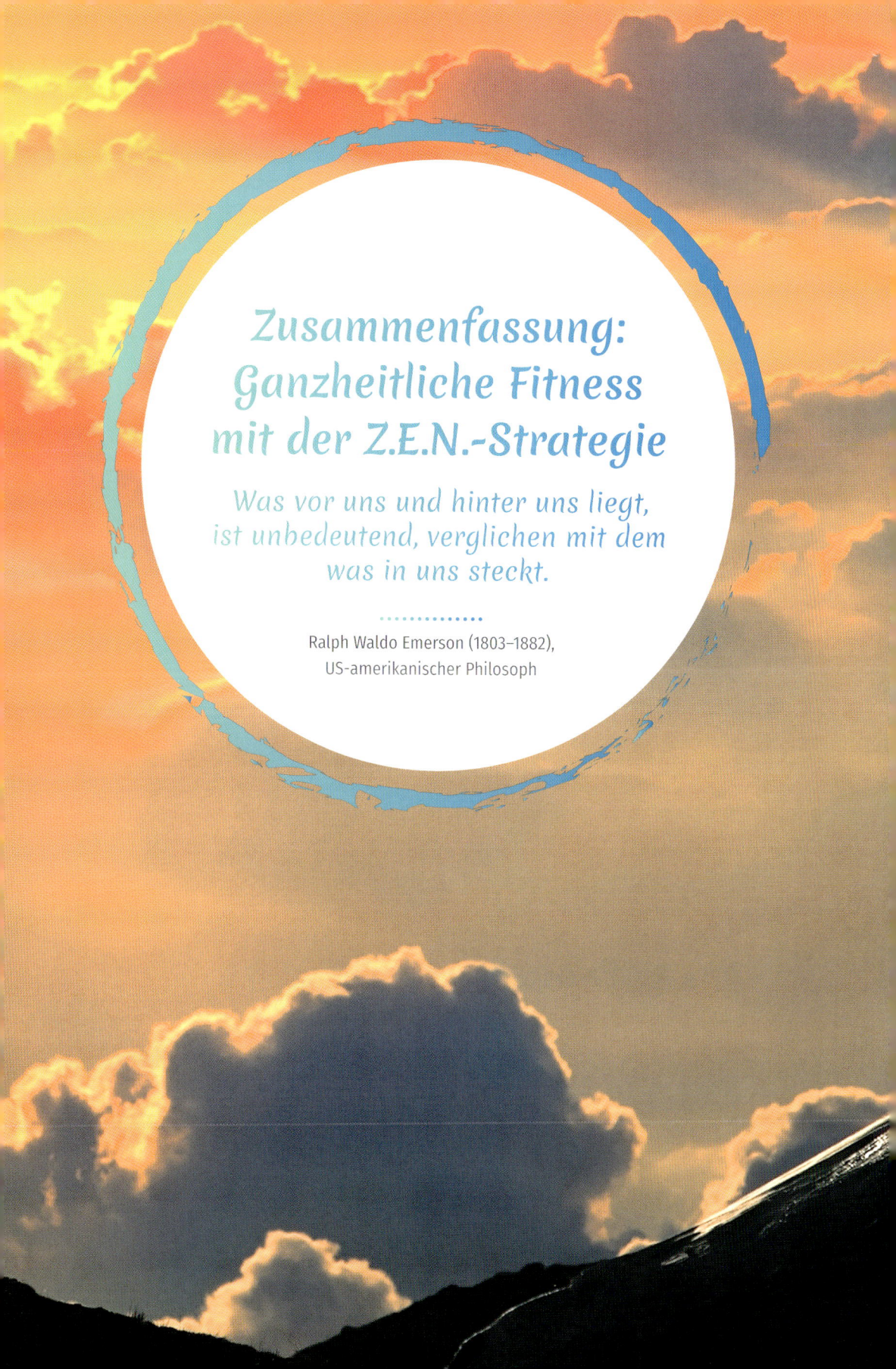

Zusammenfassung:
Ganzheitliche Fitness
mit der Z.E.N.-Strategie

*Was vor uns und hinter uns liegt,
ist unbedeutend, verglichen mit dem
was in uns steckt.*

. . . .

Ralph Waldo Emerson (1803–1882),
US-amerikanischer Philosoph

Wie Sie im Laufe des Buches erfahren haben, ist Gesundheit, Glück, Lebensfreude und Ihre ganzheitliche Fitness von vielen verschiedenen Faktoren abhängig. Es ist das Ergebnis von beständiger innerer und äußerer Bewegung. Wir werden Tag für Tag mit einer Vielzahl von Veränderungen konfrontiert, die uns mehr oder weniger direkt betreffen. Um diesem immerwährenden Prozess der Veränderung und der hohen Geschwindigkeit, dem dieser Prozess mittlerweile unterliegt, standhalten zu können, müssen wir anpassungsfähig sein. Bis heute gilt das Darwinsche Gesetz, dass der Anpassungsfähigste und nicht der Stärkste überlebt.

Um in dieser anspruchsvollen und hektischen Welt zurechtzukommen, glücklich und gesund zu sein und zu bleiben, ist es notwendig, dass Sie immer wieder Ihre Energien und deren Zusammenspiel überprüfen. Ob Ihre Heiterkeit, Ernährung, Intuition oder Ihre Liebe zu den Dingen, nur um einige zu nennen, stellen Sie diese regelmäßig auf den Prüfstein. Stellen Sie sich immer wieder Ihren inneren Fragen.

Hier ein paar Beispiele:

- Pflege ich meine sozialen Netzwerke und meine Freundschaften in gebührender Art und Weise?
- Glaube ich an das, was ich im Moment mache und habe ich Vertrauen in mich?
- Finde ich genügend Momente der Stille, um mich zu regenerieren?
- Sehe ich optimistisch in die Zukunft?
- Zeige ich genügend Dankbarkeit für die Dinge, die das Leben mir bietet?
- Habe ich die Willenskraft, den Mut und die Risikobereitschaft, die Umstände zu verändern, die meinem Glück nicht zuträglich sind?

Und zum Schluss stellen Sie sich immer wieder die Frage:

- Gehe ich achtsam mit mir, meinen Mitmenschen und dieser Welt um?

Die Achtsamkeit steht über allen anderen Dingen und nur wir haben es in der Hand, diese wichtige Energie zu erkennen, zu aktivieren und zu leben.

Dieses Erkennen spielt eine wichtige Rolle und entsteht im beständigen Reflektieren der eigenen Persönlichkeit. Im Laufe der Lektüre haben Sie mit ziemlicher Sicherheit erkannt, wo Ihre Stärken und wo Ihre Schwächen liegen. Seien Sie aber nicht zu streng mit sich in Ihrer Bewertung, denn Perfektionismus hat auf Dauer noch nie zum Erfolg geführt. Gehen Sie nachsichtig mit sich um, auch kleine Schritte führen zum Erfolg, wenn Sie achtsam ausgeführt werden.

Sie haben nun knapp 200 Seiten mit einer Vielfalt an Informationen gelesen und am Ende dieses Buches möchte ich Sie nochmal bitten, wie bereits im ersten Kapitel beschrieben, sich mit Ihrer Vorstellungskraft Ihre Bergwanderung des Lebens zu visualisieren. Nicht nur, weil ich mich gerne in den Bergen aufhalte, benutze ich das Beispiel einer Bergwanderung für den Lebensweg, sondern weil sich das Leben so zeigt – mit all seinen Höhen und Tiefen. Wir sind beständig auf dem Weg, von Geburt an bis zu dem Punkt, an dem wir das Zeitliche segnen. Wann das ist, kann niemand sagen, außer Sie haben hellseherische Fähigkeiten.

Wir kommen auf die Welt mit einem nahezu leeren Rucksack, der im Laufe der Jahre durch Konditionierungen, durch die Erziehung von Eltern und Lehrern vollgepackt wird. Unsere ganzen Erfahrungen, gute wie schlechte, werden eingepackt und wir tragen diesen Rucksack, der in seinem Gewicht sehr unterschiedlich sein kann, durchs Leben. Doch es stellt sich die Frage: „Brauche ich all diese Dinge, die ich mit mir herumtrage?" Wenn Sie im Erwachsenenalter angekommen sind, erreichen Sie Ihre erste Hütte, an der Sie Ihren Rucksack absetzen, auspacken und schauen, was Sie wirklich auf ihrem weiteren Weg zur nächsten Hütte brauchen, um Ihren Gipfel zu erreichen. Haben Sie das getan? Haben Sie sich von unnützen Dingen und Lasten befreit, die Sie daran hinderten, zügig und unbeschwert weiterzugehen? Und vielleicht sitzen Sie ja im Moment wieder an einer dieser Hütten bei der Bergwanderung Ihres Lebens und halten dieses Buch in Ihren Händen. Es kann Ihnen Denkanstöße und vielleicht sogar das Rüstzeug mitgeben, um mit Lebensfreude und Leichtigkeit diese Wanderung fortzusetzen. Welches Tempo Sie gehen, ob Sie die hohen Gipfel zügig anstreben oder eher in gemächlichem Tempo die kleinen Hügel genießen, das entscheiden ganz allein Sie. Die hohen Gipfel fordern mehr an Kraft, Willensstärke und körperlicher sowie mentaler Fitness von Ihnen als die Wanderung im Tal zu den kleineren Bergen. Doch die Aussicht auf den hohen Gipfeln ist eindrucksvoller, erhabener und Sie haben das Gefühl, etwas Besonderes geschafft zu haben. Verstehen Sie mich nicht falsch, es brauchen nicht immer die höchsten Gipfel sein, die Sie erklimmen müssen, um glücklich zu sein.

Wir entscheiden über alles, was wir erleben, fühlen, erdulden und erfahren wollen. Wir begegnen Hindernissen, mit denen wir nicht gerechnet haben, müssen dann Lösungen und Wege finden, wie wir diese Hindernisse bewältigen können. Unter Umständen mit der Hilfe anderer Menschen. Wie gehen wir mit den dunklen Wolken über uns, dem Sturm und dem Regen um? Wie bewältigen wir die äußeren Umstände, mit denen wir konfrontiert werden, die uns unwillkürlich immer wieder begegnen, die wir kaum beeinflussen können, aber mit denen wir uns arrangieren müssen?

Ihnen sollte jedoch stets bewusst sein, dass trotz der dunklen Wolken die Sonne beständig da ist. Dieses Bewusstsein ist einer der Schlüssel für eine erfolgreiche „Lebenswanderung" und für die vielen wunderbaren Gipfelerlebnisse, die Sie erleben dürfen.

Als kleinen „Wanderführer" gebe ich Ihnen die nun folgenden Leitsätze mit auf den Weg:

Anleitung für die Bergwanderung des Lebens mit der Z.E.N.-Strategie

 ## Zielsetzung

- Wählen Sie Ihr Ziel sorgfältig aus und überprüfen Sie, ob es wirklich IHR Ziel ist. Lassen Sie sich nicht von den Kommentaren anderer beeinflussen. Sie sollten sich jedoch in Bezug auf Ihr Ziel ziemlich sicher sein.
- Planen Sie sorgfältig Ihren Weg und rechnen Sie damit, dass Sie mit ziemlicher Sicherheit den einen oder anderen Kilometer mehr gehen werden; vielleicht auch ab und zu einen Umweg einlegen müssen.
- Beziehen Sie das Wissen und die Erfahrung anderer Menschen, die diesen Weg schon gegangen sind, bei Ihren Entscheidungen mit ein und profitieren Sie davon.

 ## Eigenkompetenz

- Seien Sie sich Ihrer Stärken, aber auch Ihrer Schwachpunkte bewusst. Verbessern Sie beides beständig! Beleuchten Sie ehrlich und möglichst realistisch Ihre Fähigkeiten. Handeln und entscheiden Sie bei allen Dingen stets aus dem Herzen heraus.
- Setzen Sie Ihr ganzes Wissen, Ihre Erfahrungen, Ihre Intuition und die daraus resultierende Eigenkompetenz ein. Rechnen Sie auch mit schwierigen Passagen, schauen Sie achtsam darauf, wo Sie Ihren Fuß hinsetzen, dann werden Sie Gefahren bemerken und können diesen ausweichen.
- Achten Sie auf Ihre Körpersignale und gehen Sie immer sorgsam mit sich um. Verlangen Sie dem Körper und dem Geist nie etwas ab, was diese nicht leisten können, da Sie sonst zu schnell ermüden und Ihr Ziel dann wahrscheinlich nicht erreichen.

Nachhaltigkeit

- Schützen Sie Ihre Seele, indem Sie auf Ihrer Wanderung auch Pausen der Stille nutzen, um Innenschau zu halten. So wird Ihre Seele auf Ihrem Weg wachsen und sich weiterentwickeln.
- Genießen Sie den Augenblick, wenn Sie einen Gipfel erreicht haben. Weinen Sie vor Freude, springen Sie in die Luft oder seien Sie einfach nur dankbar dafür, dass Ihr Körper und das Zusammenspiel Ihrer ganzen Energien es Ihnen ermöglicht haben, auf diesem Gipfel zu stehen.
- Nutzen Sie die Erfahrungen, die Sie auf Ihrer Wanderung und beim Erreichen des Gipfels bekommen haben mit Nachhaltigkeit. Setzen Sie diese ganzen Erfahrungen ein, um Ihre zukünftigen Ziele zu planen. Überprüfen Sie Ihren Rucksack, denn die gewonnenen Erkenntnisse, die Sie auf Ihren Wegen gesammelt haben, zeigen Ihnen, was Sie für Ihre nächste erfolgreiche Unternehmung benötigen und was Sie getrost zurücklassen können.

Ja, und erzählen Sie Ihre Geschichte weiter. Zeigen Sie anderen Menschen, was möglich ist, wenn sie ihre Energien aktivieren und richtig einsetzen. Führen Sie sich als Beispiel an und motivieren Sie die Menschen, neue und erkenntnisreiche Wege zu gehen. Stärken Sie andere Menschen, sodass diese den Mut aufbringen, sich ihren eigenen Bergen zu stellen, um diese zu erklimmen. Denn am Anfang jeden Weges steht der Mut – am Ende das Glück. Wie lange dieses Glück anhalten kann, wenn man mutig sein Leben führt und seine Energien richtig einsetzt, zeigt die älteste Person, die ich als Personaltrainer betreue, Frau Anne-Marie D. Sie trainiert zweimal pro Woche mit mir zusammen, sie war selten in ihrem Leben krank, nimmt bis heute keine Medikamente und ist geistig und körperlich noch recht fit. All dies ist das Ergebnis von beständiger innerer und äußerer Bewegung, der richtigen individuell abgestimmten Ernährung und einer kreativen Lebensweise. Anne-Marie ist beim Erscheinen dieses Buches 102 Jahre alt!

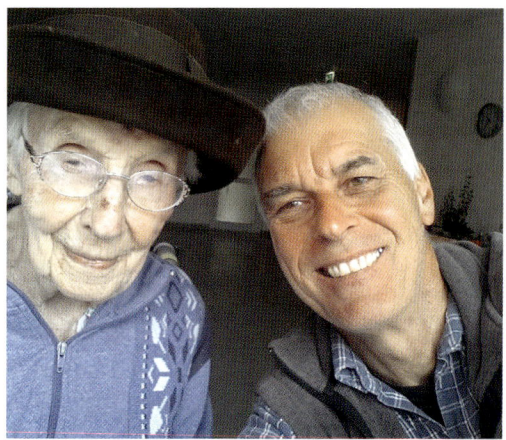

102 Jahre alt und immer noch ganz schön fit und weise.

Ich wünsche mir, dass dieses Buch Ihnen hilft, die eigenen Wege zu Glück und Lebensfreude zu finden. Die nötigen Bestandteile habe ich hier beschrieben und jetzt liegt es an Ihnen, wie Sie dies alles für sich umsetzen. Seien Sie sich immer bewusst, dass alles im Leben ein fließender Prozess der Veränderung ist und Sie die Veränderung bestimmen. Niemand sagt, dass es einfach ist, aber mit einer richtigen, gefestigten inneren Haltung und einer Spur von Leichtigkeit können Sie nahezu alle Hindernisse, die sich Ihnen in den Weg stellen, überwinden.

Die folgende Sätze, welche den Abschluss des Buches bilden, zeigen in wenigen Worten, was ein erfolgreiches und glückliches Leben ausmacht. Seien sie immer wieder kreativ und bringen Sie Ihr Leben mit Ihrer individuellen „Innovation, die aus dem Herzen entspringt" in die Erfolgsspur. Dazu wünsche ich Ihnen von ganzem Herzen viel Energie, Lebensfreude, Glück und vor allem eine langanhaltende, ganzheitliche Gesundheit.

Freiheit und Vertrauen

„Wenn wir die Freiheit unserer Gedanken
mit dem Vertrauen in unsere Intuition verbinden
und auf die Stimme unseres Herzens hören,
dann öffnen sich uns die Wege
zu einem glücklichen und selbstbestimmten Leben."

Harald Kümmel

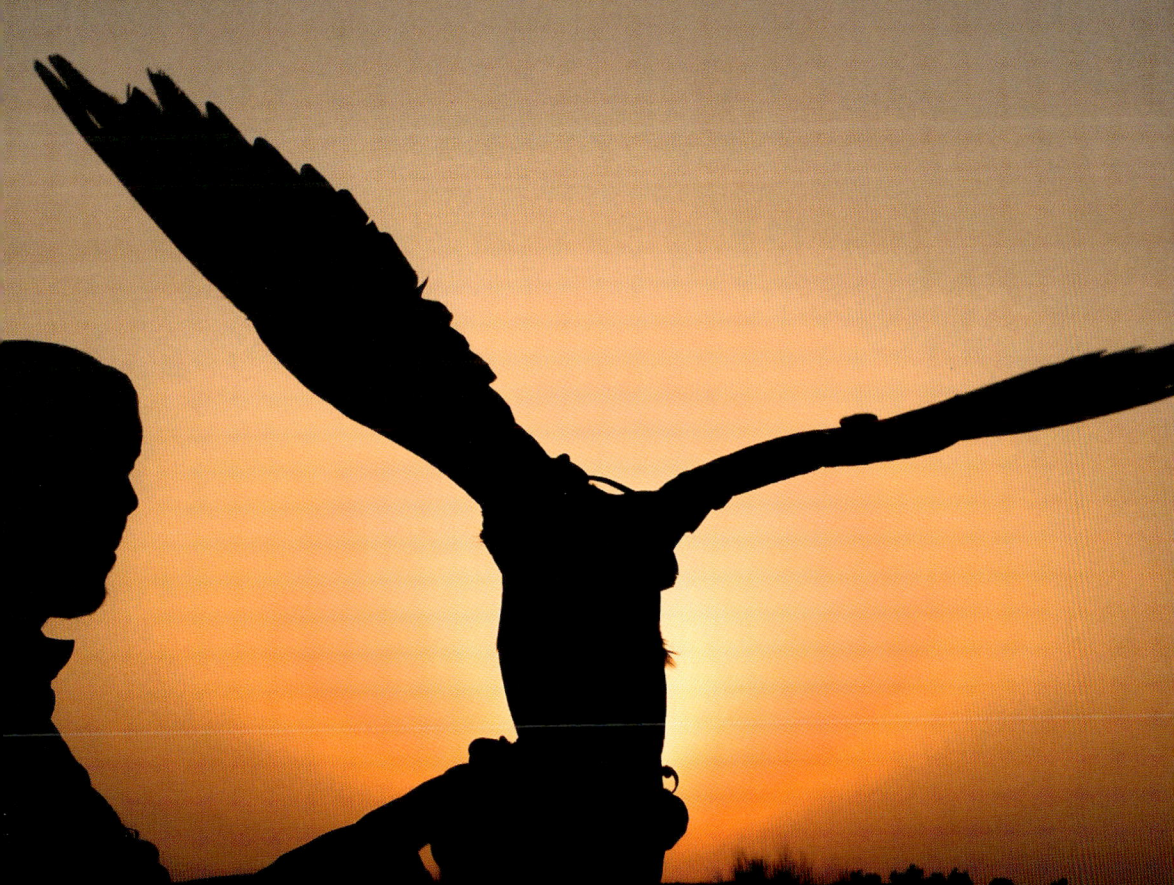

Danksagung

Gut fünf Jahre ist es her, als ich die ersten Worte des nun vorliegenden Buches geschrieben habe. Es war ein immer während Prozess von Hochs und Tiefs, von Zweifeln, Leere, Motivation und ausdauernder Beharrlichkeit. In dieser Zeit erfuhr ich immer wieder Unterstützung von allen Seiten, die mich bestätigten, dass es richtig sei, dieses Buch zu schreiben. Natürlich kann ich hier nicht alle die mich unterstützten und mich bei meiner Idee bestärkten aufzählen, aber die wichtigsten sollten schon genannt werden.

Als allererstes möchte ich mich beim meinem Verlag bedanken, besonders bei Hendrik Schulze Kalthoff, der sich für die Z.E.N.-Strategie begeistern konnte und mir mit viel Geduld alle erdenkliche Unterstützung hat zukommen lassen, um dieses Projekt zu verwirklichen.

Des Weiteren bei Birgit Bruder, die einen Großteil der Texte lektoriert und überarbeitet hat und einige der Fotos beigesteuert hat. Bei Vanessa Frey möchte ich mich sehr herzlich bedanken, dass ich ihre emotional sehr berührende Geschichte im Kapitel Glaube und Vertrauen abdrucken darf.

Vielen Dank auch an Mary Summer, Brigitte und Nick Roethe, Kai-Uwe Stumpf für die Bilder und die vielen anderen die mich in den letzten Jahrzehnten bei meinen „Abenteuern" fotografierten. Ein großes Dankeschön an Manuel Böhler für das „Schweizer Bergbild", das ich bereits bei meinen Vorträgen und Seminaren, gefühlt, schon tausend Mal gezeigt habe. Ganz besonderen Dank an Petra Groß und Werner Mai, die intensiv einzelne Kapitel gelesen, korrigiert und mir immer wieder neue Inputs gaben, die ich gerne berücksichtigt habe.

Zu danken habe ich natürlich auch Thomas Huber von den Huberbuam, der sich wirklich viel Zeit genommen hat, um mit mir über die Themen des Buches zu sprechen und zu diskutieren. Einen besseren Einstieg ins Buch hätte ich mir nicht vorstellen können.

Auch einen besonders lieben Dank an meine Partnerin Johanna, die mich immer wieder mit guten Ideen und neuen Impulsen unterstützte.

Meine Töchter Anisha und Marietta trugen ebenfalls einen Teil zum Gelingen des Buches bei, indem sie z.B. als Fotomodell herhalten mussten und überhaupt die Idee des Buches „sehr cool" finden.

Ganz zum Schluss, danke, an die vielen Tausend Menschen die an meinen mehr als 20 000 Kurs-, Seminar- und Workshopstunden teilgenommen haben, oder zu Gast bei meinen Vorträgen waren. In diesen Stunden habe ich viele kreative Impulse bekommen, die auch in irgendeiner Weise dazu beigetragen haben, dass dieses Buch zustande gekommen ist.

Harald Kümmel

Literaturtipps

Kapitel Achtsamkeit:

Das Einmaleins der Achtsamkeit: Vom täglichen Umgang mit alltäglichen Gefühlen
von Jessica Wilker. Theseus Verlag

Meditation für Anfänger: Buch + CD mit 6 geführten Meditationen für Einsicht, innere Klarheit und Mitempfinden.
Jack Kornfield. Arkana Verlag

Das kleine Übungsheft - Achtsamkeit (Das kleine Übungsheft, Bibliothek der guten Gefühle) 11. März 2013
von Ilios Kotsou und Claudia Seele-Nyima. Trinity Verlag

Achtsamkeits-, Zen-, Meditationstraining und viele andere Seminarangebote zu dem Thema ganzheitliche Gesundheit:
Benediktushof – Zentrum für Meditation und Achtsamkeit in Holzkirchen bei Würzburg
https://www.benediktushof-holzkirchen.de/

Kapitel Körperliche Fitness:

Fitnesstraining - Eine Orientierungshilfe: Grundlagenwissen für ein erfolgreiches Training. Henning Welz. epubli Verlag

Zellen fahren gerne Fahrrad
von Prof.Dr. med. Martin Halle. Mosaik Verlag

Kapitel Herz- Kreislauftraining:

GEO Wissen Gesundheit 02/2015 mit DVD: So schützen Sie Ihr Herz! Die beste Vorsorge, die sinnvollsten Therapien. Auf der DVD: Die besten Übungen für Herz und Kreislauf
von Michael Schape

Kapitel Ernährung:

China Study: Pflanzenbasierte Ernährung und ihre wissenschaftliche Begründung
von T Colin Campbell und Thomas M Campbell. Verlag Systemische Medizin

Kapitel Mentale Fitness:

Praxisbuch Mental Training
von Kurt Tepperwein. Heyne Verlag

Stressbewältigung: Mind-Body-Medizin, Achtsamkeit, Selbstfürsorge
von Tobias Esch und Sonja Maren Esch. MWV Medizinisch Wissenschaftliche Verlagsgesellschaft

Kapitel Soziales Umfeld:

Das kleine Übungsheft - Freunde gewinnen und bessere Beziehungen führen
von Odile Lamourère und Claudia Seele-Nyima. Trinity Verlag

Kapitel Liebe und Mitgefühl:

Über die Liebe Taschenbuch – 13. Februar 2017
von Christa Spannbauer (Herausgeber), Ursula Richard (Herausgeber), Willigis Jäger (Autor) Penguin Verlag

Liebesbrief an die Erde Gebundene Ausgabe
von Thich Nhat Hanh (Autor). Verlag Nymphenburger

Kapitel Glaube und Vertrauen:

Vertrauen: Spüre deine Lebenskraft (HERDER spektrum)
von Anton Lichtenauer und Anselm Grün

Glauben Sie nicht alles, was Sie denken: Anleitung für ein gesundes und glückliches Gehirn.
von Valerija Sipos und Ulrich Schweiger. Herder Verlag

Kapitel Intuition:

Bauchentscheidungen: Die Intelligenz des Unbewussten und die Macht der Intuition
von Gerd Gigerenzer und Hainer Kober. Goldmann Verlag

Kapitel Optimismus:

Die Macht der guten Gefühle: Wie eine positive Haltung Ihr Leben dauerhaft verändert.
von Barbara L. Fredrickson und Ursula Nuber. Campus Verlag

Kapitel Willensstärke:

Willensstärke: Energien freisetzen und Ziele erreichen (Haufe TaschenGuide, Band 275)
von Reinhold Stritzelberger und Peter Gerst

Kapitel Mut und Risikobereutschaft:

Alexander und Thomas Huber: Zwei Brüder, eine Seilschaft
von François Carrel und Eliane Hagedorn. Malik Verlag

Kapitel Heiterkeit:

Zen ... weil es glücklich macht: Mit Wort und Bild auf dem Weg zur Heiterkeit von Marco G Röss. Verlag: Kristkeitz, Werner

Weitere Infos:

www.life-art-coaching.de und info@life-art-coaching.de

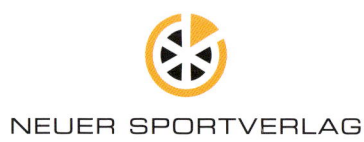

NEUER SPORTVERLAG

My-Pocket-Coach Mental / Tennis / Fitness

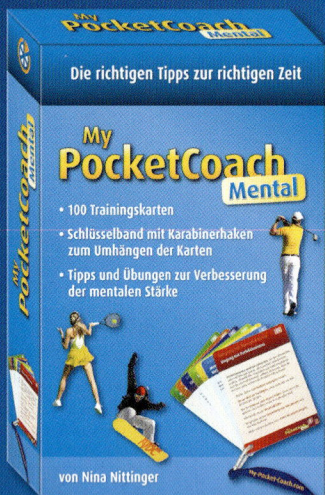

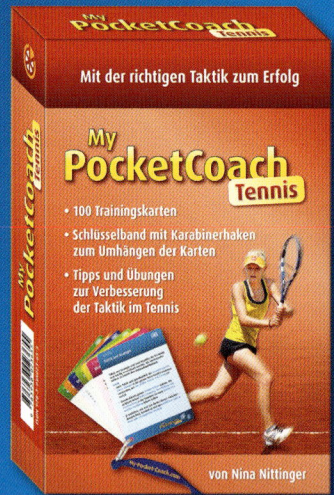

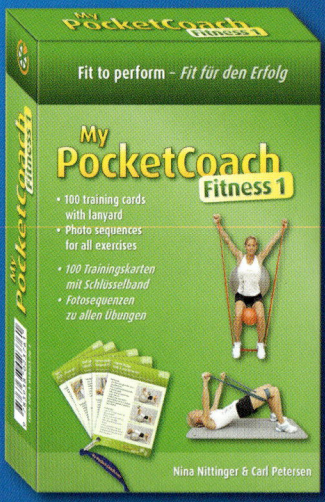

My-Pocket-Coach Mental
ISBN 978-3-938023-57-0
EUR 29,90

My-Pocket-Coach Tennis
ISBN 978-3-938023-65-5
EUR 29,90

My-Pocket-Coach Fitness
ISBN 978-3-938023-76-1
EUR 29,90

Jeweils 100 Trainingskarten in Sammelbox, inkl. Schlüsselband mit Karabinerhaken
Format 10,5 x 14,8 cm, farbig

My-Pocket-Coach ist das ultimative Tool für Athleten und Trainer, um die mentale, physische und taktische Stärke im Training und bei Wettkämpfen gezielt zu verbessern. Mentale Stärke, Fitness und taktische Finesse spielen eine enorm wichtige Rolle, um die sportliche Leistungsfähigkeit voll ausschöpfen bzw. sie aufrechterhalten zu können.

Mit **My-Pocket-Coach Mental** können Athleten aller Sportarten sich schnell wichtige Kenntnisse aus dem mentalen Bereich aneignen. Praktische Übungen helfen, die mentale Stärke gezielt aufzubauen. Im Training oder bei Wettkämpfen gibt My-Pocket-Coach immer die richtigen Tipps für entscheidende Momente.

My-Pocket-Coach Tennis ist der unverzichtbare Ratgeber für jeden Tennisspieler, um in schwierigen Situationen die erfolgversprechendste Lösung parat zu haben. My-Pocket-Coach Tennis gibt ambitionierten Spielern die taktischen Tipps für das Match, die den Weg zum Erfolg ebnen. Wer ein Match gewinnen will, muss wissen, wie er seinen Gegner besiegen kann.

Neuer Sportverlag | Silberburgstraße 112 | 70176 Stuttgart | www.neuersportverlag.de

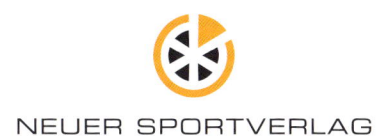

NEUER SPORTVERLAG

My-Pocket-Coach Fitness ist das umfassende Werkzeug für jeden Sportler, der mit gezielten und funktionellen Übungen seine körperliche Fitness trainieren will. Durch regelmäßiges Trainieren werden die Leistungsfähigkeit des Körpers gesteigert, Schwächen gezielt behoben und Verletzungen vorgebeugt. Mit über 180 bebilderten Übungen auf 100 Trainingskarten kann jeder Sportler die vorgegebenen Trainingsprogramme einfach nachvollziehen und eigene Programme zusammenstellen.

Die Übungen können spezifisch auf verschiedene Sportarten abgestimmt, vereinfacht oder erschwert werden, so dass sie sowohl von Leistungs- als auch Hobbysportlern aller Altersstufen durchgeführt werden können.

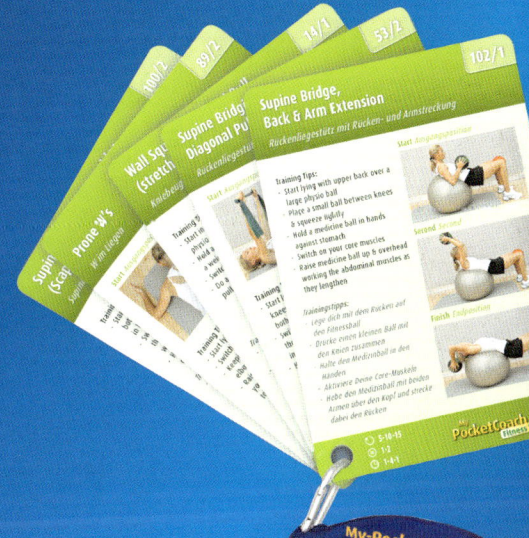

Einfach eine individuelle Auswahl an Karten zusammenstellen, an das Schlüsselband hängen und los geht's!

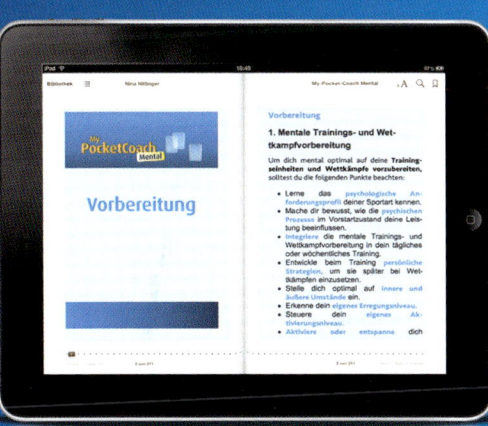

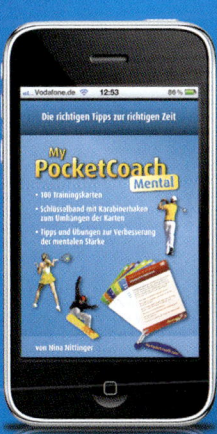

Die Autoren

Nina Nittinger
A-Trainerin
Tennis &
Kondition

Carl Petersen
Physiotherapeut/
Direktor des High
Performance Trainings

Auch als E-Book bei Apple iBooks und Amazon Kindle in Deutsch und Englisch erhältlich, je EUR 9,99

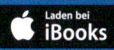

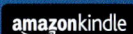

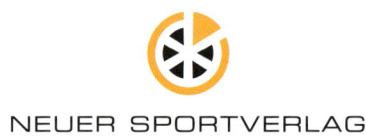

NEUER SPORTVERLAG

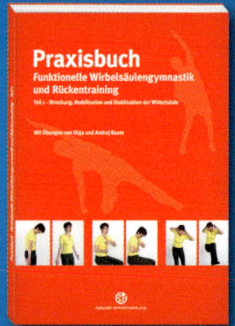
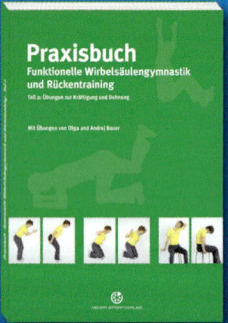
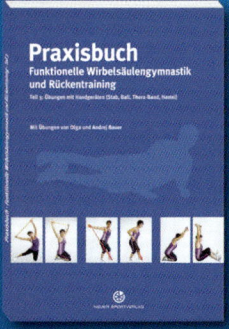
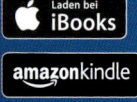
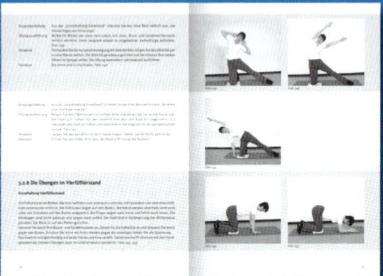
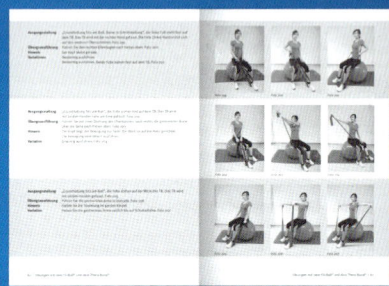
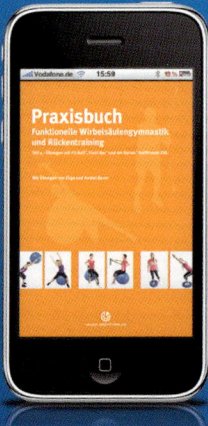
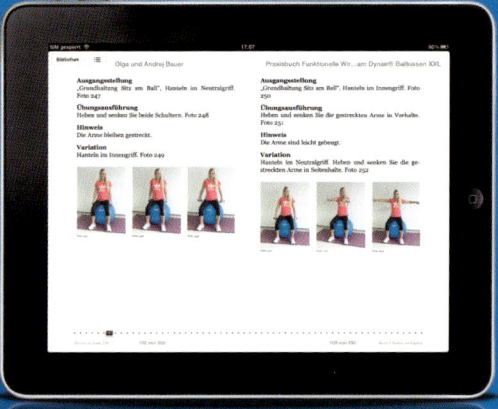

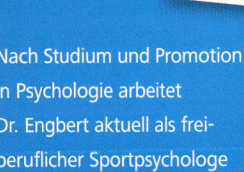

NEUER SPORTVERLAG

Mentales Training im Leistungssport

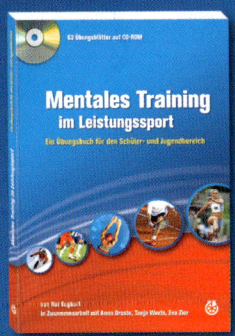

Mentale Stärke im Leistungssport ist kein Zufall, sondern das Ergebnis von Training und Erfahrung. Daher sollte, wie auch im körperlichen Bereich, bereits im Schüler- und Jugendalter mit dem mentalen Training begonnen werden. Langfristig führt es zu mehr Selbstbewusstsein, stabileren Wettkampfleistungen und hilft besonders sogenannten Trainingsweltmeistern, ihre Leistung dann abzurufen, wenn es zählt.

Dieses Buch richtet sich an Trainer und Sportpsychologen, die mit Sportlern im Einzelcoaching oder in der Gruppe mentales Training planen und durchführen möchten. Zu jedem Themenbereich werden Übungen mit unterschiedlichem Schwierigkeitsgrad vorgestellt, so dass sowohl Einsteiger als auch erfahrene Sportler verschiedenster Sportarten von diesen profitieren können.

Die dazu passenden Arbeitsmaterialien sind in Form von Anleitungen, Arbeitsblättern und Handouts als Druckvorlage auf der beiliegenden CD enthalten.

**Mentales Training
im Leistungssport**

Dr. Kai Engbert

17 x 24 cm, farbig,
160 Seiten, Softcover,
CD-ROM mit
63 Arbeitsblättern
ISBN 978-3-938023-63-1

EUR 19,50
E-Book EUR 9,99

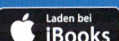

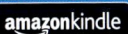

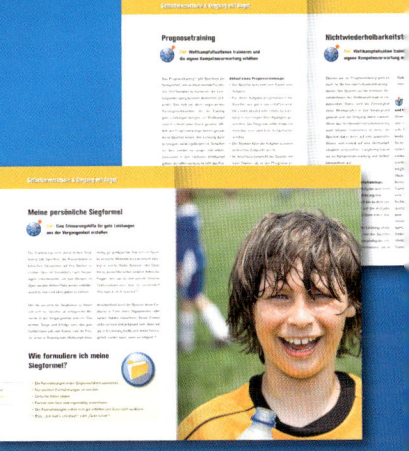

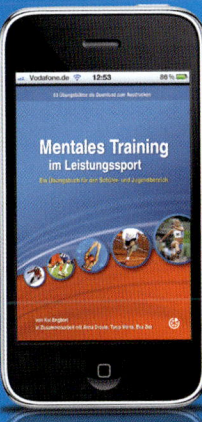

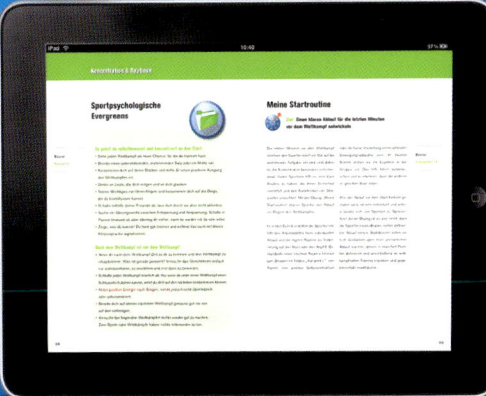

**Der Autor
Dr. Kai Engbert**
Sportpsychologe

Nach Studium und Promotion in Psychologie arbeitet Dr. Engbert aktuell als freiberuflicher Sportpsychologe und wissenschaftlicher Mitarbeiter (TU München).

Weitere Trainings- und Übungsbücher sowie aktuelle Informationen finden Sie unter **www.neuersportverlag.de**

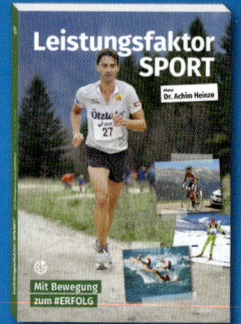
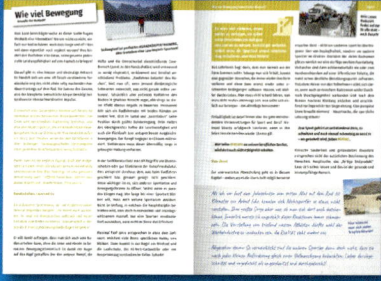
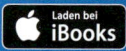
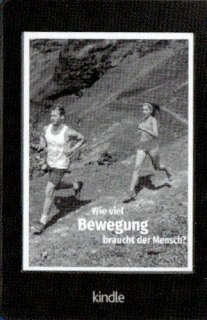
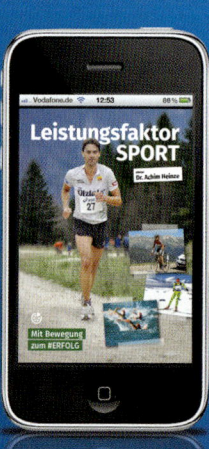
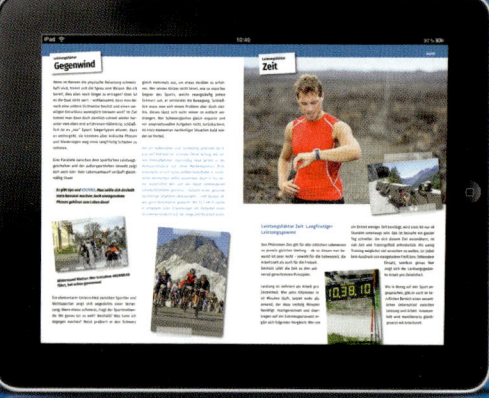